Marco Damghani
Die Insel Sertralin

Marco Damghani

Die Insel Sertralin

Roman

Jaron Verlag

Das Zitat auf den Seiten 285 f. stammt aus dem Songtext von *Hotelzimmer* (Autoren: Bazzazian, Haftbefehl). Quelle: Spotify.

Das Zitat auf Seite 302 stammt aus dem Songtext von *Die Zeit heilt alle Wunder* (Autor*innen: Jean-Michel Tourette, Judith Holofernes, Mark Tavassol, Roy Pola). Quelle: www.judith-holofernes.de.

1. Auflage 2024
Jaron Verlag GmbH, Berlin
www.jaron-verlag.de

Umschlaggestaltung: Franziska Alina Kirschner
Satz: Prill Partners | producing, Barcelona
Lithografie: Bild1Druck GmbH, Berlin
Druck und Bindung: GGP Media GmbH, Pößneck

ISBN 978-3-89773-896-6

Für Mama

0

»Es geht Ihnen leider zu gut«, sagt die Therapeutin der Notaufnahme zu mir und lächelt breit.

Vier Stunden lang saß ich im Wartezimmer dieser Klinik unter flackernden Neonlichtern wie in einem gottverdammten Filmklischee, nur um jetzt zu hören, dass es mir ›zu gut‹ geht.

»Sie schaffen es, jeden Morgen aufzustehen, und haben keine suizidalen Gedanken, zumindest hegen Sie keine direkten Pläne, sich selbst zu töten, oder?«

Ich schüttle den Kopf. Mich umzubringen klingt nach viel zu viel Aufwand, dafür bräuchte es eine Menge von ebenjener Initiative, von der ich seit Monaten keinen Tropfen mehr durch meine Adern fließen spüre. Außerdem kann ich meiner Mutter nach meiner Querulantenjugend nicht auch noch einen Suizid antun.

»Naja, und deshalb sind Sie kein Fall für eine stationäre Unterbringung. Sie müssen sich einen Therapeuten suchen!«

Super, danke für den Tipp. Versuche ich seit fünfzehn Wochen.

Genau 105 Tage ist es jetzt her, dass ich nach einem Evaluationstermin bei einem Psychiater zum ersten Mal meine offizielle Diagnose bekam: *schwere depressive Episode und Panikattacken* steht da in Ärztekrakelschrift auf dem zerknitterten hellblauen Blatt Papier, das ständig neue Knicke bekommt. Seit Stunden hole ich den Zettel immer wieder nervös aus meiner Hosentasche, nur um sicherzugehen. Lese ihn durch, falte ihn wieder zusammen.

Es gibt eine Diagnose. Der Nebel in meinem Kopf hat endlich einen Namen, der Smog, der seit Jahren immer dichter wird und kaum noch Durchblick erlaubt, der es mir unmöglich macht, meinen Gedanken auf Augenhöhe zu begegnen, ist eine Krankheit. Ich bin krank und Krankheiten können doch geheilt werden, oder?

Aber wieso hilft mir dann niemand? Warum versuche ich seit über drei Monaten vergeblich, einen Therapeuten oder eine Therapeutin zu finden, der oder die noch ›Platz‹ bei sich hat? Warum sind die Praxistelefone nur an einem Tag pro Woche zwischen 7 und 7:25 Uhr geöffnet? Und dann durchgehend belegt?

Ich wandere mit einem Rezept durch die Stadt und es gibt keine Apotheken mehr.

Deshalb sitze ich jetzt in der Notaufnahme eines Krankenhauses. Weil die Angst wieder zu groß geworden ist. Weil ich wieder geweint habe, bis ich keine Luft mehr bekam, und alles um mich herum schwarz wurde. Und das Urteil, das über mich gefällt wird, ist, dass es mir ›zu gut‹ geht.

»*Sadeghi*. Woher kommt Ihr Name eigentlich?«

Nein. Nicht jetzt. Ich kann jetzt gerade wirklich nicht dieses Müllgespräch führen. Es geht mir schlecht und mein Name hat damit nichts zu tun – denke ich, sage aber:

»Aus dem Iran, ich bin Halbiraner.«

Die Therapeutin schlägt mit beiden Händen auf ihre Oberschenkel, ihr Gesicht leuchtet auf.

»Ah! Dann studieren Sie auch Medizin?«

Ich bin kurz sprachlos, raffe mich dann auf.

»Nein, ich bin Theaterregisseur. Das schwarze Schaf der Familie«, sage ich mit einem erzwungenen Lächeln, weil in diesem Witz doch immer ein bisschen mehr Wahrheit steckt, als mir lieb ist. Als Angehöriger der iranischen Diaspora konnte ich eine von vier Sachen werden: Arzt, Ingenieur,

Architekt oder eine Enttäuschung. Ich habe mich für Letzteres entschieden.

»Und welche Sprachen sprechen Sie?« Die stahlblauen Augen der Ärztin strahlen mich so intensiv an, dass ich ihnen nicht standhalten kann und den Blick senken muss.

Diese Unterhaltung wird mir nicht helfen, sie wird sich einreihen in die Versuche derer, die es gut meinen und dann doch nichts ändern. Der weiße Kittel, der sich jetzt einmal um sich selbst dreht, um das Clipboard abzulegen, imponiert mir trotzdem genug, um brav sitzen zu bleiben und weiter Fragen zu beantworten. Die Kittelträgerin reißt ihre Augen weit auf, als ich ihr sage, dass ich Französisch spreche, erzählt mir, dass sie ein Semester in Toulouse studiert habe, und spricht ab diesem Zeitpunkt einfach auf Französisch weiter. Auf einmal findet das Gespräch darüber, warum ich andauernd so verdammt traurig bin, in einer Sprache statt, die ich seit sieben Jahren nicht mehr gesprochen habe. Ich möchte hier bitte weg. Über ihre nasal gehauchten Worte legt sich ein Brummen, ich verstehe immer weniger und meine Sicht verschwimmt.

Sie sagt mir, glaube ich, dass es doch jede Menge Dinge in meinem Leben gäbe, über die ich mich freuen könne, ich sei doch so jung, intelligent und gut aussehend. Ich schaue mich noch einmal im Raum um, nur um sicherzugehen, dass ich gerade nicht bei meiner verstorbenen Großmutter sitze, deren psychologische Fachberatung sich genauso anhörte, wobei sie mir dabei wenigstens eine Capri Sonne in die Hand drückte. Aber weit und breit keine Capri Sonne zu sehen, nur Desinfektionsmittel. Ich atme tief ein, will hier raus, muss hier raus, das Brummen wird lauter, irgendwo im Hintergrund fragt der Kittel mich nach meiner Meinung zum Nahostkonflikt.

0.1

Schweiß. Musik laut. Ich lauter. Springe ruckartig und schlage mir auf die Brust. Schlage immer wieder auf dieselbe Stelle. Schreie Texte mit und trinke trinke trinke trinke trinke mehr als ich dachte dass ich trinken kann und bin immer noch viel zu klar. Menschen halten Abstand. Gucken weg, wenn sie meinen Blick streifen. Haben Angst. Ich auch. Will ihnen den Trip nicht verderben und bleibe für mich. Stampfe. Vor ein paar Stunden hatte ich eine Premiere haben Leute geklatscht haben Schauspieler*innen mich auf die Bühne geholt. Habe ich mich verbeugt. Diese domestizierte Version von mir jetzt wie weggeblasen. Ich bin ein wildes Tier. Entfesselt mache ich hektische Bewegungen in jede Richtung. Hole alles aus meinen Muskeln heraus und noch ein bisschen mehr. Angespannt. Überangespannt. Schweiß tropft von der Nase. Mein Shirt nass. Ich tanze nicht mehr ich kämpfe. Kämpfe kämpfe kämpfe kämpfe mit mir mit ihnen mit allem. Die bassige Musik hilft diese eine letzte Emotion, die ich noch in mir habe, herauszukitzeln. Spucke sie in die Hand. Schaue die Emotion an. Hass. Hass auf alles und jeden. Hass auf mich. Hass auf SIE. Schweiß brennt in den Augen. Die Tanzfläche wird leerer. Die Beats vereinzelter. Nehmen pro Minute ab. Irgendwann eine Hand auf der Schulter mit der ich rausgehe. Kurz viel zu hell. Dann schwarz.

Das Brummen wird zu einem dumpfen Dröhnen aus dem Inneren und legt sich über alles.

Liege weinend auf dem Fußboden in meinem Zimmer, wo ich seit sieben Stunden einen Fleck an meiner Wand anstarre, als ich die Klingel höre. Dann ein paar Sekunden lang nichts. Dann noch mal die Klingel, dann mein Handy. Ich sehe das Bild meiner Mutter auf dem Display, die Klingel läutet jetzt durchgehend. Ich gehe ran.

»Mach sofort die Tür auf.«

Erinnerungsfetzen von einer Autobahnfahrt – das Bett meiner Mutter – eine Frau im Kittel – ein Kopfschütteln – eine Fahrt über Landstraßen – ein Gebäude aus Backstein – Stimmen, die meinen Namen sagen – besorgte Blicke – beißender Geruch von Desinfektionsmittel – Glastüren, die sich schließen – Schreie aus einem fernen Zimmer – ein leerer Raum. Im Hintergrund das Dröhnen.

1

Wach werden, weinen, schluchzen. Stille. Zu den Bildern in meinem Kopf fehlt die Tonspur. Schaue mich um und realisiere langsam, wo ich bin. Das Kissen ist aus Billigstoff und kratzt beim Darüberstreichen. Ach ja.

Ich liege unter einem dünnen weißen Laken auf der *Geschützten*, die ihren ehrlicheren Namen *Geschlossene* wohl abgelegt hat. Der Feldzug der gewaltlosen Kommunikation ist natürlich auch bis in die Nervenkliniken vorgedrungen, hier gibt es jetzt also, ganz gewaltfrei, nur noch die *geschützte* Abteilung und die *geöffnete*. Vor meinen Fenstern sind trotzdem Gitterstäbe.

Sehe kurz später eine Person mit einem Namensschild hereinkommen, wegen Corona wird mir ein Q-Tip in Hals und Nase gejagt, schabt an meinem Hirn. Begrüßungskommittee.

Die Person kündigt eine Ärztin an, die später vorbeikommen wird, und verschwindet wieder. Ich gucke ihr hinterher und sehe neben meinem Bett einen kleinen, fahrbaren Nachttisch mit meinen Hygieneartikeln. *Nick Sadeghi* steht auf länglichen weißen Stickern, die irgendjemand in den letzten Stunden auf die Fläschchen geklebt haben muss. Zumindest kein Schreibfehler in meinem Namen. Immerhin. Meine verquollenen Augen suchen langsam den Raum ab. In meinem neuen Zimmer gibt es alles doppelt: zwei Betten (das andere Gott sei Dank leer), zwei Stühle, zwei Schränke, zwei Beistelltischchen, aber aus irgendeinem Grund nur ein Tisch. Wahrscheinlich wird hier davon ausgegangen, dass Depressive sich sowieso nicht aufraffen können, vom Bett aufzustehen und sich zu einem *Tisch* zu hieven, diesem Ort der Arbeit und des Schaffens, komplett ungeeignet für unsereins. Aus Trotz setze ich mich zehn Minuten an ebenjenen einzelnen Tisch und weine dort weiter. Geschäftsreise. Suche von hier aus wieder das Zimmer ab, ohne zu wissen, wonach ich eigentlich Ausschau halte.

Alles hier ist aus Metall oder hellem Holz. In therapeutischen und pädagogischen Einrichtungen wird gern mit Einrichtungsgegenständen gearbeitet, die wie frisch aus dem Baum gehackt aussehen. Da muss vor dreißig Jahren mal eine Studie durch die einschlägigen Fachblätter gegangen sein, die den Leuten irgendwas von wegen *die heilende Kraft des Waldes ins Krankenzimmer holen* erzählt hat. Das Laminat hier ist trotzdem eine Todsünde.

2

Spule Antworten ab, werde schon wieder von irgendeiner Person, die mir mit überkreuzten Beinen gegenübersitzt, ausgefragt. Nachdem ich die ersten zwei Tage kein Wort von mir geben konnte und mich nur meiner Bettdecke anvertraut habe, gebe ich jetzt zum inzwischen fünften Mal einem wildfremden Menschen mit Clipboard in der Hand eine kurze Inhaltsangabe meines bisherigen Lebens. Diese endet zum fünften Mal mit dem Tag meiner Einlieferung und der Erkenntnis, dass ich keinen Grund mehr dafür sehe, weiterzuleben. Zum fünften Mal schaffe ich es nicht, meine Gedanken auf eine Art zu formulieren, die mich nicht klingen lässt wie ein Emopunk-Album aus 2007. Ich kenne die mir gegenübersitzende Person nicht, sie arbeitet offensichtlich einen Fragebogen ab, und sobald ich einen halbwegs zusammenhängenden Satz aus mir herauspresse, gibt sie sich zufrieden und stellt keine Nachfragen. Stattdessen muss ich die immer gleichen Stationen abgehen: Familie, Kindheit, Freund*innen, Arbeit. Ich verstehe die Beharrlichkeit, bin aber nach wie vor der Meinung, dass an genannten Fronten eigentlich alles okay ist. Gehen wir mal durch:

Ich habe eine mich liebende Familie, die mir das auch zeigt. Ich habe viele Freund*innen, manchmal vielleicht sogar zu viele, und davon ein paar gute, die jederzeit für mich da sind, wenn ich sie brauche. Das hat sich in den letzten Wochen deutlich gezeigt, als es rapide bergab ging mit mir, und liebevolle Gesichter ohne nachzufragen plötzlich vor meiner Tür standen und nachts neben mir schliefen, um die Einsamkeit zu vertreiben.

Ich hatte, abgesehen von der Scheidung meiner Eltern – *ALARM, SIGNALWORT SCHEIDUNG, LAUTES KRITZELN AUF CLIPBOARD* –, eine schöne Kindheit, glaube ich. Wirklich vieles erinnere ich nicht mehr, das kommt wahrscheinlich vom Kiffen in meiner Jugend. Ich verschweige die Joints aber, weil ich seit Jahren kaum noch Gras rauche und die Erwähnung nur ein unnötiges Fass aufmachen würde. Erzähle stattdessen davon, dass ich schon als Kind viel geweint habe, meistens ganz still für mich, eingeschlossen auf dem Klo, damit die Lüftung mein Schluchzen übertönte. Dass ich mich danach besser gefühlt habe, irgendwie erleichtert. Dass aber dieses befreiende Gefühl seit längerer Zeit nicht mehr auf die Tränen folgt.

Auch das Feld der Arbeit scheint schnell besprochen. Ich mag meinen Job am Theater. Nach einem guten Jahrzehnt als Student nd Assistent bin ich endlich Regisseur geworden. Wieder schaut die Person, die mir gegenübersitzt, kurz auf, zieht die Augenbrauen hoch und sagt mit Anerkennung in der Stimme:

»Regisseur! Interessant«, als wäre ich ein seltenes Pokémon.

Mit gesenktem Blick sitze ich auf meiner Bettkante, krame diese Geschichten und Erinnerungen aus mir hervor und versuche, sie in Formulierungen zu pressen, die ihnen gerecht werden. Da die Frau, die hier in meinem Zimmer sitzt, aber nur die *diensthabende* und nicht meine *behandelnde* Ärztin ist, – das sind so Worte, die man hier schnell unfreiwillig lernt – spüre ich, wie meine Lust, mit ihr zu reden, auf ein Minimum sinkt. Ich unterlasse es wieder, von IHR zu sprechen. Ich habe diese Situation jetzt schon viermal mitgemacht und kenne das Ende dieses Gesprächs: Mitleidsbekundungen, ein emphatisches und in größtem Ernst gesprochenes ›Das wird schon‹, ein letztes Nachfragen, ob ich denn wirklich keine konkreten Suizidgedanken hätte, und, nach meiner Verneinung, ein langsamer Rückwärtsgang aus dem Zimmer. Keine Heilung, kein Medikament, keine Hilfe. Hauptsache keine immanente Suizidgefahr.

Bevor ich in psychiatrische Behandlung gebracht wurde, hatte ich nie konkretere Selbstmordgedanken als vermutlich jede*r andere auch. Wer noch *nie* darüber nachgedacht hat, diesen Ausweg zu nehmen, hat eine eigene Bezeichnung von Wahnsinn verdient. Aber: macht man ja nicht, gehört sich ja nicht. Mit jeder weiteren Stunde in der *Geschützten* beschleicht mich jedoch mehr das Gefühl, dass ausgesprochene Suizidgedanken der einzige Weg wären, in diesem komplett ruinösen System von Clipboarddiagnostiken Aufmerksamkeit zu bekommen.

Seit Monaten interessiert es niemanden, ob ich tagelang kein Licht mehr sehe, dass eine Panikattacke die nächste jagt und ich nur noch heulend in meinem Bett liege. Warum werden alle erst hellhörig, wenn Suizid ins Spiel kommt? Weil sie Angst vor einem Kurzschluss haben?

Ich stehe aber nicht komplett aufgelöst auf einer Brücke, bin betrunken und schreie einer Horde panischer Polizisten meine Traurigkeit entgegen. Ich bin in aller Ruhe zu diesem durchdachten Schluss gekommen, dass mein Leben nicht lebenswert ist. Völlig ohne Aufregung oder Panik kreist dieser eine Gedanke jetzt seit Monaten durch meinen Kopf. Ich würde es gerne beenden, danke für alles, ich steige dann hier aus. Weil es nichts mehr gibt, für das es sich lohnt, den Kampf gegen meine Dämonen weiterzuführen. Ich überlasse ihnen das Feld. 27 Jahre lang war ich ein Kind dieses Krieges und mein Widerstand hat mich an den unglücklichsten Punkt meines Lebens gebracht – daher wird es Zeit, mir einzugestehen, dass die Taktik der Gegenwehr fehlgeschlagen ist. Stattdessen also die nüchterne Wahrheit anerkennen: Die Schlacht ist verloren, der Aufstand gebrochen, die Dämonen sind die fairen Sieger.

Geschlagen blicke ich durch ihre Augen in ihre Welt und finde nichts, was Freude in mir auslöst. Keine Hoffnung, keine Gründe dafür, all den Scheiß weiter zu ertragen. Kurz: Ich möchte nicht mehr leben. Auch Gespräch Nummer sechs wird nichts daran ändern, dass das gerade keine Übersprungshandlung von mir ist. Ich verstehe Eure Welt und denke genau wie Ihr über sie, ich habe Eure Bücher gelesen und Eure Philosophen angehört. Ich bin nicht gestört, irre oder verwirrt – ich bin einer von Euch. Nur dass ich, anders als Ihr, es nicht mehr schaffe, irgendeinen Sinn in alledem zu sehen.

Die diensthabende Ärztin stellt eine Heilung meiner Logik gegenüber, die in meinen Genen ansetzt. Eine Disposition könnte schuld an allem sein.

»Aha. Ach so, eine Disposition«, stimme ich zu und glaube mir selbst kein Wort. Es ist ja auch egal, was ich zu den klug gesprochenen Worten sage, für mich gibt es nur zwei Möglichkeiten: Entweder ich bekomme ein Medikament, das meiner Biologie, meinen Genen, meinem Hirn entgegenwirkt und es mir ermöglicht, Eure Sicht auf das Leben zu übernehmen, oder ich beende meines. Ich bevorzuge keinen der Wege, ich bettele nur darum, dass ich einen der beiden endlich gehen darf.

Die letzte Seite des Clipboards ist beschrieben und ihre Vorgänger rasseln wieder zurück auf ihren Platz. Die Clipboardbesitzerin murmelt, dass ich vielleicht bald in die *geöffnete* Abteilung verlegt werden könnte, dann erklingen Mitleidsbekundung, ein emphatisches und in größtem Ernst gesprochenes ›Das wird schon‹, und ein letztes Nachfragen, ob ich denn–

Nein, ich habe keine *akuten* Selbstmordgedanken. Keine

Pläne, keine Versuche. Habe ehrlich gesagt viel zu viel Schiss vor dem Schmerz.

Wenn es aber einen Knopf hinter meinem Ohr gäbe, einen *Aus-Knopf*, der mich einfach abschaltet, ich hätte ihn ohne zu zögern längst gedrückt. Natürlich würde es mir leidtun für meine Familie und Freund*innen, aber über allen Sorgen wabert der Gedanke, dass nach ein paar Monaten mein Tod, genau wie jeder andere, verarbeitet wäre und die Leute weiter ihren gewohnten Weg gehen würden. Was bliebe ihnen auch übrig.

Seit Ewigkeiten fühlt es sich so an, als würde ich mich tagsüber, wenn ich Dinge erledige oder mit Menschen rede, nur ablenken. Der einzig klare Moment, in dem ich von Wahrheit durchströmt zu sein scheine, kehrt ein, wenn ich abends oder zwischen zwei Treffen weinend unter meine Decke gekauert im Bett liege und meine Entscheidung beteuere, das alles nicht mehr zu wollen.

Dieses Nicht-mehr-leben-Wollen ist meilenweit von einem Suizid entfernt. Es ist erst mal nur Ablehnung. Ablehnung von leben, essen, trinken, aufrecht stehen, den Druck ertragen. Selbst die Schwerkraft wiegt zu schwer, deshalb liege ich einige Minuten, nachdem die Ärztin das Zimmer verlassen hat, wieder in Embryonalstellung, während sich mein Kopfkissen mit salzigem Wasser vollsaugt.

Ich möchte nichts mehr. Ich möchte auch nichts mehr wollen. Ich möchte nur noch, dass alles um mich herum aufhört. Manchmal denke ich darüber nach, wie schön es wäre, wenn ein riesiger Meteorit auf die Erde zurasen und morgen einfach alles menschliche Leben beenden würde. Dann müsste ich nicht mehr die Welt und mich selbst verfluchen und könnte auf dem Rasen liegend dem gigantischen Feuerball in der Ferne zulächeln und ihm für meine Erlösung danken.

Aber hier kommt kein Feuerball, hier gibt es nicht mal ein Feuerzeug.

3

weinen weinen weinen weinen weinen weinen weinen weinen weinen weinen weinen weinen weinen weinen weinen weinen weinen weinen weinen **SIE** *heulen schluchzen* **atemnot panik** weinen bis mein Körper kein Wasser mehr trägt. Dumpfes Wummern meines Herzschlags in meinen Schläfen.

Weil wir auf die Ergebnisse des PCR-Tests warten müssen, werde ich zunächst drei Tage lang in Quarantäne gesteckt. Da ich in Gesprächen Nummer sechs und sieben ebenfalls meinen Unwillen zum Suizid beteuert habe, werde ich in die *Geöffnete*, in ein *Beobachtungszimmer* gebracht. Auf dem zweiten Bett liegt diesmal ein Mensch. Verdammt. Heißt es deshalb Beobachtungszimmer? Sind wir jetzt füreinander verantwortlich?

Ein knapp zwei Meter großer, schlaksiger Mann mittleren Alters steht unsicher auf und stellt sich mir als »Thorsten mit H« vor. Sein Gesicht ist braun gebrannt und faltig, fast ledern, er hat mehrere Schürfwunden am Körper, ich tippe eher auf Hingefallen als auf Heroin.

Ich kann Thorsten jetzt schon nicht leiden, was weniger an ihm liegt als an meiner Angst davor, einen anderen Kranken in meine Neurose mit hineinzuziehen. Als ich ihm die Hand gebe, stelle ich mir vor, wie er wohl reagieren würde, wenn ich vor ihm zusammenbreche und losheule. Am meisten aber mache ich mir Sorgen wegen meiner furchtbaren

Angewohnheit, die es mir körperlich unmöglich macht, einfach zu schweigen, wenn ich mit jemand anderem in einem Zimmer sitze. Und aufgrund der riesigen Zigarettendrehmaschine, die Thorstens Beistelltisch vollkommen einnimmt, ahne ich bereits, dass unsere beiden Welten nicht allzu viel Überschneidungsfläche bieten. Ich löse meine Hand aus seiner, stelle mich kurz vor, lege hastig meine Sachen ab und flüchte direkt auf die Terrasse. Gott sei Dank ist es warm draußen, sonst wäre ich nicht nur ein trauriger, sondern auch ein frierender Vollidiot.

Bis auf Weiteres ist meine Bewegungsfreiheit auf Beobachtungszimmer und Terrasse beschränkt, weil selbst der Flur für meinen potenziell-virenverseuchten Körper tabu ist.

Es ist okay hier draußen. Der Rhododendron auf dem Rasenabschnitt hinter den Steinplatten der Terrasse hat seine hellrosa Blüten bereits zur Hälfte verloren, sieht aber noch nicht traurig genug aus, um als Metapher für mein Leben herzuhalten. Hinter dem Busch schaue ich direkt auf eine Straße, die die Gebäude der Klinik miteinander verbindet. Autos fahren hier keine, ab und an gehen Patient*innen vorbei, Personal sehe ich stundenlang nicht. Vielleicht benutzen die Angestellten einen geheimen, unterirdischen Pfad. Oder sie werden einfach von Station zu Station gebeamt, während sie selbst kopfschüttelnd »Dafür ist dann wieder Geld da« vor sich hinmurmeln.

Den Rest des Tages beobachte ich, aus Mangel an Alternativen, die vorbeilaufenden Patient*innen. Sie bewegen sich auffällig langsam, spazieren aber leider etwas zu weit entfernt, als dass ich verstehen könnte, worüber sie sprechen. Ich fühle mich wie der von Falten übersäte russische Opa aus meiner Siedlung damals, der den ganzen Tag damit zubrachte, auf ein Kissen gelehnt aus dem Fenster zu gucken. In aller Seelenruhe beobachtete er das Nichtgeschehen auf der Straße und machte sich mit einem angenagten gelben Bleistift Notizen in seinem kleinen Büchlein. Gleich zweimal geht eine Gruppe von drei jungen Männern an mir vorbei. Sie blicken kurz zu mir rüber, beachten mich aber nicht weiter und gehen ihres Weges. Ich schaue ihnen noch länger nach und etwas in mir wünscht sich, hinter ihnen herlaufen zu können, als es links von mir auf einmal laut wird.

Zwei Männer um die dreißig streiten sich ein paar Meter entfernt intensiv in einer Sprache, die ich zwar nicht verstehe, die aber immer wieder mit einzelnen persisch klingenden Wörtern gespickt ist. Afghanen also.

Menschen aus Afghanistan, zumindest manche, sprechen Persisch in etwa so wie Schweizerdeutsche nach zwölf Kräuterlikör deutsch sprechen, nämlich euphorisch und mit der größten Überzeugung, gerade verstanden zu werden, während der Empfänger lächelnd und nickend nur hoffen kann, dass ihm gerade keine Frage gestellt wird. Es hilft nicht, wenn man, so wie ich, nur gebrochenes Persisch spricht.

Der etwas Stämmigere der beiden schubst den anderen, dessen Kopf nur noch eine kleine, schwarze Haarkrone ziert, gestikuliert dabei ausladend und benutzt, neben vielen von mir unverstandenen, deutlich die Wörter »Baum«, »warum«, »immer« und »Löwe«. Wobei »Löwe« auch »Milch« oder »Wasserhahn« bedeuten kann, das ist im Persischen dasselbe Wort. Ich puzzle mir anhand der Begriffe selbst zusammen, dass er seit Monaten die Bäume des Klinikgeländes nach Löwen absucht und aufgebracht ist, weil sich bisher kein einziges Tier hat finden lassen. Gerade als sein Gegenüber ihm antworten will, kommt ein Arzt aus der Klinik herausgestürmt und trennt die beiden, indem er dem Löwensucher auf Persisch und in deutlichen Worten klarmacht, dass er sich ein bisschen zügeln soll. Gezischte Befehle sind definitiv Teil des spärlichen Persischvokabulars, das ich von meinem Vater mitbekommen habe.

Plötzlich steht Thorsten neben mir. Ich schrecke auf, weil ich nicht mitbekommen habe, wie er sich angeschlichen hat. Anscheinend ist Thorsten Geheimagent beim BND und bewegt sich nur Mission-Impossible-mäßig auf allen vieren vorwärts, um von niemandem gehört zu werden. Wie Tom Cruise, nur suchtkrank. Das würde auch seine Schürfwunden erklären.

»Mal wieder Ärger im Paradies«, sagt er.

Ich schaue ihn fragend an, nicke und warte, ob sich mein ungewünschter Mitbewohner gleich als Rassist entpuppen wird. Das Braun meiner Augen und Haare ist hell genug, um bei meinem Anblick nicht direkt zu erkennen, dass ich *Halbkanacke* bin, deshalb ziehen mich *Deutsche* häufig in ihr Vertrauen, wenn sie fremdenfeindliche Witze machen und über »die Anderen« reden wollen. Wenn ich ihnen dann meine Herkunft offenbare, meinten sie es immer nicht so.

Thorsten aber lächelt, schnalzt, zündet sich seine Zigarette an und spricht aus einem geöffneten Mundwinkel:

»Süß sind sie ja, das muss man ihnen lassen.«

Ich verstehe nicht, was er mir damit sagen will, als er in die Richtung der beiden Männer nickt. Ich drehe mich um und sehe, wie die beiden Streithähne jetzt eng umschlungen zurück in Richtung Station gehen und der erfolglose Löwenbändiger von seinem Haarkranz-Freund einen Kuss auf die Backe gedrückt bekommt.

»Haben sich hier kennengelernt und sind jetzt seit fünf Wochen zusammen.«

4

Bin mir am nächsten Morgen nicht sicher, ob ich überhaupt geschlafen habe. Die Müdigkeit rückt aber bald in den Hintergrund, denn ich habe zum ersten Mal das Gefühl, dass jemand meine diagnostizierte Krankheit als solche anerkennt und mit allen notwendigen Mitteln ausmerzen will.
Mein *behandelnder* Arzt trägt Jeans zum Kittel, ist höchstens ein paar Jahre älter als ich und entschuldigt sich, angekommen in seinem Büro, sofort dafür, dass er direkt noch einmal den Fragenkatalog durchgehen muss. Als ich anfange zu sprechen, bemerke ich seine aufmerksam flackernden Augen, die meinen Worten auf die Silbe genau folgen. Das Braun seiner Iris ist genauso dunkel wie meins und als ich ihm auf die Brust schaue, steht dort ein Name mit einem y, einem ö und einem i ohne Punkt. Ein Bruder! Mit jedem Satz, den ich spreche, entspannt sich mein Körper mehr, weil meine Worte sichtbar ankommen.

»Und können Sie sagen, seit wann genau Sie sich so fühlen?«, fragt er nach einigen Minuten und Kleinigkeiten in seiner Aussprache verraten mir, dass er noch nicht ewig in Deutschland lebt. Gut.

Ich traue Menschen mit Akzent grundsätzlich mehr zu, weil ich weiß, dass sie doppelt so fähig wie ihre Kolleg*innen sein mussten, um an denselben Job zu kommen. Ich antworte:

»Ich kann mich ehrlich gesagt an keine Zeit erinnern, in der es anders war.«

Sein kleines Büro, in das ich mit maskierter Eskorte geführt wurde, ist karg eingerichtet, er scheint noch nicht lange hier zu arbeiten, nur ein Foto, das leider von mir abgewandt ist, ziert seinen blitzsauberen Tisch. Er hat ein paar Schweißperlen auf der Stirn und vermittelt mir mit dem eifrigen Herumräumen seiner Zettel das Gefühl, dass es ihm ernst ist, meinen Fall zu lösen. Zeitweise fühle ich mich so wohl, dass ich, als er fragenkatalogsgetreu checkt, ob ich Stimmen hören würde, mit »eigentlich nur Ihre« antworte, was er nicht lustig findet. Schade. Trotzdem: Ich habe endlich einen Verbündeten.

Mein Mitstreiter fragt mich, ob in meinem Zimmer denn alles in Ordnung wäre, was ich direkt als Chance wahrnehme, einen Versuch in Richtung Einzelzimmer zu starten. Sorry, Thorsten.

»Es ist wirklich nichts Großes, aber– ich habe ein starkes Problem mit Zigaretten und mein Mitbewohner raucht fast ununterbrochen. Gibt es vielleicht noch ein freies Zimmer?« Ich schäme mich zwar für meine Lüge und dafür, wie ich Thorsten gerade unter den Bus werfe, erinnere mich aber an das Telefonat mit meiner Mutter vor ein paar Stunden, in dem ich ihr versprochen habe, in den nächsten Wochen auf mich selbst zu achten.

›Keine falsche Freundlichkeit walten lassen‹ hat sie das genannt. Jetzt gerade bin ich mir nicht mehr ganz sicher, wo genau die Grenze zwischen ›keiner falschen Freundlichkeit‹ und ›purem Arschlochverhalten‹ liegt. Hoffe aber, dass eine kleine Notlüge für einen guten Zweck noch im Rahmen ist. Außerdem zählt die Zigarettendrehmaschine als mildernder Umstand.

»Verstehe. Ich kann Sie heute Abend in ein anderes, bisher leeres Beobachtungszimmer verlegen. Es kann aber sein, dass Sie dort in den nächsten Tagen noch einen Mitbewohner kriegen, der dann auch raucht.« Das Risiko gehe ich ein.

Nachdem er den ausgefüllten Fragebogen in einem gelben

Aktenordner unter seinem Tisch hat verschwinden lassen, werde ich von ihm darüber aufgeklärt, wie genau das Verschreiben von und Gewöhnen an ein Antidepressivum läuft. In meinem Hals wächst ein Kloß in der Größe meiner Faust.

2020 hat die moderne Medizin erst einen einzigen Weg ausgemacht, das genau passende Antidepressivum für jede einzelne traurige Person zu finden: rumprobieren. Ich bekomme daher ab morgen den »ersten Versuch« verabreicht. Nach ein bis zwei Wochen wird sich dann zeigen, ob das Medikament und ich ein Match sind oder ob wir es vielleicht mit anderen Partnern probieren sollten. Ich weiß nicht, ob diese Vorgangsweise dem geschuldet ist, dass Depressionen scheinbar erst seit einigen Jahren wirklich als Krankheit anerkannt sind, komme mir aber komisch vor bei dem Gedanken, dass die Wahl des Mittels, das mein Leben retten soll, mit Augenbinde passieren könnte.

Als ich zurück ins Zimmer gebracht werde, sage ich Thorsten, dass er sich nicht wundern soll, wenn ich nachher abgeholt würde.

»Der Arzt hat gesagt, dass es mir aufgrund meiner Kondition besser tun würde, wenn ich alleine untergebracht wäre«, sage ich halb lachend. Bei ›Kondition‹ zeige ich mir mit dem Zeigefinger auf den Kopf und mache Kreisbewegungen, um Thorsten zu verdeutlichen, dass meine Versetzung sicher nicht an ihm liegt. Ich muss einem Klinikinsassen nicht ins Gesicht sagen, dass ich nicht im selben Zimmer sein möchte wie er.

5

Sitze am nächsten Morgen allein und mit laut plärrendem Handy im Nachbarzimmer von Thorsten. Auf dem Tisch steht mein Frühstück, das, wie die letzten beiden Abende und Morgen auch, Graubrot und zwei Scheiben Salami für mich bereithält. Ich bin Vegetarier. Eigentlich hatte eine Krankenschwester bei meinem Umzug nach meinen Essenseinschränkungen gefragt, worauf ich ihr wahrheitsgemäß »Ich esse kein Fleisch« antwortete, was sofort Scham in mir auslöste. Wer bin ich denn, hier auch noch Wünsche zu äußern? Es kommt mir anmaßend vor, in meiner Lage kulinarische Ansprüche zu stellen, und scheinbar sieht das die Person, die hier das Essen auf die Teller legt, ganz ähnlich. Gestern konnte ich mich dazu durchringen, die Salami so authentisch lächelnd wie möglich mit einer Entschuldigung und der Erklärung um meine Luxuseigenart zurückgehen zu lassen. Auch heute überwinde ich mich und drücke den roten Knopf neben meinem Bett, der zuverlässig maskiertes Pflegepersonal in meine Isolationszelle ruft. Der Knopf leuchtet auf und bedeutet mir zu warten. Von draußen kratzen meine Gedanken am Fenster, ich sehe hinter ihnen wieder die Gruppe junger Männer vorbeilaufen. Schaue ihnen kurz nach, bis sie aus meinem Sichtfeld verschwinden.

Ich habe Angst davor, dass auf die Traurigkeit die Leere folgt. Ich wäre gern weniger traurig, aber immerhin fühle ich etwas. In meinem Kopf spukt das Bild vom *geheilten* Depressiven herum, der in seinem neuen, medikamentierten Leben nur noch apathisch außerhalb von Welt steht. Wenn ich das alles hier über mich ergehen lasse, dann nur aufgrund einer winzigen Hoffnung, die sich irgendwo in meinem Körper verschanzt hat. Eine Hoffnung darauf, dass es vielleicht doch ein Wundermittel gibt, das mir den Zugang zur Utopie gewährt. Mich in einen Zustand des ewigen Glücks und der nie versiegenden Energie versetzt und mir genau die Art von Leben ermöglicht, die ich mir seit 27 Jahren erfolglos zu erkämpfen versuche.

Wenn ich mir mein geheiltes Zukunfts-Ich vorstelle, dann immer in Geschwindigkeit. Morgens aufstehen und ein zuckerarmes Müsli essen – keine Zeit für Kalorien. Dann vor dem Mittag (Grünkohlsmoothie) das erste Meeting, das zweite, das dritte. Nie mehr zurückblickend auf früher, auf mein Heute, wo ich nach jedem Treffen mehrere Stunden Regenerationszeit für mich allein brauche, um überhaupt wieder betriebsfähig zu werden.

Zukunfts-Nick dagegen sieht aus wie Heidi, die Cartoonheidi mit den runden Backen, die in vollem Tempo über die grünen Wiesen Süddeutschlands (oder war es die Schweiz?) fegt, während die Bäume nur so an ihr vorbeifliegen. Genau so werde ich geheilt durch die Stadt rennen.

Wieso fallen mir nur Zeichentrickfiguren ein und keine echten Menschen, die meine Wunschkriterien erfüllen und mir als Vorbild dienen könnten? Liegt vielleicht daran, dass ich diese Leute gar nicht sehen kann, weil sie sich immer in einem solchen Affentempo fortbewegen, dass sie mit bloßem Auge überhaupt nicht mehr zu erkennen sind. Und mit meinen müden Depressionsaugen erst recht nicht.

Mit einem Schwung geht die Tür auf und reißt mich aus meinen Gedanken. Die Salami wird abgeführt und gegen zwei in goldenes Aluminium eingewickelte Stücke Schmelzkäse ausgetauscht. Ich hasse Schmelzkäse.

6

Mein Schlafrhythmus hat sich noch immer nicht an den Klinikalltag angepasst. Ich schlafe gedankengeplagt kurz nach vier ein und werde um kurz vor sieben wieder von den metallenen Graubrotessenswägen geweckt, die durch den Flur bollern. Die ersten Sekunden nach dem Aufwachen sind die gefährlichsten, weil die Schutzmauer noch nicht steht. Meine Gedanken, die sich über Nacht durch die Terassentür ins Zimmer gefräst haben, nutzen ihre Chance sofort. Kommen angerannt. Springen auf mein Bett und packen mich am Arm, fixieren mich. Sie starren mich an und ihr warmer Atem legt sich über mein Gesicht, während ich mich im Schwarz ihrer Augen verliere, die mich nicht mehr loslassen. Ihre langen Fingernägel graben sich tief in mein Fleisch, ich greife mit letzter Kraft nach meinem Handy und versuche, sie zu besänftigen. Hektische Fingerberührungen auf dem dunklen Display öffnen Spotify, landen auf der Seite *Relaxation*, klicken direkt die erste Playlist an. Einige Sekunden später tönt *Rainforest Thunder* durch die schäbigen Handylautsprecher, während draußen höhnisch hell die Sonne scheint. Meine Gedanken, die plötzlich auf die Fußseite meines Bettes gewandert sind, schnauben kurz auf, verdrehen die Augen und flüstern verächtlich »süßer Versuch«, packen mich an den Beinen, festigen ihren Griff und beginnen langsam, mich nach unten zu ziehen. Glücklicherweise kommt in diesem Moment eine Krankenschwester ins Zimmer, um mir Blut abzunehmen. Früher habe ich mich vor Nadeln gefürchtet, heute ist der Feind meines Feindes mein Freund.

müde müde müde müde müde müde müde müde müde müde müde müde **erschöpft** traurig *leer leer leer leer* traurig traurig traurig traurig traurig traurig traurig traurig traurig traurig traurig traurig *leer leer leer leer leer leer leer leer leer leer leer leer* traurig traurig traurig traurig traurig traurig traurig traurig traurig *leer leer leer leer* traurig traurig traurig traurig traurig traurig traurig traurig traurig traurig traurig traurig müde müde müde

Durch den Schlafentzug zittert mein rechtes Augenlid. Ich lasse es für ein paar Sekunden nach unten fallen, was den schon besiegt geglaubten Gedanken eine willkommene Einladung ist, wieder mit Gebrüll auf mich zurückzustürmen. Reiße die Augen wieder auf. Ablenkung. Ich brauche Ablenkung. Durchwühle meine Tasche und greife auf Plastik.

Vor zwei Jahren habe ich mir eine Nintendo Switch gekauft. Die Werbung sah unglaublich cool aus, das Ding kann überall mit hingenommen und *zu zweit* gespielt werden? Ja *geil.* Beim ersten Angebot schlug ich zu und seitdem lag die neonglänzende Konsole bei mir im Schrank und diente hauptsächlich als Staubfänger.

Während ich in meiner Kindheit ganze Tage vor der Playstation verbracht habe, hatte ich in den letzten Jahren immer Schuldgefühle, wenn ich einen Controller in der Hand hatte. Wie verkauft man einem Selbstoptimierer im Spätkapitalismus Computerspiele, wenn er seine Zeit auch mit Sprachenlernen oder Onlinelectures zum Thema global capitalism verbringen könnte? Ich entschied mich gegen kindische Spielerei, immer in der Hoffnung darauf, durch meine Anstrengung ein höheres Level an *Sein* zu erreichen, eine Art Erleuchtung durch Bildung.

Jetzt leuchtet nur der Bildschirm. Ich stoße ein kurzes Dankgebet aus, dass ich vor ein paar Tagen geistesgegenwärtig genug war, das Teil mitzunehmen, setze mich hin, starre in Unterhose auf mein Nintendo und drücke *Jetzt kaufen* bei einem Spiel namens Final Fantasy XIII.

Das erste Spiel, das ich je besaß, war Final Fantasy X. Ein wunderschönes Rollenspielgame, bei dem man in die Haut von Tidus schlüpfte, einem jungen, unwissenden Helden, der die Welt mit einem Schwert aus Wasser vor einem überlebensgroßen fliegenden Wal namens Sin retten musste, weil dieser *das Böse* in die Welt trug. Ganz normales Japano-Role-Play also. Mein zwölfjähriges Ich saß damals mit offenem Mund und einer Komplettlösung im Anschlag auf der Couch, sammelte über zweihundert Spielstunden, entdeckte die mystische, untergegangene Geisterstadt Zanarkand und trainierte eine Gruppe von zusammengewürfelten Misfits, die nur mit vereinten Kräften und *meiner* Hilfe das Böse besiegen konnten. Als ich am Ende der Reise dem Endboss gegenüberstand, schlug mein Herz wie wild, und in der Sekunde, in der Tidus Sin den Gnadenstoß verpasste, ging ein warmer Stromschauer durch meinen Körper. Ich – nein, wir hatten es geschafft. Wir hatten die gesamte Welt von allem Schlechten befreit und ein neues Zeitalter der Menschlichkeit eingeläutet.

»Ganz so final kann die Fantasy ja nicht sein bei dreizehn Teilen«, klugscheiße ich laut und warte, während der Ladebalken des neuen Spiels hochfährt. Noch ein Mal dieser Stromschauer. Bitte nur noch ein Mal.

7

In einem fingergroßen Pappbecher vor mir liegt meine Zukunft. Oder die Möglichkeit auf eine. Sie ist kaum zwei Zentimeter lang, langweilig weiß und hat einen Strich in ihre Mitte eingekerbt. *Sertralin* heißt das erste Antidepressivum, das gleich mit meinem Körper Bekanntschaft machen wird, und ehrlich gesagt hätte ich von meiner Retterpille mehr erwartet. Wieso kriegen nur Raver schrill farbige Tabletten in lustigen Formen? Sertralin sollte dringend das Designteam wechseln.

Ohne den Blick vom Becherinneren zu nehmen, schenke ich mir viel zu viel Wasser ein, kreuze die Finger meiner linken Hand und greife mit der Rechten nach dem Behältnis. Sekunden später fällt die Tablette auf meine ausgestreckte Zunge, die mit ihrer Fracht zurück in meinen Mund fährt. Ich trinke mein gesamtes Glas leer und spüre, wie der erhoffte Heilsbringer langsam meinen Hals herunterwandert, bis ich ihn irgendwo ab Brusthöhe nicht mehr wahrnehme. Schaue kurz in den leeren Pappbecher und setze mich zurück an meinen Arbeitsplatz (Tisch), um die Wartezeit mit Final Fantasy zu verkürzen.

Die Story ist leider nicht ganz so packend wie beim letzten Mal – oder ich bin einfach keine zwölf mehr und deshalb eher unangenehm berührt, wenn alle weiblichen Figuren nur im BH rumlaufen und mit Herzen in den Augen den coolen Main-Character anhimmeln, der so unglaublich fucking cool ist, dass er anderen Figuren zur Begrüßung nicht mal die Hand gibt. Wow. *Cool.* Echt mega mega cool. Egal, die Welt will wieder gerettet werden, und einer muss es ja machen.

Fünf stromschauerlose Stunden später habe ich meine Umstände schon fast wieder vergessen, als mir auf einmal aus dem Nichts speiübel wird und mein Herz zu rasen beginnt. Mein Mund trocknet schlagartig aus, mein Schädel wird warm, mein Hirn fängt plötzlich an, ungefragt auf doppelter Geschwindigkeit zu arbeiten und dreht Runden um sich selbst. Ich fühle mich wie auf MDMA – nur ohne die Glücksgefühle. Sekunden später liege ich zusammengekauert unter dem Schreibtisch, halte meinen Bauch und bin froh darüber, allein zu sein, weil ich *das hier*, was auch immer es ist, mit mir selbst ausmachen muss und niemanden brauche, der besorgt nachfragt, ob alles okay sei. Nein, ist es nicht. Mein Magen stülpt sich gerade von innen nach außen, aber danke der Nachfrage.

Viel zu spät verstehe ich, dass mein Zustand auf die morgendliche Tablette zurückgeht. Robbe in Richtung Bett und drücke mehrmals und so schnell ich kann den magischen roten Personalbestellknopf. Ein stechender Schmerz in der Magengegend.

»Och, hat das kleine Baby Aua?«, höre ich hinter mir. Ich drehe mich um und sehe meine Gedanken, die gerade ihre Zigaretten in die Zimmerecke flicken und die Ärmel hochkrempeln. Kurz später treten sie mir mit voller Wucht in die Magengrube. Ich hieve mich unter Würgegeräuschen auf das Bett, rolle mich zusammen, in die Bauchschmerzen hinein, die immer wieder in unregelmäßigen Schüben stichartig über mich kommen. Versuche gleichzeitig, die Tritte meiner Gedanken abzuwehren. Erfolglos.

Momente später kommt ein junger, gut gelaunter und fülliger Mann mit Schnauzbart in mein Zimmer gewalzt.

»Moin Herr Sadeghi Tommi der Name wie in dem Podcast haha ich bin eigentlich gar nicht von der Station hier aber die Kollegen haben gerade Schichtwechsel und deshalb müssen

Sie wohl mit mir vorliebnehmen haha aber des kriegen wir schon hin wa wie kann ich Ihnen denn weiterhelfen?«

»Mir geht's gar nicht gut!«, krächze ich ihm entgegen.

»Na sonst wären Sie ja auch nicht hier, haha.«

»Nein, ich meine jetzt in dieser Sekunde ganz akut.«

»Oh, wieso das denn?«

»Ich glaube – das liegt an der Pille ... dem Antidepressivum. Das ... das hab ich heute Morgen zum ersten – Mal bekommen.« Ich kann die Worte nur einzeln rauslassen, weil der Spuckreiz mit jedem Wort an Macht gewinnt und sich kaum noch zurückhalten lässt.

»Ah, oh, ja, ehm, das könnte sein. Ich ruf mal eine der Schwestern.«

Super. Danke, Tommi.

Kurz darauf steht eine besorgt dreinschauende Pflegerin im Raum, richtet mich halbwegs auf und misst meinen Blutdruck und Puls, während das Zimmer vor meinen Augen zu verschwimmen beginnt.

»Beides ordentlich erhöht ... Ja, Herr Sadeghi, das ist jetzt nicht schön, aber da müssen Sie durch.«

»Alles klar ... vielen Dank ... trotzdem«, keuche ich.

»Kann ich Sie so alleine lassen?«, fragt die Pflegerin deutlich verunsichert.

Ich recke einen Daumen in die Luft und brauche meine letzte Energie dafür auf, meinen Würgereiz zu unterdrücken und ihr nicht auf den Kittel zu kotzen.

Meine Gedanken teilen sich ihre Arbeit inzwischen auf, der eine zieht mich zurück ins Liegen, der andere setzt sich auf meinen Bauch und hüpft auf und ab.

»Wenn Sie noch was brauchen, sagen Sie Bescheid, ne?« Die Schwester packt ihre unnützen Messgeräte wieder ein, verlässt das Zimmer. Ich bleibe mit meinem rauschfreien Rausch und den Gedanken allein, kauere mich in Embryonalstellung und schütze mich mit Kissen vor weiteren Schlägen, als einer mich genau unter den Rippen erwischt. Ich falle aus dem Bett, krieche ins Badezimmer und füttere die Toilette wie eine Vogelmutter ihre Kinder. Falle auf den kalten Badezimmerboden, wo mir weinend klar wird, dass die nächsten paar Tage wohl weitaus unentspannter werden, als ich es mir erhofft hatte.

übelkeit übelkeit schmerz leere **schmerz schmerz** *leere leere leere* müdigkeit schmerz schmerz leere SIE traurig traurig traurig weinen weinen **heulen** traurig traurig traurig traurig traurig traurig traurig schmerz schmerz traurig *leere* schmerz schmerz schmerz schmerz schmerz schmerz *leere leere leere leere leere leere* Tag wird Nacht und wieder zurück.

8

»Wir haben eine gute und eine schlechte Nachricht für Sie!«, flötet Tommi der Krankenpfleger, der gerade freudestrahlend durch die Tür geflogen ist. Sein Schnauzbart hüpft leicht vor freudiger Erregung.

»Die gute zuerst: Sie haben kein Corona.«

»Yey«, sage ich unüberrascht. War klar, dass nicht mal ein Virus Bock drauf hat, in meinem Körper zu stecken.

»Super, oder? Uuuund das heißt, dass Sie aus dem Beobachtungsbereich rauskönnen. Uuuuuuuuund damit kommen wir leider auch schon zur schlechten Nachricht ... Einzelzimmer haben wir auf der Station keine. Und Ihr neuer Mitbewohner ist Raucher.«

In meinem Bauch rumort es, was zum einen am Sertralin liegt, zum anderen aber sicher auch an der Vorstellung, die nächsten Wochen zusammen mit einem weiteren Thorsten und seiner Zigarettenstopfmaschine verbringen zu müssen. Zum Glück habe ich die moralisch-medizinische Überlegenheit von ›Rauchen tötet‹ auf meiner Seite, mit der ich gerade einen letzten Versuch starten will, als Tommi mir zuvorkommt:

»Aber keine Sorge, so doll wie Ihr letzter Zimmernachbar ist der Jesper nicht. Das ist ’n ganz Zutraulicher.«

Kurz frage ich mich, ob mich im nächsten Zimmer ein Hund erwartet. Haben Hunde Depressionen? Denn wer zur Hölle nennt einen Menschen ›zutraulich‹? Auf einmal kommt mir in den Sinn, ob ich mir mein Zimmer gerne mit einem depressiven Pudel teilen würde, und wiege ab: Hunde stinken zwar meistens, dafür müsste ich mich vor einem Hund nicht sonderlich schämen, wenn ich winselnd in meinem Bett liege, Winseln ist ja voll deren Ding. Komme zu dem Schluss, dass meine Spezies-Rangliste für potenzielle Mitbewohner*innen folgendermaßen geht: Katze – Hund – Mensch – Fisch – Echse –

»Packen Sie mal gleich all Ihre Sachen auf das Bett«, reißt Tommi mich aus meinen Tagträumen.

»Wir rollen das dann zusammen in Ihre neuen vier Wände!«

Unter tosendem, imaginärem Applaus verlasse ich die Quarantänezone. Flankiert von Tommi, der mein Bett schiebt, während ich es unbeholfen von vorne ziehe, stapfe ich unsicheren Schrittes durch den Flur in Richtung einer weißen Tür, an die schon mein einlaminierter Name geklebt wurde. *Hr. Sadeghi* steht da, unter einem zweiten Streifen, der die Aufschrift *Hr. Kleinert* trägt. Tommi reicht über das Bett hinüber, klopft viermal und wird von einer bassigen Stimme hereingerufen.

Mit der linken Hand noch am Gestell meines Bettes trete ich in das Zimmer, das sich nur dadurch von meinem alten Raum unterscheidet, dass hier ein älterer Mann mit borstig-grauer Glatze und dünner Brille auf dem zweiten Bett liegt und liest. Offensichtlich wurde er nicht vorgewarnt, dass es sich bis aufs Weitere mit Privatsphäre für ihn erledigt hat, denn als er aufschaut, liegen in seinem Blick hauptsächlich Verwirrung und Überraschung. Er legt hastig das Buch beiseite.

»Hoppla, grüß dich! Ich tippe mal, dass du nicht hier bist, um mir ein zweites Bett zu bringen?«

»Leider nein, tut mir leid.«

»Quatsch. Schön, dich kennenzulernen. Jesper.« Er hält mir seine Hand hin und grinst, seine Augen glänzen himmelblau und hellwach.

Auf einmal kracht es hinter uns. Als wir uns umdrehen, hat Tommi einen abgebrochenen Wandschrankhenkel in der Hand.

»Uh. Ehm. Ja, Herr Sadeghi, da würd ich öhm mal eben … puh, nen, ähm, Techniker rufen«, stottert er und verschwindet in Richtung Flur.

»Nick«, sage ich zu Jesper, während ich in seine noch immer ausgestreckte Hand einschlage.

»Freut mich, Nick.«

Ich grinse etwas unsicher und beginne, meine Klamotten in den aufgebrochenen Schrank zu räumen. Zu meiner Erleichterung versucht Jesper kein Gespräch zu erzwingen, sondern fängt direkt wieder an zu lesen. Er scheint wirklich ein ganz ein Zutraulicher zu sein.

9

Sieben Uhr morgens. Das neue Umfeld hat nichts an meiner Schlafstörung geändert, und so wiegen meine Augenlider noch bleischwer, als mein engster Verbündeter, mein jeanstragender, behandelnder Arzt hastig ins Zimmer gestolpert kommt, um zu fragen, ob er mit mir allein reden könne. Ich nicke verschlafen und stapfe ihm im Pyjama hinterher. Wir setzen uns in den Gruppenraum nebenan, wo ich gestern, als erste Amtshandlung nach dem mir auferlegten Einzelzimmerexil, mit einer Gruppe fremder junger Menschen, ohne ein Wort zu sprechen, zum ersten Mal seit Jahren wieder Fernsehen geguckt habe. Die Simpsons. Was für ein merkwürdiges, längst verloren geglaubtes Gefühl, als Homer kurz nach dem Verlassen von Moe's Taverne von einem Jingle abgeschnitten wird, um der Werbepause Platz zu machen, die mich lautstark zum Kauf von Akkubohrern animiert. Im Gegensatz zu meiner trackingbasierten Internetwerbung funktioniert diese herrlich unpersonalisierte Fernsehwerbung seit zwanzig Jahren nach demselben Schema: Schnapp dir ein bekanntes Gesicht (bestenfalls weiß, männlich und Sportler) und lass ihn in einer piekfeinen Einbauküche kurz darüber reden, dass *Sicherheit* im Leben wirklich was echt voll mega Wichtiges sei. Dafür, dass Werbeleute angeblich so viel koksen, sind ihre Fantasien kacköde. Da ich Handwerksanalphabet nicht mal weiß, was genau ein Dübel eigentlich ist und ich auch nicht in die Risikogruppe falle, einen Bausparvertrag abzuschließen, hatte ich Zeit, unauffällig aus dem Augenwinkel die anderen *Insassen* der Klinik zu mustern, die mit mir in Richtung Glotze starrten. Drei von ihnen erkannte ich aus jener Gruppe wieder, die an meinen Beobachtungszimmern vorbeigelaufen ist, sie sind alle ungefähr in meinem Alter. Am meisten fiel mir ein blondgelockter Junge in einem gelbbeigen Pullover auf, der immer wieder seine Armbanduhr checkte, sie dann abwischte und wieder nach vorne blickte.

Mein Arzt setzt sich mir gegenüber und wirft seinen Kittel lässig über die Stuhllehne, wobei ein wenig von seinem Parfum zu mir herüberweht. Er mustert mich in Ruhe, als würde er meinen Körper nach Indizien dafür absuchen, wie es mir geht. Dann schaut er mir in die Augen und fragt mich nach der Wirkung des Medikaments, worauf ich brav alle Regungen aufzähle, die ich verspürt habe, seit das Sertralin sich in mir ausbreitet. Brav sein, so habe ich das Gefühl, wird mich in diesem Kosmos am weitesten bringen – vielleicht ist es aber auch nur der von meinem Vater eingepflanzte Urrespekt Ärzten gegenüber.

Er nickt bei jedem neuen Punkt meiner Aufzählung verständnisvoll, während der Kugelschreiber in seiner Hand untätig bleibt und nichts notiert, was mir das Gefühl gibt, als sei all das, was ich gerade erzähle, irrelevant. Es könnte aber auch heißen, dass das, was in den letzten Tagen in und mit meinem Körper passiert ist, ganz wie erwartet lief. Angsteinflößend und beruhigend zugleich.

»Sie sind nicht suizidal, das weiß ich ja«, sagt er, zieht dabei aber leicht seine Augenbraue hoch, schaut mich weiter forschend an und wartet ein paar Sekunden zu lang, bevor er weiterspricht.

»Ich frage Sie das alles hier so ab, weil ... Das Problem ist ... Also, die meisten Antidepressiva, wie auch Ihr Sertralin, wirken zuerst aufputschend, bevor sie dann auch die Gemütslage verbessern.«

Er macht eine kurze Pause und schaut mich an, als müsste

ich selbst verstehen, worauf er hinauswill. Als er merkt, dass dem nicht so ist, spricht er weiter.

»Es gibt nun also ein Zeitfenster, in dem Patient*innen, die vorher von ihrer Antriebslosigkeit vom Suizid abgehalten wurden – naja, ebendiesen Antrieb durch das Medikament bekommen, das sie ja eigentlich retten soll … sodass sie dann Suizid begehen – also bevor die nachfolgende, antidepressive Wirkung einsetzt. Verstehen Sie?«

Ich nicke erneut. Arme Teufel.

10

Du hast eine Ahnung, dass es so nicht weitergeht. Dass du es allein nicht mehr schaffst. Und auch, wenn es dich schon seit Ewigkeiten heimsucht, schleichst du um diesen Moment herum, an dem du es dir eingestehst, aus Angst, damit etwas loszustoßen, das du nicht mehr einfangen kann. Du kannst dich nicht erinnern, wann die ersten dieser *Probleme* aufgetaucht sind, langsam fühlt es sich so an, als hätten sie dich immer schon begleitet, und vielleicht war es auch deshalb so schwer, sie zu erkennen und anzusprechen. Jahre vergingen. Es ging ja auch noch lange gut.

Du schaffst es nach wie vor irgendwie, dir den Alltag so zu bauen, dass er dich nicht *komplett* fertig macht. Klar, er erschöpft dich, und dein nächster Urlaub scheint immer zu weit entfernt. Wenn er dann da ist, hört er viel zu schnell wieder auf und war mehr dafür da, deine ›Batterien aufzuladen‹, als dich ins Gleichgewicht zurückzuholen. Aber im Vergleich zu dem Elend, das dir auf der Straße oder auf Bildschirmen gezeigt wird, geht's dir ja noch ganz gut, oder? Es fehlt dir ja eigentlich an nichts. Wenn nur nicht dieses wiederkehrende, dumpfe Gefühl wäre, das sich einstellt, wenn du mit dir allein bist. Dass da etwas nicht stimmt. Dass es hakt. Aber wenn alles um dich herum von der Idee besessen ist, dass ›jede*r es schaffen kann‹, es nur ein ›positive mindset‹ braucht und ›Probleme dornige Chancen sind‹, hältst du es für normal, dich vom Rumoren in dir abzuwenden, es zu übertönen, aus voller Kehle schreist du im Chor der Kalenderweisheiten. Genau! Ein Diamant ist ein Stück Kohle, das Ausdauer hatte! Guck nach links und rechts. Hier bricht keiner ein. Du selbst bist das Problem. Deine Einstellung. Deshalb liegt es doch auch in deiner Macht, das Problem zu lösen! Du behandelst deine Krankheit wie einen lästigen Mückenstich, den es einfach mit ein bisschen Heilcreme einzureiben gilt – und gut ist.

Wenn dann aber auch die dritte Tube Aloe Vera nichts ändert, wenn Hanteln, Energydrinks und Yoga dieses Gefühl tief in dir nicht abtöten können, wenn das Rumoren lauter wird und immer größere Teile deines Lebens übertönt, ihnen den Sinn nimmt, sie verzerrt, bis du ihre Geräusche kaum noch wahrnimmst, dann fühlst du dich wie ein Idiot auf einer Party, auf der die ganze Zeit Witze gemacht werden, die du nicht verstehst. Deshalb lach einfach mit. Stör niemanden, verdirb nicht die Stimmung der anderen. Sei nicht dieser nervige Trauerkloß, der irgendwann gemieden wird. Mitmachen. Weitermachen.

Ich atme kurz durch. Mein Arzt scheint von den Dingen, die ich ihm bisher erzählt habe, nicht überrascht zu sein. Da waren vor mir also andere, denen es genauso ging. Das bedeutet, dass durch unsere Städte wahrscheinlich Tausende Menschen laufen wie ich, deren Tank eigentlich längst leer ist. Die sich nur noch auf den Beinen halten durch den permanenten Stress, dem sie ausgesetzt sind. Diese Menschen brauchen Hilfe, meistens ohne es zu wissen. Eine Hilfe, von der sie nicht mal ahnen, dass sie existiert, denn wie soll ein Problem gelöst werden, das eigentlich gar keins sein darf? Beiß dich durch. Schwäche kuriert man mit Härte. Bloß keine Störung im Betriebsablauf, bitte alle auf Position.

Es in ebendiesem Klima zu schaffen, sich die eigene Verletztheit einzugestehen und mit letzter Kraft professionelle Hilfe zu suchen, kann ein beschämender Schritt sein, der Jahre dauern kann. Manchmal geschieht er erst in letzter Sekunde. Wenn dieser dann endlich geschafft ist, erwartet dich aber kein Empfangskomitee, nur ein erhöhtes Suizidrisiko.

11

In der gemeinschaftlichen *Esshalle*, die eher ein bestuhlter Durchgang ist, spricht niemand. Nur das Klirren von stumpfem Geschirr auf dünnen Billigtellern, die in eine triste, verblichen-grüne Warmhaltevorrichtung aus Plastik eingebettet sind, durchbricht die Stille. Fällt jemandem etwas aus der Hand, klingt es wie Donnerhall, wird aber vom Pflegepersonal nur mit einem süffisant-norddeutschen »schmeiß wech« kommentiert.

Um mich herum hockt neben Jesper eine Handvoll Menschen, drei davon die jungen Männer aus dem Aufenthaltsraum. Sie sitzen lustlos gemeinsam am selben Tisch, sprechen aber nicht miteinander. Aus dem Augenwinkel erkenne ich, wie der Blonde von ihnen wieder alle paar Sekunden nach seiner Uhr schaut, sie abwischt und weiterisst, wobei er das Ende seines Pulloverärmels um die Hand gewickelt hat und die Gabel so nicht direkt berührt. Ich suche den Raum nach Thorsten ab, kann ihn aber nirgends ausfindig machen – wahrscheinlich gab es einen internationalen Krisenfall und er pirscht gerade durch ein Geheimlabor am Fuße des Kilimandscharo.

Weil die Stille einer meiner Erzfeinde ist, suche ich nach Wegen, sie zu durchbrechen. Würde meinem neuen Zimmernachbarn gerne ein paar Fragen stellen, aber was fragt man einen Menschen, der in der Klapse sitzt? Jedes Thema scheint mir wie ein potenzielles Minenfeld. Familie? Vielleicht ist er hier, weil seine Frau gestorben ist. Arbeit? Wohl nach dreißig Jahren gekündigt. Hobbys? Sportschießen, aber vor einer Woche hat er aus Versehen seinem besten Freund die

Rübe weggeknallt. Ich halte lieber den Mund geschlossen, den Kopf unten, kaue weiter und konzentriere mich auf die Mahlgeräusche meiner Zähne.

Das verkochte Essen, das in meinen angespannten Magen fällt, schmeckt grauenhaft. Am vierten Tag wurde mein Vegetarierdasein dann auch vom Personal akzeptiert, das Veggieangebot besteht meist aus einem Gemüseschnitzel, Kartoffeln und einer undefinierbaren weißgrünlichen Sauce, die nach Mehl und Trauer schmeckt.

Die Esshalle selbst bietet auch keine Möglichkeit zur Ablenkung. Die Wände sind, wie in allen Räumlichkeiten hier, gilbig-weiß und komplett unbebildert. Dem suchenden Auge, das zwar gerne wieder die anderen Patient*innen anstarren will, aber nicht darf, bleibt einzig der Blick durch die Fensterfront auf die Terrasse, hinter der der weiße Mercedes des Oberarztes parkt. Die einzigen Einrichtungselemente, die ich bisher auf unserer Station ausfindig machen konnte, sind mehrere Miniaturversionen bekannter Sehenswürdigkeiten aus Pappe, die jeweils an den wintergartenmäßigen Flurenden stehen. Da flankiert den Blick nach draußen dann ein ungefähr armgroßes Weißes Haus, was den Insass*innen hier vielleicht Mut machen soll:

»Egal wie groß unsere geistige Verwirrtheit ist – in Amerika werden solche wie wir Präsident!«

Bilder oder Teppiche gibt es keine. Ich vermisse den Teppich meines Vaters. Vermisse ihn so sehr, dass sich meine melancholischen Gefühle kurz auf meinen Vater selbst ausweiten, bevor mir klar wird, wie wenig er mit meiner jetzigen Situation klarkommen würde.

Über Gefühle redet mein Vater nicht, über Teppiche umso lieber. Ich kann in meiner Wohnung bis heute keinen normalen Teppich von IKEA oder anderen Möbelhäusern auslegen, weil mir speiübel wird von den Bauernfilzen, die Europäer*innen sich ins Haus legen. Diese Übelkeit wurde mir von meinem Lebensspender eingepflanzt, der mich immer zu äußerster Vorsicht ermahnte, wenn ich mal mit einem Teller über einen seiner Teppiche lief. Er bückte sich dann herunter, streichelte die Unterlage und murmelte, was für Virtuosinnen die Weberinnen seien. Seine Augen gingen die kleinen, filigranen, immer wiederkehrenden Muster und Symmetrien ab, die sich über die gesamte Länge des Teppichs strecken. Mein Blick folgte seinem. Wenn ich mir als Kind die Zeit vertreiben musste, bin ich wie in Trance immer wieder im Quadrat die Außenbahn dieser Teppiche abgegangen, stets den gleichen Mustern folgend, die in meinem Kopf mal Tier, mal Baum, mal Gesicht wurden. Dazu versuchte ich, auf Persisch von eins bis zehn vor mich hinzuzählen, um zumindest die kleinste Zahlenreihe auswendig zu lernen. Stundenlang schritt ich die symmetrischen Muster entlang. Teppiche in Deutschland dagegen sind meist einfarbig grau oder braun, nichts zum Abgehen, funktionale Meterware.

Bei meiner iranischen Familie saßen wir früher, bei den allwöchentlichen Familienessen, auf einem rotblauen Perserteppich. Eine durchsichtige Plastikfolie lag noch unter uns, um den Teppich vor Lebensmittelflecken zu verschonen, und wir lehnten an der Wand, an der goldene Bilderrahmen hingen, die manchmal herabstürzten, wenn Amu Armin sich beim Lachen zu doll nach hinten warf.

In unserer Mitte dampfte ein Berg Safranreis mit Sultaninen, Joghurt, Salat und viel Hühnerfleisch. Die Farben luden mich ein, die Gerüche zwinkerten mir zu, und ich konnte nicht widerstehen, warf mich über sie, sodass ich unweigerlich jede Woche so viel in mich reinschaufelte, dass ich kaum noch sitzen konnte, weil der kleine metallene Hosenknopf so schonungslos in den Bauch drückte. Völlig überfüllt saß ich da und hoffte, dass niemand bemerkte, wie sehr ich litt. Insbesondere nicht mein Vater, aus dessen Mund es sonst schnell jene Beschimpfungen gehagelt hätte, die ich neulich aus dem Mund des afghanischen Löwenbändigers gehört habe.

Mein heutiger Vegetarismus stößt bei meinen persischen Verwandten auf komplettes Unverständnis, das einzige pflanzenbasierte persische Essen ist ein als Beilage gedachtes Auberginenpüree, ansonsten arbeitet die Küche fast ausschließlich mit fleischlichen Eintöpfen. Ich esse bei Besuchen einfach Reis mit Joghurt.

Für ebenjenen Reis mit Joghurt würde ich töten, während ich versuche, die braungelbe Pampe herunterzuwürgen, die sich auf meinem Teller in der *Esshalle* findet. Jesper scheint diese Tortur in Lebensmittelform nichts auszumachen, vielleicht weiß er etwas, das ich nicht weiß? Essen wir Astronautennahrung und kriegen durch den Brei alle lebenswichtigen Nährstoffe auf einmal? Das würde zumindest verhindern, dass ich wieder kollabiere.

Als ich vor ein paar Jahren im Iran zu Besuch war, sind mein Vater, meine Stiefmutter, mein kleiner Bruder und ich zum persischen Neujahr zu Verwandten in den Norden des Landes gefahren. Wir fuhren auf der Hinfahrt aus Teheran an reißenden tiefblauen Flüssen vorbei, die mir fehlplatziert schienen, wo einige Autostunden weiter südlich doch die Wüste in ihrem ewigen Hunger drohte, ganze Dörfer zu schlucken. In nächster Nachbarschaft zum Fluss und durch ihn genährt, wuchsen hier aber hektarweise dunkelgrüne Reispflanzen, die der Wüste spotteten. Der grüne Stolz des Nordens, der das ganze Land ernährt und aufgrund eines Ausfuhrverbots die Grenzen niemals überqueren darf. Die Benjamin-Blümchen-CD, die mein kleiner Bruder aus Deutschland mitgebracht hatte, begleitete diese Bilder. Wenn sie zu Ende ging, schrie mein Bruder aus vollem Halse, bis unser Vater erneut den Play-Knopf drückte. Benjamin selbst ertrug seine Gefangenschaft im ewig gleichbleibenden Abenteuer stoisch.

Wir kamen in Rascht an, begrüßten einen Onkel, den ich noch nie gesehen hatte, aber *Amu* nannte, rauchten Shisha mit ihm und seiner Familie und aßen abends gemeinsam an einem überdimensionalen Holztisch. Wie es sich zu Neujahr überall auf der Welt gehört, wurde ordentlich aufgetischt: Kleine Hügel aus Datteln, Soßen, Kräutern und Suppen flankierten die großen Gebirgsketten in der Mitte, die aus Reis sowie vier Sorten Eintopf mit Fleisch oder Fisch bestanden. Meine Nase war wieder überwältigt, mein Magen bereitete sich auf die Extraschicht vor und ich bediente mich zufrieden an den Beilagen, der buttrige Reis war phänomenal. Ich bekam zwar auch immer wieder die Eintöpfe gereicht, gab sie aber jedes Mal freundlich dankend weiter, bis der Hausherr mich irgendwann bat, doch mit dem Taarof aufzuhören und etwas Fleisch zu nehmen. Ich sagte ihm, in gebrochenem Persisch und betont freundlich, dass ich das Angebot zu schätzen wisse, aber kein Fleisch esse. Es folgte betretenes Schweigen am Tisch. Kurz setzte bei mir Panik ein, hatte ich wieder ein Wort verwechselt? Ein Blick zu meinem Vater, der sich ungestört nachfüllte, beruhigte mich.

Mein Vater erzählt den weiteren Ablauf des Abends gerne so:

Direkt nach dem Festmahl kommt der Gastgeber in einer ruhigen Minute hastig und gebeugt auf ihn zu und entschuldigt sich. Was denn los sei, will mein Vater wissen. Der Amu erwidert, dass er nicht gewusst habe, dass ich derart schwer erkrankt sei, und woran genau ich denn leide, dass ich mich komplett ohne Fleisch ernähren müsse.

Auf der Heimreise lachten wir im Auto so laut, dass selbst Benjamin einstimmen musste.

Zwei Wochen später klappte ich in unserer Wohnung in

Teheran mit einem Schwächeanfall zusammen. Reis und Joghurt decken den Vitaminbedarf leider nur spärlich, und so lag ich elendig zitternd und unterernährt auf einem Perserteppich und ging mit meinen Augen seine symmetrischen Muster ab.

12

Ich war mal mit einer Frau aus der Schweiz zusammen und spreche deshalb genau einen Satz Schwizerdütsch: *I chan chli Scheissa bauet.* – Ich habe ein bisschen Scheiße gebaut. Ich weiß nicht, was es über mich aussagt, dass mir ausgerechnet dieser Spruch geblieben ist. Naja, oder vielleicht weiß ich es auch doch.

Unruhig sitze ich an meinem neuen Tisch, zucke ständig mit dem rechten Bein und stelle mir vor, dass ich aussehe wie ein Hase, der sich hinter den Ohren kratzt. Dazu reibe ich meine Hände an der Tischoberfläche entlang. Die Nebenwirkungen des Antidepressivums konzentrieren sich an Tag drei hauptsächlich auf meinen Kopf, der unter Starkstrom steht und unkontrolliert umherrast. Ich selbst bin nur Beifahrer und muss pausenlos reflexartig gähnen, fühle mich dabei aufgekratzt und todmüde zugleich.

Sobald ich versuche, die Augen zuzumachen, beschleunigen meine Gedanken auf ein unerträgliches Tempo in gefährliche Richtungen. Ich reiße sie sofort wieder auf. Immer wieder kommt das Bedürfnis auf, mich zu dehnen, was Jesper, der zeitungslesend einen Meter neben mir liegt, sicherlich schon auf die Nerven geht – auch wenn er nichts sagt. Überhaupt hatten wir bisher noch keinen einzigen konfrontativen Moment, nicht mal ein »Könntest du vielleicht ...«. Wir verstehen ungefähr dasselbe unter einem stressfreien Klinikaufenthalt. Jesper für seinen Teil scheint es am meisten zu genießen, seine Zeit hier wie einen ausgedehnten Sonntag zu begreifen. Seine Bewegungen sind langsam, ab und an atmet er tief ein und lässt einen Altherrenseufzer heraus.

Ich bin zwar inzwischen stolze 24 Stunden aus der Coronaquarantäne raus, hatte aber wegen des Dauerregens *da draußen* und meiner wiederkehrenden, stechenden Bauchschmerzen hier drinnen bisher keinen Ansporn dazu, die Station zu verlassen. Da mein Hirn mittlerweile aber in einer Geschwindigkeit unterwegs ist, die kein geschlossener Raum aushalten kann, nehmen meine Mutter und ich meine neu gewonnene Freiheit zum Anlass, uns kurz am Eingang der Klinik zu treffen. Sie besteht darauf, vorher einkaufen zu fahren, um mir neben frischer Kleidung auch »ordentlich Schokolade für die Seele« mitbringen zu können. Ich sage nicht Nein.

Obwohl ich meine Mutter erst vor wenigen Tagen zuletzt gesehen habe, freue ich mich unendlich, als ich ihren kleinen Körper mit dem rundlichen Gesicht freudestrahlend am Eingang entdecke und in den Arm nehmen kann. Leider hat sich der Dauer- inzwischen in einen Platzregen verwandelt, weshalb wir uns zu ihr ins Auto setzen, wo ich meine Schokodealerin mit Schmutzwäsche bezahle, während sie sich über eine Frau beschwert, die sie im Supermarkt angekeift hatte, weil sie ihre Schutzmaske nicht hundertprozentig ordnungsgemäß trug.

»Die neuen Bestimmungen haben diese Blockwartmentalität der Deutschen zu neuen Höhen aufleben lassen. Befehle befolgen, das lieben wir«, sagt sie schnaufend und gerade als ich anfangen will, abzulenken und Bericht über die letzten Tage zu erstatten, klopft es auf einmal an der Autoscheibe. Eine erzürnte, durchnässte Dame vom Einlass bedeutet mir mit verschränkten Armen und großen Kopfbewegungen, die Scheibe herunterzukurbeln.

»Was machen Sie denn im Auto, Sie sind doch Patient, oder?!«

Ihre Augen sind weit geöffnet, dicke Falten auf der Stirn unterstreichen, wie ernst es ihr ist.

»Ja, aber auf der Geöffneten.«

»Kommen Sie sofort aus dem Wagen und gehen Sie auf Ihre Station zurück!«, bellt sie in feinstem Militärton und holt mit zornigem Blick und geübter Geste ein Walkie-Talkie aus der Tasche. Leicht verwirrt verabschiede ich mich rasch von meiner Mutter und gehe schnellen Schrittes zurück zum Eingang meines Trakts, wo bereits fünf Schwestern und Tommi auf mich warten, deren Gesichtsausdrücke von wütend über verwirrt bis enttäuscht gehen. Nur bei einer Pflegerin meine ich, den kleinen Anflug eines Lächelns erkennen zu können. Tommi ergreift das Wort.

»Herr Sadeghi, was machen Sie denn?! Sie müssen jetzt sofort wieder getestet und in Quarantäne gebracht werden.«

Fuck.

In der Freude, meine Mutter wiederzusehen, habe ich die Abstandsregelungen komplett vergessen. Schnell lüge ich:

»Aber meine Mutter ist selbst auch Krankenschwester! Und sie hatte einen negativen Test!«

»Das ist egal, laut Vorschrift dürfen Sie strikt niemandem von außerhalb der Station näher als anderthalb Meter kommen. Sie gehen jetzt sofort auf ihr Zimmer, packen Ihre Sachen und ich komme gleich, um einen neuen Abstrich zu machen.«

Mit gesenktem Kopf werde ich von einer Zwei-Personen-Eskorte zurück zu Jesper begleitet, der noch immer im Bett liegt und liest. Ich fühle mich wie ein Schuljunge, der heimlich hinter der Aula geraucht hat und jetzt unter Aufsicht des Klassenlehrers seinen Spind ausräumen muss. Mit einem vielsagenden Blick schaue ich Jesper seufzend an und beginne damit, meine Klamotten wieder aus dem Schrank zu holen, der immer noch aufgebrochen offen steht. Jesper schaut über seine Zeitung und den Rand seiner Brille zu mir auf.

»Was ist denn jetzt los?«

Ich erzähle ihm, dass ich die Kack-Abstandsregeln vergessen hatte und sage, dass es mir leidtut, unsere frisch gegründete WG so schnell wieder auflösen zu müssen. Wer weiß, wie lange ich diesmal auf das Testergebnis warte und in welches Zimmer ich dann eingeteilt werden.

»Ach, mach dir da mal keine Sorgen. Ich habe heute Morgen bei der Visite vom Oberarzt verlangt, dass ich den Rest meines Aufenthalts nur noch mit dir das Zimmer teile. Weißt du, es ist schwer genug in diesem Laden jemanden zu finden, mit dem man auf einer Wellenlänge ist. Das kriegen wir schon hin.«

Ich habe Lust, Jesper zu umarmen, will ihn aber nicht dem tödlichen Virus aussetzen, den ich nach Meinung des im Türrahmen stehenden Tommi ja gerade in mir tragen könnte. Wir nicken uns daher nur zu, während mein Bett zurück in den Beobachtungsbereich geschoben wird. Started from the bottom, still at the bottom.

Zu meinem Glück erwartet mich weder Thorsten noch ein anderer Zellengenosse in meinem zweiten Beobachtungszimmer, und da es fast sieben Uhr abends ist, kann ich davon ausgehen, dass ich die Nacht wohl allein verbringen werde. Drei Tage Isolation. Ich verzichte darauf, meine Sachen ein weiteres Mal auszupacken, falle auf das Bett und warte auf die Schwester, die gleich zum zweiten Mal mit einem Q-Tip mein Gehirn kitzeln wird – wahrscheinlich denkt sie, dass ich insgeheim ein bisschen darauf stehe.

Ich fische eine Tafel Schweizer Schokolade aus der Tüte meiner Mutter und schaue die Verpackung grimmig an, da dieses bisschen Zucker mit Kakao ja irgendwie schuld an meiner Misere ist. Breche mir ein Stück ab und murmele mit vollem Mund zu mir selbst:

»I chan chli Scheissa bauet.«

13

Hänge den ganzen Tag am Handy und schreibe mit Freund*innen *da draußen*. Langsam scrollend gehe ich die Antworten durch, die ich in den letzten Tagen auf meine Copypaste-Infonachricht bekommen habe:

Hey diggie,

Du, das kommt jetzt evtl ein bissi komisch aber ich hatte vor ein paar Tagen leider irgendwie nen kompletten Breakdown. Meine Mutter hat mich abgeholt und ich bin jetzt erst mal stationär in Behandlung in ner psychiatrischen Klinik im Norden. Fühlt sich gerade wie ein absoluter Tiefpunkt an, aber ich hab n bisschen Hoffnung, dass die mir hier endlich weiterhelfen können.

Telefonieren ist grade schlecht, wir können aber gerne schreiben.

Nun ist mir klar, dass wir nicht mehr 1960 haben und Depressionen gemeinhin nicht mehr als schwächliche Gefühligkeiten betrachtet werden, die mit einem ordentlichen Schluck Whiskey kuriert werden, aber in was für einer Intensität es seit dem Versand meiner Mitteilung Genesungswünsche, Mitleidsbekundungen und Unterstützung hagelt, überrascht mich doch ein wenig. Ich lese die Nachrichten immer und immer wieder, besonders weil mir die neu auferlegte Abschottung durch die Quarantäne inzwischen ein wenig zusetzt und ich die Liebe, die aus den Nachrichten strömt, gerade bitter nötig habe. Habe sogar eine Lieblingsnachricht, deren Verfasser spürbar aus allen Wolken gefallen ist und mir in seiner Antwort so viel Respekt und Komplimente geschickt hat, dass es fast an Flirten grenzt. Gierig sauge ich die Worte ein und schleudere sie meinen Gedanken entgegen, die sie mit einer betont lässigen Rückhand beiseite schlagen und mit ihren langen Fingern auf die Nachrichten weiter unten deuten.

Ein, zwei kritische Stimmen in meinem Handy fragen, ob ein Antidepressivum wirklich der richtige Weg sei. Sie sagen es nicht direkt, aber ich spüre das Stigma zwischen ihren Zeilen, wenn sie Nachrichten nur mit *aha* beantworten, nachfragen, wie viel ich mich denn bewegen würde, was es hier so zu essen gäbe und betonen, wie wichtig doch ein ganzheitlicher Ansatz sei. Kann es ihnen fast nicht vorwerfen und erinnere mich, wie ich noch vor wenigen Wochen dieselben Vorbehalte hatte, weil ich überzeugt war, dass ein optimistischer Blick auf die Welt, kombiniert mit einer Lebensaufgabe, aus der sich Energie schöpfen lässt, Antidepressivum genug sein sollte.

Leider ist mir in den letzten Wochen klar geworden, wie schwer es ist, irgendeine Art von Aufgabe in der Welt zu finden, wenn dein ganzer Körper dir permanent entgegenschreit, dass die Welt an sich das Problem ist. Oder genauer: dass deine Existenz in ihr das grundsätzliche Falsche sein muss, denn die Erdkugel zum Stehenbleiben zu zwingen, ist leider um einiges unmöglicher, als sich selbst aus der Gleichung zu nehmen.

Solange mein Kampf daraus besteht, am Leben zu bleiben, halte ich es für gerechtfertigt, mir vom Sertralin helfen zu lassen. Hätte ich eine klaffende Fleischwunde, würde sich auch niemand abschätzig darüber äußern, dass ich jetzt allen Ernstes eine Ibu schlucke und nicht einfach auf den guten, alten Brennnesselwickel vertraue. Psychische Krankheiten haben die Superkraft, selbst überzeugte Schulmediziner plötzlich in Teilzeithomöopathen zu verwandeln.

So antworte ich aber nicht, weil ich dieses Gespräch sowieso konstant mit mir selbst führe und mir dabei der liebste Gesprächspartner bin. Stattdessen schreibe ich:

Ja ohne fänd ich auch besser aber geht grad nich glaub ich und dann einen Smiley, der den Mund ein wenig nach unten zieht.

traurig traurig traurig traurig *leer leer leer* angst angst **angst angst** angst angst angst traurig **angst** traurig traurig **angst** kopfschmerzen SIE **panik panik panik panik panik** heulen heulen müde müde müde traurig traurig traurig traurig traurig traurig traurig traurig traurig traurig traurig traurig traurig traurig traurig traurig schlaf schl–

14

Wagenrattern. Eine Plastikschale wird von einer vermummten Gestalt auf meinen Tisch gelegt.

So übel das Essen auch schmeckt und egal wie wenig Hunger ich habe, ich bekomme noch immer ein schlechtes Gewissen, wenn ich zu viel von der mir zugedachten Portion ungegessen zurückschicke. Oft matsche ich deshalb die Kartoffeln zusammen mit dem *Schnitzel* zu einer undefinierbaren gelbbraunen Pampe, begrabe diese unter einem Berg von Pfeffer und zwinge ihn mit Anlauf in mich hinein. Hier wird nichts weggeschmissen, meine nachkriegserfahrenen Großeltern wären stolz auf mich.

Runtergespült wird alles mit einem Hagebuttentee – wenn schon leiden, dann richtig. Ich habe übrigens die Theorie entwickelt, dass Hagebuttentee ein örtlich gebundenes Phänomen sein muss und außerhalb von Einrichtungen wie Kliniken und Jugendherbergen gar nicht in Erscheinung tritt. Wie das Polarlicht, nur in widerlich.

Ein weiterer, nicht zu vernachlässigender Grund, der mir das Schlucken der Pampe erschwert, liegt in dem Verrat begründet, den meine Augen seit Jahren an mir ausüben und der heute Morgen aufflog, als plötzlich eine Pflegerin in meinem Zimmer stand und eine Waage in der Hand hielt. »Wöchentliches Kampfwiegen, einmal aufsteigen biddeee«, trällerte sie deutlich zu gut gelaunt und kurz später blickte ich erstaunt auf die Zahl 79,6. Übergewicht.

Beim allmorgendlichen In-den-Spiegel-Schauen war ich eigentlich immer recht zufrieden mit dem, was sich mir darbot, aber diese drei Zahlen und das Komma bringen auch noch diese letzte Gewissheit ins Wanken, weil sie gesundheitstechnisch ein »klitzekleines bisschen zu hoch« sind, wie die Pflegerin, vom Verrat unbeeindruckt, weitersang. Sie schickte zwar noch ein »Nicht weiter schlimm« hinterher, aber die Nachricht war angekommen. Erst mein Kopf, jetzt meine Augen – mein Körper führt Krieg gegen mich und benutzt Doppelagenten.

Ich stecke nun also im Dilemma, dass ich eigentlich gerne drei Kilo abnehmen würde, gleichzeitig aber das zuständige Personal nicht mit meinem sinkenden Gewicht alarmieren will. Geheimhaltung ist unmöglich, da ich nicht im Besitz der Hoheit über meinen Körper bin, wo sich zurzeit das Sertralin häuslich einrichtet.

Neben meiner körperlichen muss ich in der Klink auch meine räumliche Integrität aufgeben. Die Pfleger, Schwestern, Ärzt*innen und das Reinigungspersonal haben jederzeit freien Zugang zu meinem Zimmer und nutzen diesen auch munter mehrmals am Tag. Es gibt zwar die festgelegten Essenszeiten – 8 Uhr Frühstück, 12 Uhr Mittag, 18 Uhr Abendbrot – sowie das tägliche Blutdruckmessen morgens um 7, aber in verwirrend unregelmäßigen Abständen schneit trotzdem jemand ungefragt herein, fragt, ob alles okay sei, misst wie zum Spaß noch mal extra Blutdruck oder oder oder. Abschließen lassen sich die Türen natürlich nicht. Das Perfide ist, dass auch mal fünf Stunden lang niemand kommt, wahrscheinlich nur um die Patient*innen in völliger Unsicherheit darüber zu lassen, wann der nächste Überfall ansteht: Versuch bloß nicht, die Kontrolle zu gewinnen. Wir machen das hier.

Manche der ungebetenen Gäste haben zwar immerhin die Freundlichkeit, vorher kurz anzuklopfen, trotzdem kann man sich nie sicher sein, wie ungestört die nächsten fünf Minuten tatsächlich ablaufen werden, und so müssen banalste Tätigkeiten wie das Wechseln von Kleidung aus Vorsicht im Badezimmer vollzogen werden, da sich dessen Tür immerhin verriegeln lässt. Ich habe absolut keine Lust darauf, dass genau in dem Moment, in dem ich ein Shirt überziehe, Tommi in den Raum gestürmt kommt, worauf ich natürlich aufschrecken und in voller Panik mit dem Kopf im Ärmelloch des Shirts stecken bleiben würde, aus dem er mich und meinen übergewichtigen Körper dann befreien muss, während ich mich – stark schwitzend – wieder und wieder lautstark entschuldige, worauf Tommi einen typisch-lässigen Pflegerspruch à la ›Ach, ich hab schon Schlimmeres gesehen‹ ablässt, natürlich nur um kurz später all seinen Kolleg*innen detailliert von meiner glitschiggeschwitzten Froschhaut und meiner Unfähigkeit zum simplen Klamottenüberziehen zu erzählen und mich damit endgültig vom Level des Tollpatsches auf das Niveau des Grenzdebilen herabzustufen. Schon für diese unausweichliche Situation nehme ich mir vor, ein paar Gramm um den Bauch herum zu verlieren.

15

Die zweite Runde im leeren Beobachtungszimmer zehrt mehr an mir, als ich erwartet hatte.

Zwar nehmen einige der Nebenwirkungen des Sertralins langsam ab und auch mein Magen ist nicht mehr ganz so flau, trotzdem gähne ich weiterhin ununterbrochen und mein Kopf rast, sobald er nicht abgelenkt wird, mit einem Affenzahn in Richtung Negativität. Setze meine ganze Hoffnung auf den einzigen menschlichen Kontakt, der mir heute vergönnt ist: meine erste richtige Therapiestunde. Freue mich kurz, da schreit es plötzlich »Einsam!« aus einer Ecke meines Kopfes.

»Guck dich um! NIEMAND! Guck, wie allein du bist! SIE hast du verloren, alles andere auch. Und die einzige Person, die heute mit dir spricht, wird dafür bezahlt. Check endlich, dass das für immer so bleiben wird! Du bist allein, du bleibst allein! Für immer!« Die Rufe übertönen einander, strömen zusammen, werden zu einem reißenden Fluss, wenn ich nicht sofort interveniere. Dann wird das Flussbett immer breiter, kommt auf mich zu, lässt Sirenen singen, will, dass ich zumindest einen Fuß reinsetze. Klingt verlockend. Vielleicht nur ganz kurz. Wasser wandert meine Beine hoch, schluckt vorsichtig einzelne Haare, reißt dann plötzlich an mir, reißt mich mit, schmeißt mich an die Wand und steigt über mir bis an die Zimmerdecke.

Unter Wasser ist es still und kalt, Tränen wärmen mein Gesicht, laufen meine Wangen herunter.

Das Schöne an so einem Tiefpunkt ist, dass ich zumindest nicht mehr falle. Ich kann es mir auf ihm bequem machen, kann den Blick in Richtung Wasseroberfläche richten, wo Wellen im Licht tanzen. Kann mich den Gedanken hingeben, die wie Anker auf meinen Beinen sitzen und sich liebevoll an mich schmiegen. Sie danken mir dafür, den Kampf endlich aufgegeben zu haben.

weinen weinen weinen weinen weinen weinen weinen traurig traurig **wütend** weinen weinen weinen weinen weinen traurig *leer leer leer leer* traurig traurig weinen weinen weinen weinen weinen weinen weinen traurig *leer*

Schaffe es für ein paar Augenblicke, meinen Kopf an die Oberfläche zu hieven, aber auch das Universum verliert langsam das letzte bisschen Mitleid mit mir und lässt mein mobiles Datenvolumen zur Neige gehen. Die Klinik selbst hat kein W-LAN, was offiziell mit der geistigen Gesundheit der Patient*innen begründet wird. *Computer – böse, Natur – gut* ist Grund genug, um nicht zugeben zu müssen, dass man hier vom *Neuland Internet* genauso überfordert ist wie in jeder anderen öffentlichen Einrichtung Deutschlands.

Dann halt nicht. Schaue mich im Zimmer um und nehme einen Schluck aus meiner Glasflasche.

Ich trinke viel Wasser. Zum einen, um meine Tränen zu kompensieren, und weil mein ausgetrockneter Sertralin-Mund ständig befeuchtet werden will, zum anderen, weil ich die Einliterflaschen von den Pfleger*innen jeweils nur einzeln gereicht bekomme und hoffe, dass sie Strichlisten führen, um meiner Krankenkasse am Ende eine fette Rechnung zu schreiben.

Wie ich gestern von einer Pflegerin erfuhr, habe ich es nämlich den deutschen Krankenkassen zu verdanken, dass ich in den Monaten vor meiner Einlieferung keinen Therapieplatz gefunden habe. Die Kassen legen nämlich pro Stadt oder Landkreis eine Maximalzahl an Therapeut*innen fest, die auf

Rechnung der Kasse praktizieren dürfen. Da die Krankenkassen natürlich gerne für möglichst wenige der anfallenden Therapiesitzungen zahlen möchten, haben sie sich was Schlaues überlegt und die zulässige Anzahl an Plätzen einfach extrem niedrig gehalten. Schätzungen zufolge sogar so niedrig, dass sie an vielen Orten bis zu fünfmal so hoch sein müsste, um dem tatsächlichen Bedarf an Therapieplätzen gerecht zu werden. Smart: Wenn es keine Therapeut*innen gibt, kann auch niemand seine Therapiekosten erstattet bekommen. Will sich in Berlin eine studierte Diplom-Psychologin als Therapeutin niederlassen und kassenärztlich arbeiten, muss sie erst eine Lizenz von einem scheidenden Psychologen abkaufen. Und da die Nachfrage groß ist, werden hierfür Unsummen verlangt. Nur um überhaupt arbeiten zu dürfen. Ich werde wütend beim Gedanken, dass meine Krankheit vielleicht nie so eskaliert wäre, wenn das Vergabesystem nicht so korrumpiert, wenn Gesundheit in Deutschland kein Geschäft wäre. Und deshalb lege ich mich aus Trotz genüsslich in das Bett in meinem Isolationszimmer, dessen Nutzung pro Tag sicherlich mehr kostet als eine Therapiestunde in der Woche, und nuckle süffisant an meinem dritten Liter Wasser. Die Arschlöcher sollen bluten.

Ohne ein Klopfen geht die Tür auf.

»Die Psychologin hat den heutigen Termin mit Ihnen leider vergessen … und über's Wochenende ist hier niemand. Tut uns wirklich leid«, sagt eine junge Pflegerin mit Maske und mitleidiger Mimik, bevor sie die Tür wieder von außen schließt.

Dass ich plötzlich ein immenses Gefühl der Überforderung verspüre und wieder anfange zu weinen, hat auch damit zu tun, dass ich gleichzeitig eine SMS bekomme, die mich darüber informiert, dass ich meine letzten Bytes zum Surfen auf der Website der AOK verschenkt habe. Wahrscheinlich hängen meine Tränen damit zusammen, dass ich inzwischen wieder zwei Tage am Stück mit meinen Gedanken allein in Komplettisolation verbracht habe und sie einen Sieg nach dem anderen einfahren, ich kaum noch Macht über meinen Kopf verspüre.

Die Tür geht wieder auf.

»Hier, zum Zeitvertreib«, sagt die Pflegerin von eben und reicht mir einen blauen Karton, auf dessen Cover das Weiße Haus abgebildet ist.

16

Du wachst auf, über dir blauer Himmel. Helles, unendliches Blau. Keine einzige Wolke, nur die riesige, weiß leuchtende Sonne und sonst nichts als leere blaue Weite. Du willst dir den Schlaf aus den Augen reiben, der fällt in Körnern herunter, fällt in den Sand, der dich umgibt.

Irgendetwas war auf der anderen Seite dieser Wüste. Daran erinnerst du dich, davon bist du überzeugt, sonst wärst du ja nicht hier, hättest diesen Weg niemals angetreten. So ganz allein. Da war etwas, das deine Beine in Bewegung gesetzt hat, etwas, das du so sehr dein Eigen nennen wolltest, dass es deine Zellen elektrisiert und dich Schritt für Schritt in seine Richtung gezogen hat. Oder wurdest du gestoßen?

Du hattest ein Ziel. Du versuchst, dich zu erinnern, aber die Strahlen der Sonne werden stärker und fangen an, sich kribbelnd durch deine Haut zu fressen. Mühsam stehst du auf. Deine Kehle ist trocken, doch die Flasche ist fast leer und muss noch reichen bis … wie lang eigentlich? Bis du ankommst. Bis du endlich ankommst. Ankommen.

Da ist er wieder, der Impuls, der dich vorwärtstreibt. Spring auf ihn auf, greife ihn so fest mit beiden Händen, dass deine Finger sich gelb verfärben und lass ihn bloß nicht los, denn ohne seine Hilfe schaffst du es weder hier durch, noch wieder zurück.

Du siehst kaum noch aus wie du selbst. Der Sand hat sich in deine Poren gelegt. Du willst ihn abstreifen, doch sobald du eine Stelle befreit hast, färbt sie sich wieder körnig goldgelb, wie von allein. Manchmal, doch immer seltener, rinnt ein dünner Schweißfaden deine Stirn entlang, der reißt dann den Sand mit sich und hinterlässt eine Furche in deinem Gesicht, die wie eine Narbe aussieht und sich auch so anfühlt. Mit der kannst du spüren, wenn das Wetter sich dreht. Dass du überhaupt noch etwas fühlst, deutest du als gutes Zeichen. Noch hat dich die stumme, seelenlose Wüste nicht zu einem Teil von ihr gemacht. Noch trotzt du ihr. Noch hinterlässt jeder deiner Schritte eine fußgroße Kuhle im Sand, die zum Monument wird, zum Beweis dafür, dass du hier warst, dass du gelebt hast.

Getragen von Tausenden Schritten, die hinter dir den Sand zieren, schaltest du den Kopf aus und bewegst dich weiter vorwärts. Die Gedanken mögen diesen Ort nicht, es gibt nichts, an das sie sich hängen könnten. Du senkst den Blick, schließt deine Augen und trottest weiter. Nach unzählbaren blinden Minuten, oder waren es Stunden, werden deine Beine schwerer, versagen langsam. Du minderst dein Tempo und zwischen das Geräusch deiner Schritte im Sand mischt sich langsam ein entferntes Zischen. Es wird lauter, kommt näher, du reißt deine Augen wieder auf.

Vor dir fängt der Himmel an, in den Sand zu fallen. Vor dir steigt der Sand nach oben. Plötzlich spürst du den Wind auf deinem Gesicht, der stärker und stärker wird und die Sandkörner zu Messern werden lässt, doch du schützt dich nicht, du schmeißt dich nicht auf den Boden und wirfst die Hände nicht auf den Kopf, du bleibst stehen, drehst dich panisch um und kannst nur noch dabei zusehen, wie der Wind deine Spuren wieder schließt, während du auf die Knie fällst und das letzte bisschen Flüssigkeit deinem Körper durch die Augen entweicht.

17

Ich laufe in meinem Zimmer auf und ab. Versuche des Ablenkens ohne Erfolg. Egal, womit ich mich auch beschalle, sobald auch nur eine einzige ruhige Sekunde eintritt, erheben sich meine Gedanken und kramen Bilder von IHR heraus. SIE, die ewige Endhaltestelle allen Denkens, auf die alles unweigerlich hinausläuft und zurückgeht. Meine Gedanken schmeißen mir die Bilder vor die Füße, lehnen sich sichtlich zufrieden zurück und genießen das Schauspiel. Genießen meine Schweißausbrüche, mein zum Keuchen verwandeltes Atmen. Streuen ein wenig von IHREM Geruch in die Luft, um mir die Kehle zuzuschnüren. Hoffnungslose Versuche, der Szene mit rationalen Gedanken zu entfliehen: SIE ist nicht, was ich aus ihr mache. Wenn SIE die Richtige gewesen wäre, wäre SIE jetzt hier, wären wir noch zusammen, gäbe es noch ein WIR und ich würde nicht so leiden. SIE hat nichts für mich getan. Tut auch weiter nichts. Hat den Platz in meiner Seele gar nicht mehr verdient, gehört rausgeworfen, soll im Rückspiegel immer kleiner werden, bis es SIE kaum noch gibt.

SIE aber sieht das anders. Steht plötzlich hinter mir. Blickt mich stumm an, während IHR Parfum sich über den Boden an meinen Beinen hoch über die Schulter bis in die Nase schleicht. Erst fließen unkontrollierte Tränen, dann schreit mein Magen auf. Ich schaffe es gerade noch ins Badezimmer und greife die Toilette mit beiden Händen. Ich begrüße die Schüssel wie einen alten Freund und fange an, mir die Seele aus dem Leib zu kotzen.

Während ich über der Toilette auf den nächsten Würgereiz warte, muss ich unweigerlich an früher denken. Ich habe einen beträchtlichen Teil meiner Kindheit kotzend in Badezimmern verbracht. Nicht aus Spaß an der Sache, sondern, wie sich nach unzähligen Tests und Diätumstellungen herausstellte, aufgrund einer Fruktoseunverträglichkeit. Ich kenne daher die würdelose Position recht gut, in der ich mich gerade befinde; vor Schmerzen gekrümmt, zusammengekauert auf dem Badezimmerboden, mein heiß-pulsierendes Gesicht an die kühlenden Fliesen gedrückt. Die nächste Welle startet an meinen Füßen, geht durch meinen Körper, und ich reiche eine weitere Ladung Vorverdautes an die Toilette weiter. Ich wäre eine tolle Vogelmutter.

Leider entgehe ich der Situation diesmal nicht so leicht wie in meiner Kindheit, als es für mich fortan statt Obsttellern nachmittags Schokolade gab, was wohl an dem schlechten Gewissen meiner Mutter darüber lag, mich über Jahre hinweg unwissentlich vergiftet zu haben, gleichzeitig aber eventuell den Grundstein für mein Übergewicht legte. Wieder spüre ich es aufsteigen, bringe aber nur ein paar Würggeräusche heraus und lasse mich auf die Fliesen zurückfallen.

Nach ein paar kotzfreien Minuten vertraue ich dem Waffenstillstand, wische das Erbrochene weg, das es nicht in die Schüssel geschafft hat, robbe in mein Zimmer zurück, ziehe mich auf das Bett und drücke den roten Knopf, um dem Pflegepersonal Bescheid zu geben. Eine Minute später steht ein stämmiger Mann mit einer Pappnierenschale in meinem Zimmer und guckt mich leicht überfordert an. Ich erzähle ihm, was passiert ist und dass die Kotzanfälle von Gedanken an SIE getriggert wurden. Er schaut mich unbewegt an, nickt verständnisvoll. Ich aber will kein müdes Nicken, ich brauche Verstärkung. Ich kenne die Aggressorin und verlange Vergeltung, Sanktionen, Gegenschläge. Der Pfleger kann mir bloß

Fencheltee anbieten und mir erklären, dass es normal ist, wenn die Medikamente in den ersten Wochen auch auf den Magen schlagen und dass »die viele Zeit allein sicher auch nicht gut fürs Gemüt ist«. Da er offensichtlich die Kriegslage nicht versteht, in der ich mich gerade befinde, bedanke ich mich einfach knapp bei ihm, was er zum Anlass nimmt, sich aus dem Zimmer zu entfernen und mich mit einem Beutel Pazifisten-Fencheltee allein zu lassen.

Mit gedrosseltem Internet zu surfen, ist noch frustrierender, als gar kein Internet zu haben. Nachdem ich zwei Minuten erfolglos auf das Laden eines Videos gewartet habe, mache ich das Handy energisch aus. Wobei ›energisch‹ das falsche Wort ist, dafür, dass ich den kleinen Knopf an der Seite mit dem Daumen leicht antouche. Wünsche mich in die Zeit zurück, in der man das klobige Schnurtelefon noch mit einem imposanten Krachen auflegen konnte.

Nach Ablenkung suchend gehe ich durch das Zimmer. Bin völlig inputverdurstet und fange an, den Raum nach lesbaren Wörtern abzusuchen. Das Schild an meinem Teebeutel rät mir, dass *wahre Kraft von Innen kommt*, mein Duschgel weisheitet: *Nimm dir Zeit für dich*. Alles in allem habe ich hier bisher mehr psychologischen Rat von Haushaltsgegenständen als von Therapeut*innen bekommen.

Ein paar Stunden später kommt noch mal eine Krankenschwester in mein Zimmer. Es ist die Pflegerin, die nach meiner Idiotenaktion am Eingang ein kleines bisschen gelächelt hatte. Sie trägt mittelkurze braune Haare, die zu einem Dutt gebunden sind, in ihrer linken Wange ist kurz über der Maske ein Piercing, der kleine Kreise dreht, wenn sie spricht. Leider ist sie aber nicht hier, um mit mir zu reden, sondern um kurz zu prüfen, ob ich kotze. Das hätte sie wohl gern. Als sie die Teetasse einsammelt, setze ich einen Ausdruck auf, der selbst dem unempathischsten Klotz klarmachen würde: Hier geht es gerade jemandem überhaupt nicht gut. Ihr Blick fällt auf mich, sie bleibt stehen und atmet kurz aus.

»Geht es Ihnen denn ein bisschen besser?«

»Naja. Ich spucke nicht mehr, das ist ganz geil.«

Sie lacht.

»Ja, das ist ein Anfang. Es tut mir leid, dass die Psychologin noch keine Zeit für ein richtiges Gespräch mit Ihnen hatte ...«

»Das ist ja nicht Ihre Schuld ...«

Kurze Pause. Sie bleibt stehen. Ich schaue zu ihr auf und es sprudelt aus mir heraus:

»Ich heiße Nick.«

»Franziska. Beziehungsweise Franzi. Hi.«

»Hey. Tut mir leid, wenn ich dich damit nerve, aber es ist gerade alles extrem komisch für mich. Ich glaube das Ding ist – ich habe immer versucht, so durch mein Leben zu gehen, dass, wenn ein Problem aufkam, ich mich hingesetzt, darüber nachgedacht und es gelöst habe – oder zumindest einen Weg in Richtung Lösung gefunden habe. Meine Gedanken waren meine Freunde, meine Helfer –« Ich unterbreche mich kurz selbst und bemerke meinen Sprecheifer erst jetzt, wo die Sätze schon durch den Raum fliegen. Franzi fängt einen von ihnen auf.

»Das klingt jetzt auch nach keiner schlechten Idee?«, antwortet sie und zieht ihre Stimme dabei leicht in die Höhe, als würde sie nicht verstehen, was mein Problem sei.

»Eigentlich nicht. Aber ich denke und denke und denke jetzt schon seit Monaten und komme nicht mal so was Ähnlichem wie einer Lösung näher, während das Problem immer größer und größer wird und mich komplett irre macht. Und meine Gedanken verbünden sich mit meinem Körper, um mir den Rest zu geben, und das macht mich fertig. Ich dachte, das wären meine Freunde. Und jetzt sitze ich hier und muss mich ständig ablenken, damit ich nicht sofort wieder mit dem Heulen anfange. Wie ein Kleinkind.«

»Ich verstehe«, murmelt Franzi, zieht ihre Stirn kraus, denkt kurz nach und sagt dann:

»Weißt du, ich finde es ist auch in Ordnung, mal ein Problem anzuschauen und zu sagen: ›Das kann ich gerade einfach nicht lösen.‹ Das muss ja nicht bedeuten, dass dieses Problem nicht wichtig ist, ganz im Gegenteil. Aber vielleicht muss diese Karteikarte einfach mal kurz ans Ende des Stapels gelegt werden, mit der Gewissheit, dass du dich auf jeden Fall noch um sie kümmern wirst. Vielleicht mit der Hilfe von anderen. Und bis es so weit ist, liegt absolut keine Schande darin, sich ein bisschen abzulenken, bis die Hilfe, die du wirklich bald bekommen wirst, dann auch endlich da ist.«

Ich weiß nicht, was ich sagen soll, und nicke. Eigentlich hat sie mir gerade nichts Neues erzählt, ich könnte inzwischen eine Doktorarbeit zum Thema Ablenkung schreiben, und trotzdem tut es gut, diese Worte aus dem Mund einer anderen Person zu hören und gesagt zu bekommen, dass das, was ich gerade tue, alles irgendwie zu meiner Heilung beiträgt. Franzis Augen lächeln kurz, ich lächle zurück und sie verlässt den Raum.

18

Einschlafen dauert Stunden. Mein Körper, der sich völlig ausgelaugt und gleichzeitig unterfordert anfühlt, schreit nach Erholung, während mein Kopf nach Sonnenuntergang noch mal richtig aufs Gaspedal drückt und jegliche Hilferufe mit seinem aufheulenden Motor erstickt.

Als letztes Aufbäumen und um mir vorzugaukeln, in irgendeiner Form Kontrolle zu haben, werde ich immer rigider in selbst auferlegten Schlafritualen. Da ich um Punkt 7 vom Blutdruckmessgerät geweckt werde, versuche ich, spätestens um 23 Uhr einzuschlafen.

Der Zeitplan:

22:00 Zähne putzen und Schlafshirt anziehen.

22:15 Zwei Tabletten hochdosierten Baldrian einschmeißen.

22:20 Gardinen zuziehen, Lichter ausmachen.

22:25 Ins Bett legen, zudecken, einen passenden Schlafpodcast raussuchen (auf Englisch, weil man da leichter weghören kann, optimalerweise nur eine sprechende Person und etwas Naturdokumentarisches ohne plötzliches Gelächter).

22:45 Eine letzte Dosis Dopamin. Einmal durch alle Messenger-Apps gehen und noch ein paar Nachrichten rausschicken.

23:00 Handy auf Flugmodus, Podcast an, Sleeptimer auf 60 Minuten, Augen zu.

…

0:00 Der Sleeptimer schaltet den Podcast aus, ich bin immer noch hellwach.

0:05 Nächste Folge raussuchen. Anmachen.

0:10 Checken, ob vielleicht schon jemand auf meine Nachrichten geantwortet hat.

0:11 Enttäuschung über die blauen Haken ohne Antwort.

0:12 Wenn das Handy schon an ist: Was ist eigentlich aus Jeanette Biedermann geworden?

0:15 Noch mal auf Klo gehen (hat nichts mit Jeanette zu tun).

0:20 Wieder ins Bett legen, Sleeptimer auf 60 Minuten, Augen zu.

…

1:20 Der Sleeptimer schaltet den Podcast aus. Von Schlaf keine Spur.

1:22 Wahlweise Enttäuschung über die blauen Haken ohne Antwort oder leichter Stress, weil eingegangene Nachrichten wieder beantwortet werden wollen.

1:24 Podcast wieder anmachen. Scheiß auf Sleeptimer.

1:29 Weißt du noch, als du in der fünften Klasse Alena ein Herz vom Jahrmarkt geschenkt hast, das voller Katzenhaare war?

1:35 Die Folge über das Balzverhalten (courtship behavior) der Gartenbaumläufer (short-toed treecreeper) ist vorbei, war spannender als erwartet. Nächste Folge an.

2:04 Ich bin allein. Ich bin allein. Ich bin allein. Ich bin allein.

2:51 Wenn ich jetzt einschlafe, kriege ich noch vier Stunden Schlaf, laut Wikipedia holt der Mensch sich seinen überlebenswichtigen REM-Schlaf in nur drei Stunden, also was ist das Problem?

3:06 »Ok Google wie viele Nummer-Eins-Hits hatte REM in Deutschland?«

3:09 NIGHTSWIMMING

3:14 allein

4:24 »Bird migration is not limited to birds that can fly. Most species of penguin migrate by swimming.«

4:45 Das wird für immer so bleiben. Ich komme hier nie wieder raus.

7:01 »Ihr Blutdruck ist noch ein bisschen erhöht, aber total in Ordnung, super, Herr Sadeghi!«

19

Auch mein zweiter Coronatest ist negativ, was mein Zellenzimmer fast hörbar aufatmen lässt, weil ich beim vielen Auf- und Abgehen langsam Kuhlen in den Boden trample. Mein Umzug wird zwar erst in ein paar Stunden vollzogen (Zimmernachbar ungewiss – Jesper hat inzwischen einen neuen Mitbewohner bekommen. Scheiße.), aber das ist für den Moment zweitrangig. Ich greife sofort nach meiner Jacke, renne über den Flur nach draußen, stelle mich auf den Vorplatz der Station und atme erst mal tief ein. Endlich keine Wände mehr um mich. Endlich ein bisschen Freiheit. Endlich Luft.

Ich habe weder Handy noch Portemonnaie dabei, nur ein Zwei-Euro-Stück, das noch vergessen in meiner Jackentasche lag und jetzt immer wieder Saltos über die Finger meiner rechten Hand schlägt. Ich spüre eine angenehme Aufregung in mir aufsteigen.

Drei Stunden lang renne ich kundschaftend über das Gelände der Klinik. Zu meiner Überraschung ist hier alles angenehm begrünt und niedrig bebaut, die Rasenflächen sind piekfein und deutsch nach Millimetermaß gemäht. Ein Busch fasziniert mich am meisten, er ist wie mit einem Zirkel gezogen perfekt kreisrund gestutzt. Minutenlang stehe ich vor ihm und beneide ihn um die Ordnung, die er ausstrahlt.

Der Fußgängerweg, der die Häuser miteinander verbindet, ist von blühenden Sträuchern gesäumt. Sie schaffen es fast, die Mauern vergessen zu machen, die um das gesamte Gelände gezogen sind, um etwaige Ausreißer*innen von ihren Fluchtvorhaben abzubringen. Im hintersten Winkel des Geländes liegt ein kleiner Wald, der eng bewachsen und verwildert ist. Eine angenehme Kühle geht von ihm aus.

Auf einem kleinen Hügel im Zentrum des Komplexes steht eine Kirche, die auch der Träger der Klinik ist. Ich schaue durch die gefärbten Fenster in die Kapelle und frage mich kurz, warum Gott eigentlich in diese Sache hier mit reingezogen werden muss. Gibt es für den Allmächtigen nicht bessere Nebenjobs, als Psychiatrien zu betreiben? Allgemein eine komische Angewohnheit, immer dann kurz einen auf Vater zu machen, wenn's den eigenen Kindern gerade richtig übel geht. Besonders, weil dadurch der Vorwurf mitschwingt, die Kinder würden sich ja nur melden, wenn sie etwas brauchen. Wieso sich aber ausgerechnet eine Organisation um Depressive und Suchtkranke kümmert, deren Leitfigur als Partytrick Wasser in Wein verwandelt hat, verstehe ich nicht wirklich, ›Beiß nicht die Hand, die dich füttert‹, denke ich mir aber und gehe weiter.

Neben der Kirche befindet sich zur Linken ein kleiner Buchladen. Auf der geschlossenen Eingangstür verkündet ein laminierter Zettel, dass der Laden *wegen des neuartigen COVID-Virus bis auf Weiteres geschlossen bleiben muss.* Schade. Gehe zur anderen Seite des Kirchenschiffs und finde einen mit *Kuhstall* überschriebenen Krämerladen. Ich erinnere mich, dass das runde Stück Metall in meiner Hand mich zum Kauf von Kleinigkeiten befähigt und mache mich gerade auf in Richtung des Backsteingebäudes, als mein Handy klingelt. *Papa Deutschland* steht auf dem Display.

Leider verbirgt sich hinter diesem Namen weder Olaf Scholz noch irgendein sonstiger deutscher Staatsvertreter, sondern mein Vater, der vor knapp einem Jahr wieder aus Teheran zurück nach Hamburg gezogen ist und mich jetzt mit seiner deutschen Nummer anruft. Ich ziehe den grünen Hörer nach oben.

»Na Nick, wie geht's, wie steht's?«

Was für eine Begrüßung für jemanden, den man vor einer Woche in die Klapse gebracht hat. Mein Vater hat viele Eigenschaften, Sensibilität gehört nicht dazu. Dafür benutzt er wahnsinnig gerne Redewendungen, wenn sie nicht wirklich passen.

»Hm. Geht halt. Und dir?«

»Ach, ich bleibe auf dem Teppich. Aber viel Stress. Erzähl doch mal. Was machst du so?«

Ich atme ein, atme aus und überlege kurz, wie tief ich gehen kann. Ich bin es nicht gewohnt, mit meinem Vater über emotionale Themen zu sprechen, ihn an meinen Gefühlen teilhaben zu lassen. Ich gebe ihm deshalb einen rein faktenbasierten Abriss der letzten Tage, erzähle von dem doppelten Abstrich und meinen Internetproblemen. Schon dieses Mitteilen tut gut, mit jedem Wort fühlt sich mein Kopf ein klein wenig leichter an.

»Mache dir darüber keine Sorgen, jenes Guthaben werde ich dir holen«, sagt er leicht gestelzt. Wenn es meinem Vater ernst ist, rutscht er immer in das gestochene Hochdeutsch seines damaligen Integrationskurses, um der Sache gerecht zu werden.

»Danke, Papa.«

»Und noch etwas, Nick. Versuch, nicht immer ganz so viel über die Zukunft nachzudenken. Ich habe das früher auch immer immer und immer gemacht, lass dir daher gesagt sein: Glück erreicht man dadurch nicht. Glück findet man nur im Jetzt.«

Ich find's super, dass die Midlife-Crisis meinen Vater zum Teilzeitprediger gemacht hat. Nur witzig, dass diese Weisheiten von demselben Typen kommen, der damals auch am Steuer seines nach Autobaum riechenden BMWs saß, als ich ihm kleinlaut beichten musste, dass ich trotz passablen Abiturs nicht Medizin studieren würde, sondern die Frechheit besaß, es mit Jura zu versuchen. Mein Vater sprach damals kein Wort, fuhr rechts ran, schaute theatral gen Himmel und schickte ein Stoßgebet los:

»Ya Allah, einen habe ich verloren, lass zumindest meinen anderen Sohn den richtigen Weg gehen!«

Er lachte danach zwar kurz auf, die Nachricht aber war angekommen.

Mein Jurastudium dauerte drei schmerzhafte Monate, danach ging ich aus Verzweiflung ans Theater, um Regisseur zu werden. Davon erzählte ich meinem Vater nur noch per Telefon, was auch gar nicht anders ging, weil er kurz nach der gemeinsamen Autofahrt, nach 25 Jahren in Deutschland, mit meinem Bruder und meiner Stiefmutter in den Iran zurückzog.

Mein Vater war das Paradebeispiel für einen *integrierten Ausländer*: abgeschlossenes Studium (Bauingenieurswesen), Deutschkenntnisse fließend in Schrift und Sprache, selbst eine leichte Religionsaversion inklusive einer Schwäche für Salami hätten ihm seinerzeit zumindest eine Nominierung zum *Deutschen des Monats* einbringen können. Doch er vergaß nicht, wo er herkam. Auf dem dauerflimmernden Fernseher lief tagsüber IRIB oder BBC Persia, wie alle guten Iraner*innen schimpfte er über die Regierung seines Heimatlandes und hatte hochtrabende Ideen zu Nahost- und Weltkonflikt. Mein Onkel winkte bei den Erklärungen meines Vaters immer ab und rief: »Ein Iraner ohne Verschwörungstheorien ist kein Iraner!« Vielleicht hat er recht.

Nach der unausweichlichen Scheidung meiner Eltern teilte ich die Welt meines Vaters nur noch einmal pro Woche mit ihm. Bei der Trennung gelang ihm die Finte, den entspanntesten Teil der Erziehung zu übernehmen, und so wachte ich jeden Samstag in seinen Armen auf. Wir teilten uns ein Bett in seiner kleinen neuen Wohnung. Ich kämpfte mich aus der

Umarmung, die jedes Mal fest zuschnappte, wenn ich ihr zu schnell entkommen wollte, und setzte mich in die Essküche.

Da mein Vater ein notorischer Langschläfer war, verbrachte ich große Teile des gemeinsamen Samstags allein mit Cornflakesschüssel cartoonschauend vor dem Fernseher. Und ich habe es geliebt. Irgendwann stand er auf, dehnte sich unter lauten Vatergeräuschen und machte sich und mir Spiegelei mit sehr viel Butter.

Nachdem das Samstagsfrühstück beendet war, fuhren wir meist ziellos in der Stadt umher. Natürlich hatte mein Vater schon damals einen BMW, das gehört sich so für einen waschechten Iraner. »Mehr Hub- als Wohnraum« nannte das mein Mathelehrer, der selbst einen rostigen Renault Clio fuhr und dafür von keinem der Jungs in meiner Klasse respektiert wurde.

Mein Vater mag in einer winzigen Bude gelebt und häufiger die Unterhaltszahlungen *vergessen* haben, aber wenn er mit dem blauweißen Emblem vor der Schule vorfuhr, hüpfte mein Herz vor Stolz.

Bei meinem Vater durfte ich auch ohne Kindersitz vorne sitzen. Ich schaute gerade so über das Armaturenbrett auf den Duftbaum zwischen uns, auf die schwarzen Haare an seinem Arm, die bis auf die Hand hochgingen, die das Steuer hielt. Die Augen meines Vaters wachten noch immer auf, und seine Zunge fand sich langsam sprechend in die deutsche Sprache hinein. Er begann, über Gott und die Welt zu philosophieren, während ich aus dem Fenster schaute, ab und an zustimmende Geräusche machte, seine Artikel verbesserte, wenn er das denn wollte, und seine Lieblingsband Modern Talking ertrug. Das ging ein paar Stunden so, bis wir entweder bei einem Verwandten oder bei Media Markt Halt machten.

Erst als ich älter wurde, wurde aus diesen Autopredigten eine Art Dialog, wenn auch mit klar begrenzten hierarchischen Strukturen und Redeanteilen, die deutlich zugunsten meines Vaters ausfielen. Die Themen dieser Gespräche setzte ebenfalls er. Egal, was mich gerade plagte und womit ich zu kämpfen hatte, es fühlte sich so an, als hätte mein Vater den wöchentlichen Gesprächsinhalt schon im Voraus bestimmt. Da ich ihn ja aber kaum sah, war ich schon froh darum, wenn er wach war und überhaupt mit mir sprach.

Manchmal gab es auch kleine Löcher in seinen Vorträgen. Mit viel Anstrengung schaffte ich es dann, einen eigenen Gedanken unterzubringen. Das ging nur, wenn ich meine Worte anpasste, sie etwas kürzte, damit sie in die Ohren meines Vaters passten. Bevor ich sprach, löschte ich Silben und Fremdwörter, damit mein Vater nicht das Gefühl bekam, ich wolle ihn gerade vorführen. Ganz selten wagte ich es dann auch, ihm von meinen Problemen zu erzählen, die in dieser stark verkürzten Version aber immer lächerlich kindisch klangen. Vielleicht klangen sie auch so, weil mein Vater bei den meisten meiner Probleme in minutenlange Stille fiel und erst wiederkam, wenn er einen Witz formuliert hatte, der meist auf meine Kosten ging und suggerierte, dass ich mich lieber auf die Schule statt auf meine Gefühle konzentrieren solle.

In seinen Vorlesungen ging es nie um das, was in mir oder ihm vorging, sondern darum, was aus uns werden sollte. Das ließ sich herunterbrechen auf drei wiederkehrende Lektionen:

Erstens: Harte Arbeit zahlt sich aus. Zweitens: Respektiere Familie und Freunde. Und am wichtigsten drittens: Werde Arzt. Er selbst hatte sich damals fälschlicherweise für das Ingenieursstudium entschieden und wollte seinem Sohn den eigenen Kummer ersparen.

Wenn ich beim Zuhören abzudriften drohte, holte mein Vater sein Ass aus dem Ärmel, um meine Aufmerksamkeit zurückzuerlangen: Er sprach dann über »die Deutschen« oder wahlweise »die Kartoffeln«, wenn er seine Wortwahl als Frustventil nutzen wollte. Er erzählte in warnenden Beispielen von jenen Eingeborenen, in deren Land er zwar lebte und arbeitete, deren Eigenheiten im Umgang er aber nie zu hundert Prozent verstand. Ein kleinliches, penibles, kaltes Land habe seine Familie sich zum Exil gemacht. Ich nickte dann. Sagte leise »Kartoffeln« und dachte dabei an meinen Mathelehrer, aber auch an meine Mutter und mich und schaffte es deshalb nicht, dieselbe Ablehnung in das Wort zu packen.

Zufrieden schien mein Vater eigentlich nur, wenn er vom Rest seiner Familie oder seinen persischen Freunden umgeben war. Vielleicht hätte ich es früher erkennen können: Mein Vater war unglücklich in Deutschland. Aber ist das nicht jeder? Gehört es nicht zum Deutschsein dazu, sich über deutsche Politik, deutsches Wetter, deutsche Menschen an sich zu beschweren? Meine Mutter sagte, ich hätte damit wohl recht, dass mein Vater aber von einem anderen Geist geplagt sei. Zwar wohnte er in einer deutschen Wohnung, schaute deutsches Abendfernsehen, fuhr ein deutsches Auto und arbeitete in einer deutschen Firma, aber sein Duktus, sein Hautton sowie die gelegentlich falsche Artikel- oder Fallwahl beim Sprechen verrieten ihn als Andersartigen. Es waren nur Nuancen, vielleicht war die Deutschifizierung meines Vaters bei 95 Prozent angekommen, aber der Ladebalken bewegte sich seit Jahren nicht vorwärts. Er verzweifelte an den letzten fünf Prozent. Und das unterschied uns.

Es kam immer häufiger zu Autogesprächen, in denen sich die Inhalte verschoben. Öfter fragte mein Vater mich jetzt leicht verschachtelt über meinen Entwicklungsstand aus. Er ließ mich länger sprechen, betonte dann mein Alter und die nahende Volljährigkeit und zeigte sich stolz über meine Fortschritte. Ungewöhnlich.

Kurz nach meinem achtzehnten Geburtstag stellte er mich dann vor vollendete Tatsachen. Er, meine Stiefmutter und mein Bruder würden nach Teheran ziehen, er würde dort eine Firma gründen und irgendwann, wenn das angehäufte Geld reiche, in die USA gehen. In Amerika, so sagte er, würden sich die Menschen nicht nach zwei Generationen im Land noch immer selbst als »Ausländer« bezeichnen. Dort drüben seien alle einfach »Amerikaner« und mit etwas Glück ginge mein Vater vielleicht als Puerto Ricaner durch.

Wenn ich ihn im Iran besuchte, schmuggelte ich ihm verbotene Salami im Koffer mit und wunderte mich darüber, dass er dort drüben irgendwie befreiter und glücklicher wirkte.

Leider ist es uns aber nicht vergönnt, aus einem Land zu stammen, das seine Bevölkerung nicht umbringt. Die Lage im Iran eskaliert in belastender Regelmäßigkeit und neben einem diktatorischen Regime machen auch die extremen Sanktionen des Westens, die hauptsächlich die Zivilbevölkerung treffen, ein entspanntes Leben unmöglich. Die USA haben Menschen wie meinem Vater und mir die Einreise verboten, und als die Stimmung im Iran wieder bedrohlich hochkochte, beging mein Vater seine dritte Emigration und kam zurück nach Deutschland, ins Land der Kartoffeln und Modern Talking.

20

Zurück auf der geöffneten Station packe ich erneut meine Siebensachen auf das Schiebebett und bereite mich mental darauf vor, wieder umzuziehen. Ich merke, dass mein Bein wie ein Presslufthammer auf und ab vibriert und so meiner inneren Unruhe Ausdruck verleiht. Lerne gleich meinen neuen Zimmernachbarn kennen.

Damit ich nicht wieder mit dem Schiebebett ins Haus falle, statte ich meiner nächsten Bleibe vorher einen Besuch ab, um mich bei meinem neuen Lebensabschnittsgefährten kurz anzukündigen. Ich klopfe dreimal an die Tür und folge einem brummigen »Herein«, das aus dem Inneren kommt. Atme kurz durch und drücke die Klinke herunter. Das Zimmer ist wieder eine komplett identische Kopie der bisherigen, diesmal aber liegt auf einem der Betten ein imposant großer, fülliger Mann in einem dunkelblauen Jack & Jones-Pullover, iPad in der Hand und Seiten auf null. Auf seinem Beistelltisch steht eine Zigarettendrehmaschine.

Weil es gleich 18 Uhr und damit Essenszeit ist, stellen wir uns einander nur kurz vor: Calle ist 22, spricht feinstes Norddeutsch und arbeitet seit sieben Jahren als Verfahrensmechaniker. Als ich ihm erzähle, wo ich gerade herkomme, unterbricht er mich mit einem:

»Ach, du bis der Quaranteene-Idiout! Jetz hab ich endlich auch 'n Gesich zu der Geschichdee! Man man man du arme Sau ey. Joa komm ersma an, ne, wir schnaggen dann nachher 'n büschn.«
Schulterklopfend geht er an mir vorbei in Richtung Flur.

In der Durchgangsesshalle treffe ich endlich Jesper wieder,

wir setzen uns an einen Zweiertisch und sind beim Abendessen die Einzigen, die es wagen, sich zu unterhalten. Der Rest der Patient*innen hört bemerkbar unauffällig jedem unserer Worte zu, was der Unterhaltung die Intimität nimmt, die sie eigentlich verdient hätte. Wir tauschen Smalltalkfloskeln aus, was eigentlich auch nicht weiter schlimm ist und mir ein Gefühl von Sicherheit gibt. Nach einigen Bissen senkt Jesper den Kopf, wodurch ich die letzten weißgrauen Stoppeln sehe, die sich wacker auf seinem Kopf halten.

»Du– das ist jetzt vielleicht 'n doofer Moment, aber–«, setzt Jesper an. »Ich hatte heute Morgen 'n längeres Gespräch mit dem Oberarzt hier und ... naja. Die haben dich jetzt auch deshalb nicht in mein Zimmer gepackt, weil– Also mein Entlassungstermin steht jetzt fest«, sagt er, ohne mir dabei in die Augen zu schauen. Erst verstehe ich nicht, warum er mit dieser guten Nachricht so herumdruckst, dann beantworten meine Gedanken die Frage für mich.

»Er lässt dich allein!«, zischen sie und schenken sich Tee nach. Ich schüttle kurz den Kopf und halte mein Bein fest, das wieder zum Presslufthammer werden wollte.

»Ey ist doch geil, Jesper! Freut mich für dich!«, sage ich und lüge dabei nur ein bisschen.

»Danke, Nick. Aber wie ist's bei dir eigentlich? Erzähl doch mal.«

Jesper muss laut lachen, als ich ihm erzähle, dass ich heute direkt nach Ende meiner Quarantäne viermal ums gesamte Gelände gelaufen bin. Es ist schön, jemanden zum Lachen zu bringen. Unsere gemeinsame Zeit ist begrenzt, aber die paar Tage, die wir noch haben, will ich genießen. Vielleicht ging es meinem Arzt um genau diese Erkenntnis, und die Isolation war nur ein unorthodoxer Therapieansatz.

Auf einmal sitzt Ogün neben uns, Jesper stellt ihn als meinen Nachfolger in seinem Zimmer vor. Ogün selbst schweigt, lehnt sich vornüber auf seine Unterarme und betrachtet mich lange mit großen Augen. Man kann die Räder in seinem Kopf mahlen hören.

»Du siehst traurig aus«, platzt es plötzlich aus ihm heraus, den Blick noch immer auf mich geheftet.

»Machst dir zu viele Gedanken?«

»Joa, kann man so zusammenfassen.«

»Haste einen gekifft?«, fragt er, während seine Augen freudig groß werden.

»Eh. Was? Nee. Ich wünschte.«

»Hm. Ich hab früher viel gekifft. Deswegen bin ich jetzt so fett.« Er greift mit seinen beiden Händen fest seine Bauchschwarte, wackelt mit ihr auf und ab und lacht mich an, wodurch mein Blick auf seinen Mund fällt, wo ihm fast die gesamte obere Reihe seiner Zähne fehlt.

»Zwanzig Kilo hab ich aber schon runter.«

»Zwanzig Kilo! Wie hast du das denn geschafft?«

»Hab einfach den ganzen Tag Koks gezogen, da geht der Appetit von weg.«

Ja moin.

»Deswegen bin ich jetzt auch hier. Ich hab irgendwann ’n Tacken zu viel geballert, dann was gesoffen und mit den scheiß Bullen gerangelt. Naja. Dienstag bin ich wieder draußen und kann weitermachen!«, ruft er und lacht wieder übers ganze Gesicht.

»Fünfzehn Kilo sollen noch weg. Und diesmal hab ich ’n Plan …« Sein verschwörerischer Blick bittet um Nachfrage.

»… na?«

»Und zwar. Wenn ich wieder abdreh – also, nicht dass ich mir das wünsch oder so, aber vielleicht lässt sich das nicht vermeiden –, dann leg ich mich einfach nicht mit fünf Bullen auf einmal an – die muss man einzeln drankriegen!« Wieder lautes Ogün-Gelächter.

Ich schiele zu Jesper rüber, der grinsen muss und sagt: »Ogün ist eigentlich ein ganz ein Zutraulicher.«

21

Ich sitze mit Calle in unserer nun gemeinsamen Residenz und er erzählt mir von den Gründen seiner Einlieferung. Offiziell stehen die Worte *ADHS* und *Aggressionsprobleme* in seiner Akte, Calle selbst wehrt sich aber dagegen, sein Leben auf zwei Diagnosen herunterbrechen zu lassen, und kommt ins Erzählen. Zwar sitzen wir erst seit einigen Augenblicken zusammen, doch irgendwie scheinen innerhalb der Klinikmauern andere Regeln zu gelten, was Gespräche über die eigene Erkrankung angeht. Von Zurückhaltung oder Scham keine Spur, Calle macht genau wie Ogün einen teils euphorischen Eindruck, während er von seinen Leiden erzählt, als wäre jedes Wort, das er mir gegenüber ausspricht, ein Gramm weniger, das auf seiner Seele lastet.

Calles Bericht beginnt chronologisch mit seiner verlorenen Kindheit und davon, wie da nie jemand war, der blieb. Mit neun Jahren bekam er zum ersten Mal ins Gesicht gesagt, dass aus ihm wegen seiner Absonderlichkeit niemals etwas werden würde, dass er nie richtig werde arbeiten können, immer eine Bürde, immer eine Last. Auf eine Phase des Rückzugs folgten Ausraster und auf die einsame Kindheit eine Jugend in Einrichtungen, mal stationär, mal ambulant.

»Joa und mit 14 hab ich dann angefang Dummheitn anzustelln«, sagt er und grinst dabei über beide Backen.

»Naja, wie jeder in dem Alter, oder?«

»Nöö schon büschn mehr als die meisten. Hamm Audos geklaut.«

Ich fange an, Jesper zu vermissen.

»Krass. So geknackt und weg damit?«

»Geknackt geknackt. Seh ich wie ’n Panzerknagger aus oder wa? Nee, so richtich. Guck ma. Die Audos, dies sich zu mopsen lohnt, die funktionieren ja mit so nem Fernbedienungsschlüssel, nä?«

Er schaut mich erwartungsvoll an, ich nicke.

»Sou. Und die ganz schiggen Dinger gehen von alleine auf, ohne dass du da noch auf was draufdrücken muss, einfach wenn das Audo merkt, der Schlüssel is in der Nähe. Nä?«

Ich nicke wieder.

»Jou. Und deshalb reich das schon, wenn du ne ordentliche Antenne an das Auto hältst, die dann auf das Haus richtest und den Schlüssel erwischst. Dann noch paar Handgriffe und schwubbdiwupp, schon is der Audi Q7 deiner.«

Calle erzählt mir im Detail, wie er damals mit »den Maggern« den Lamborghini Aventador vom »Chef von Iglo« geklaut hat, wobei ich gedanklich etwas abdrifte, weil ich mir vorstellen muss, wie der Käpt’n aus der Fernsehwerbung morgens mit Pfeife im Mund und Aktentasche in der Hand in seine Garage kommt, einen leeren Stellplatz vorfindet und es bereut, jemals das Leben zur See aufgegeben zu haben.

Je mehr Calle erzählt, desto ferner scheinen mir meine eigenen Gedanken. Seine nüchtern-entspannte Wortwahl und Erzählweise lassen seine Schwerverbrecherkarriere irgendwie sympathisch erscheinen. Oceans Eleven vom Deich. Die weichen Wortendungen, das Gemütliche des norddeutschen Dialekts machen es zur Wonne, Calle zuzuhören. Ich wünsche mir einen Podcast von ihm, wo er das aktuelle Tagesgeschehen kommentiert:

»Moin Leude, *Budder bei die Fische mit Calle* hier, grüß euch erstma, wie geht euch das, seid ihr schöyn zu Hause eingemuggelt oder wa? Sou, Thema Krise – ich sach ma sou: Wind is erst, wenn die Schafe keine Loggen mehr ham.«

Dann wird Calles Miene ernst.

»Irgendwann is die ganze Scheiße natürlich aufgeflougen, ne? Muss ja. Da hatt ich dann die Wahl: Kripo oder Kittchen. Joa. Bin ich jetz auch nich so ganz so stolz drauf, aber hab denen dann alles gesacht, was ich wusste, und bin mit nem blauen Auge davongekomm. War ja numa auch ers 14.«

Ich schlucke und nicke erneut, mein Mund verzieht sich anerkennend. Calle hatte schon vor Ende seiner Pubertät abgehakt, wovon so mancher Gangsterrapper eine ganze Karriere lang erzählt.

Ich kitzle Story um Story aus meinem neuen Zimmernachbarn heraus. Ich höre Calle betont wissbegierig zu und stelle Nachfragen – manchmal weniger aus Interesse als aus Eigennutz. Weil die Worte, nachdem sie durch die Luft in meine Ohren kriechen, zu einem monotonen, wohligen Störgeräusch werden, das meine Gedanken weit auf Abstand hält. Als hätte ich einen Schlauch in der Hand, mit dem ich meinen Gedanken ins Gesicht spritzen kann, wenn sie zu nahekommen.

Allein deshalb höre ich gerne und geduldig zu, was Calle wiederum zum Anlass nimmt, weiter auszuholen und mir zu erzählen, was das so für Typen waren, die den Iglo-Lamborghini damals abholten und über die Grenze schafften. Er spielt Telefonate nach, läuft zu erzählerischen Höchstformen auf, die mich fesseln und kurz den Schlauch in meiner Hand vergessen machen. Genau in dieser Unachtsamkeit gelangt unbemerkt ein klitzekleiner, kaum erkennbarer Gedanke an Calles Worten vorbei in meine Ohren, kriecht auf allen vieren in meinen Kopf und versteckt sich hinter dem Großhirn, um nicht aufzufallen und dort unbemerkt wachsen zu können. Feixend sitzt der Gedanke da, reibt sich die Hände und wächst und wächst, bis er fast an die Hirnrinde stößt, und wird dann schlagartig laut, schreit, verlangt die Aufmerksamkeit jeder Faser meines Körpers. »Komplette Kapitulation!«, fordert der Gedanke brüllend und hält mir eine Kalaschnikow an die Innenseite meiner Schläfe.

Während ich Calle bei seinen Ausführungen darüber zuhören will, wann genau er denn seine Ausbildung angefangen hat und wie so ein Marmeladenglas jetzt en détail gefräst wird, frisst sich der Gedanke durch meine Synapsen, färbt sie schwarz, schreit seine Wut in meinen Schädel. Ich halte dicht, hoffe, dass Calle mir nicht ansieht, dass ich mich gerade wieder im Krieg befinde.

Ich habe langsam Übung mit diesem Zustand. In den Wochen vor meiner Einlieferung führte ich Tausende Schlachten wie diese und dabei die äußerliche Fassade aufrecht zu erhalten, war nie das Problem. Genau hierfür habe ich jahrelang Die Maske™ perfektioniert, die in diesen Momenten blitzschnell hochfährt und sofort einsatzbereit ist. Sie legt sich über Gesicht und Zunge, übernimmt die Kontrolle über meine Mimik und Worte, die nun nichts mehr mit dem zu tun haben, was in mir vorgeht. Stattdessen laufen selbstlernende Programme ab, die meinen Gesprächspartner*innen das geben, was sie von mir erwarten.

Die Maske™ ist variabel. Sie scannt mein Gegenüber pro Sekunde 420-mal und reagiert entsprechend. Sie kann im richtigen Moment Fragen stellen, kann sich mitleidig zeigen und produziert sogar ein Lachen, das meinem eigenen zum Verwechseln ähnlich ist. Sie kann so tun, als würden mich völlig banale Dinge interessieren, sie kann sich einreihen in den Tonus derer, die mit irgendwelchem belanglosen Quatsch wie hohen Steuern und undankbaren Chefs zu kämpfen haben. Sie macht mich zu einem guten Bürger und Gesprächspartner.

Die Maske™ nickt weiter, als Calle davon erzählt, wie er mit der Ausbildung in die Routine und zur Ruhe kam. Sie macht einen zustimmenden Laut, als er zu einem Fazit kommt und sagt:

»... und dann hab ich meine Madame kennengelernt. Da hat sich nochma einiges verändert, ne? Normal. Schon schöyn, wenn man ne Verbündete hat bei dem ganzen Gedöns hier. Aber die bekommt mich halt auch mit, wenn ich nen Ausraster kriech ... Naja, aber eigentlich kann man sich ja nich beschweren.«

Vielleicht höre nur ich das Knacksen in Der Maske™. Dieser letzte Satz ist selbst für sie zu viel.

Natürlich kann ich mich beschweren. Muss ich sogar. Weil tief in mir, tiefer als jeder äußere Gedanke jemals vorgedrungen ist, ein Gefühl sitzt, dass es *das* doch nicht sein kann. Dass man siebzig bis hundert Jahre lang durch die Gegend läuft, arbeitet, sich anbrüllen und küssen lässt und dann tot umfällt, kurz nachdem man das Zepter dieses komplett sinnbefreiten Staffellaufs an seine Kinder weitergegeben hat. Es muss doch etwas geben, das bleibt? Und wenn nicht, warum dann überhaupt weitermachen? Wozu noch laufen? Aus Pflichtgefühl? Gegenüber wem? Seiner Familie, seinen Freunden, seinem Kegelclub, seinem Land? Nein danke. Passt schon.

Aber da sind wir wieder. In genau diesem Moment sind meine Gedanken plötzlich still und trauen sich nicht, diesen letzten Gedanken zu Ende zu denken und in Taten umzusetzen. Sie halten sich beide Hände vor den Mund und schielen auf eine Broschüre, die auf Calles Bett liegt. *Hilfe in Lebenskrisen und bei Suizidgefahr* steht auf ihrem Cover, auf der Hinterseite eine Statistik.

In Deutschland sterben jedes Jahr über 10.000 Menschen an Suizid, im Allgemeinen ist eine hohe Dunkelziffer anzunehmen.

Mein Magen dreht sich um sich selbst, als ich daran denke, dass diesen Menschen vielleicht hätte geholfen werden können. Dass sie heute im Zimmer neben mir hätten sitzen, dass wir eine Einheit hätten bilden können, die sich gemeinsam erhebt und mit einer Stimme spricht:

»Dieses Leben, wie es hier abläuft, macht mich krank. Wir sind nicht alleine, wir sind nicht schuld an unserer Krankheit und wir haben ein Recht darauf, Gehör zu finden. Ein Recht darauf, dass sich die Dinge ändern, damit wir nicht mehr so gottverdammt traurig sind!«

Das wäre unser Mantra. Wir würden durch die Straßen laufen und diese Sätze immer wieder gegen die Wände unserer Stadt brüllen, bis sie irgendwann nachgeben.

Weil dieser Kampf noch nicht existiert, entscheiden sich die einen von uns, das Problem nur auf sich selbst zu beziehen. Sie denken, dass das Leben so nun einmal funktioniert. Schnell schnell wieder in den Markt einsteigen und hoffen, dass niemand merkt, dass eines der Rädchen nicht ganz so tickt wie der Rest.

Die anderen von uns entscheiden sich dagegen, überhaupt noch zu sein.

Es gibt eine Armee von Toten, die dieses System schweigend anprangern, die nicht mehr sprechen können und deren letzte Handlung auf dieser Welt eine Ablehnung ebenjener war.

Wut

wütend

wütend **wütend** WÜTEND WÜTEND **WÜTEND** erschöpft erschöpft erschöpft traurig traurig traurig enttäuscht traurig traurig traurig traurig traurig traurig traurig

traurig traurig weinen weinen weinen weinen wütend wütend wütend **SIE** angst leere traurig traurig traurig leer leer leer traurig **wütend** *bewegung* wütend schreiben weinen wütend erschöpft erschöpft erschöpft traurig traurig müde müde müde müde müde so müde l*eer leer leer leer leer leer* traurig

22

Ein Hoch auf dich, liebe Jogginghose, du Tausendsassa, du Uniform der psychisch Labilen, du herrliches Amphibiengeschöpf, das den Übergang zwischen Bett und freiem Terrain so mühelos leicht schafft, gepriesen seist du.

Um meine Optik dem Depressionsklischee anzupassen, habe ich aufgehört, mich zu rasieren und laufe deshalb mit einem ordentlich wuchernden Vollbart herum. Leider verbietet mir mein Ego, komplett zu verwildern, und so benutze ich jeden Morgen nach dem Duschvorgang mit Shampoo, Duschgel und Conditioner noch Bartöl, Deo, Parfum, Gesichts- und Handcreme sowie Haargel. Nur weil ich traurig bin, muss ich ja nicht traurig riechen.

Aus Filmen habe ich gelernt, dass man sich selbst lange im Spiegel angucken muss, wenn es einem geistig nicht so gut geht, und da heute nichts anderes auf dem Terminplan steht, bleibe ich nach der Morgendusche ein paar Minuten vor dem Badezimmerwaschbecken stehen und betrachte mich genauer im darüberhängenden Spiegel.

Ich dachte, dass ich zerstörter aussehen würde, aber mein Körper schafft es gut, Äußeres von Innerem zu trennen. Meine Tränensäcke sind zwar bis zum Bersten bepackt, die Augen aber weder rötlich verheult noch anderweitig erbarmungswürdig. Das dunkle Braun um meine Pupille ist unverändert, die Pupille selbst weist auch keine Auffälligkeiten auf. Leicht über meinen Augen laufen die beiden Augenbrauen im Versuch sich zu vereinen langsam wieder aufeinander zu, was ich direkt mit einer Pinzette unterbinde. Gegen meine Muttermale hilft die Pinzette nichts, immerhin scheinen diese nicht zu wachsen. Unter den Augen masern einige Pigmentflecken meine Wangen, dann beginnt der Bart, der die Abwesenheit von Rasierapparaten deutlich genießt. Er hat einen satten Rotstich, den ich meinem Großvater zu verdanken habe, der, im Gegensatz zu mir, auch auf dem Kopf rote Haare hatte.

»Rote Haare, Sommersprossen sind des Teufels Volksgenossen!«, haben sie ihm damals hinterhergerufen. Wahrscheinlich wäre er nicht ganz so gereizt gewesen, wenn er seit dem Krieg nicht immer so verdammt hungrig gewesen wäre. Wahrscheinlich hätte er dann weggehört, hätte nicht den nächstgrößten Stock aufgesammelt, wäre nicht umgedreht und hätte nicht die Blutung auf seiner Stirn stillen müssen, während er überlegte, wie er über den Zaun vor der Baracke der britischen Besatzungsmacht kommt. Dort drüben gab es eine Stelle, die außer Sichtweite der Wachen war, vielleicht könnte er sich unter dem Stacheldraht durchzwängen.

Während die Blutung nachließ, meldete sich sein Magen wieder und überzeugte ihn von der zweiten Leichtsinnigkeit des Tages, die diesmal ungestraft blieb. Der Stacheldraht riss ihm ein Loch in die Hinterseite seiner Jacke, aber er schaffte es bis zu den Mülltonnen hinter den Containern und war wenige Minuten später wieder auf der anderen Seite des Zauns, in beiden Händen einen Sack voll Kartoffelschalen. Sein Vater würde stolz sein, seine Mutter würde ihm einen Kuss auf den Kopf geben. Trotzdem würden alle drei am Ende des Abends stumm aus dem Fenster auf ihre zerstörte Stadt schauen.

Die Eltern meiner Mutter haben ihre Kriegs- und Nachkriegstraumata nie aufgearbeitet und versuchten, wie ihre gesamte Generation, ihre psychische Last im Alkohol zu ertränken. Als argloses Enkelkind bemerkte ich erst, dass etwas komisch war, als mein Opa eines Abends mit Bier in der Hand und Tränen in den Augen vom Hamburger Feuersturm erzählte. Ich war acht Jahre alt, als er mir Bilder beschrieb, die er nicht mehr losgeworden war, die sich nun in meinen Kopf brannten. Von entzündeten Menschen, Phosphorbränden, die kein Wasser löschen konnte. Von dem großen Nichts danach. Davon, wie er all das als Kind nicht verstand und seine Eltern nicht hatte fragen dürfen. Wie sein Vater nicht sprach, weil ihm das schon während der NS-Zeit mehrmals das Leben gerettet hatte, und er diese Überlebenstaktik beibehielt. Er gab sie an seinen Sohn weiter, der nur dann vom Schmerz erzählte, wenn seine Zunge durch mehrere Flaschen Bier gelockert war. Dann aber beschrieb er diese Gefühle so lebhaft und spürbar, als säßen sie ihm noch immer im Nacken. Die Kälte, die Angst, die Scham.

Wenn ich ihn tagsüber sah, erinnerte er diese Zeit anders. Dann waren da kleine Wunder, ein Aufbau, eine Jugend, eine wieder errichtete Tanzschule und plötzlich Uschi. Seine Augen leuchteten auf, wenn er damit prahlte, wie er mit meiner Oma die Schönste von allen abbekommen hatte.

»Weil er getanzt hat wie ein Hecht!«, rief meine Oma dann gerne aus vollem Halse und kniff ›ihrem Günni‹ neckisch in die Hüfte, was er überhaupt nicht mochte und sie deshalb umso mehr. Mein Opa machte dann ein paar Tanzbewegungen im Sitzen und sang die Lieder, zu denen sie sich kennengelernt hatten.

An jenem Abend aber sang sie nicht und er tanzte nicht, da schauten ihre Augen auf den Grund ihrer Biergläser und ihre Hände griffen ineinander. Nicht liebevoll, sie krallten sich panisch aneinander fest, dass ihre Fingerknöchel sich weiß färbten.

Ich schlief in dieser Nacht nicht und geisterte stattdessen durch die Wohnung meiner Großeltern, als könnte ich irgendwo einen Grund dafür finden, warum mein Opa diese zwei Gesichter hatte. Ich fand ein paar alte Fotos, die von gemeinsamen Urlauben zeugten. Ein Bild zeigte drei hellweiß leuchtende Menschen vor einem Meer, zwischen ihnen eine braun gebrannte, jüngere Version meines Vaters. In seinen Armen ein Baby, das sich nicht recht entscheiden kann, welche Farbe es annehmen möchte.

Mein Opa war stolz auf seine hamburgische Herkunft, aber nie auf seine deutsche. Er konnte aus dem Stegreif ganze Porträts über die Werften und Handelsgeschichten der Hansestadt erstellen und war begeistert, als er verstand, dass sein künftiger Schwiegersohn aus ›Persien‹ kam. Als mein Vater um die Hand meiner Mutter anhielt, führte mein Opa einen unbeholfenen Bauchtanz vor und sang *Salomé – schönste Blume des Morgenlands.*

Irgendwann entschied sich der Alkohol, nach und nach Teile des Körpers meines Großvaters mit sich zu nehmen, bis nicht mehr viel von ihm übrig blieb und er schließlich ganz ging. Heute ist da nur noch sein Rot in meinem Bart.

Mein anderer, persischer Opa ist im Iran an einem Herzinfarkt gestorben, unfreundlicherweise noch bevor ich ihn kennenlernen konnte. Von ihm weiß ich nur, dass er Hubschrauber flog und am selben Tag Geburtstag hatte wie ich. Es ist also vielleicht auch okay, dass sich unsere Leben nicht überschnitten haben, so galt mir an meinem Geburtstag zumindest die ungeteilte Aufmerksamkeit. Außerdem hat er uns mit seinem Tod das Leben in Deutschland geschenkt.

Kurz nachdem die Nachricht des Todes meines persischen Opas meine Großmutter erreichte, rannte sie los. Genau wie der Rest meiner Familie, war sie damals in Deutschland nur geduldet. Sie lief aus der viel zu kleinen Wohnung mehrere Kilometer bis zur Ausländerbehörde und begann, mit ihren kleinen Omafäusten gegen die Eingangstür zu hämmern und um Hilfe zu rufen. Mein Vater, der aus Sorge und zum Dolmetschen hinterhergelaufen war, traute seinen Augen und Ohren kaum, wovor hatte seine Mutter Angst? Und wieso suchte sie Schutz in ebenjenem Gebäude, das in ihm die größte Furcht auslöste?

Ihre Schläge an der Tür lockten eine junge Sachbearbeiterin heraus, die meine aufgelöste Großmutter in ihr karges Büro holte und sie fragte, was geschehen sei.

»Die haben meinen Mann umgebracht!«, schrie meine Oma auf Persisch, während ihr die Tränen über das Gesicht liefen.

»Er hat Flugblätter gegen die Mullahs, für die Demokratie verteilt, und da haben sie ihn verhaftet und zu Tode gefoltert! Er ist tot, weil ihr ihn nicht hergeholt habt! Und uns töten sie als nächstes, weil ihr uns nicht hierbleiben lasst!«

Mein Vater übersetzte mit großen Augen die Worte, die da aus dem Mund meiner Oma kamen und wirklich in keinerlei Hinsicht der Wahrheit entsprachen. Sein Vater starb kurz nach einem zu fetten Abendessen zu Hause an einem Herzinfarkt, aber wie passte diese Wahrheit mit dem rasenden Bild zusammen, das seine Mutter gerade abgab? Auf Persisch flüsterte er ihr zu:

»Mama, das stimmt doch alles nicht. Das weißt du, oder?«

Sie schluchzte bitterlich auf, umarmte meinen Vater und raunte ihm ins Ohr:

»Willst du den Pass haben oder nicht, du Idiot?«

Einige Monate später saß mein Vater mit dem Rest meiner Familie, abzüglich meines Großvaters, im Hamburger Rathaus und wurde feierlich als neuer Staatsbürger begrüßt. Er trug leider keine Jogginghose.

23

»Souu, langsam muss ich dir ja auch büschn aufn Sack gehn mit meim Gesabbel. Ich stell dich mal den andern vor«, beendet Calle einen weiteren Schwank aus seinem Leben. Diesmal hat er mir erklärt, warum sein Grundschullehrer die Faust schon auch provoziert hatte. Wir schlendern in den Aufenthaltsraum, wo zwei Männer, ungefähr in meinem Alter, über ein Puzzle gebeugt sind. Ich erkenne sie vom Simpsons-Gucken wieder. Die Spaziergehgruppe.

»Dat sind Oscar und Eidin, Oscar und Eidin, dat is Nick.«

Eidin grinst zur Begrüßung ein strahlend weißes Lächeln, seine schwarzen Haare sind raspelkurz und Lachfalten zieren seine Schläfen. Er trägt Jogginghose, Silberkette und Unterhemd und hält mir lächelnd seine Faust hin, gegen die ich meine stoße.

»Der Doppelquarantänemeister! Freut mich. Auch Depressionen?«, fragt er und ich nicke. Er seufzt anerkennend. Oscar zieht die Hand zurück, als ich ihm meine reichen will. »Nope! Sorry. Zwangsstörung und Panikattacken«, sagt er ganz locker und winkt mir stattdessen aus sicherem Abstand zu. Oscar trägt denselben gelbbeigen Pulli wie vor ein paar Tagen und seine grünblauen Augen zucken unruhig hin und her, immer wieder checkt er seine Armbanduhr. Es wirkt ein wenig so, als müsse er gleich zu einem wichtigen Termin.

»Alles gut bei dir?«, frage ich kurz nach.

»Jo. Jo, jo, jo! Lass mal rausgehen. Stickig hier, oder? Schon stickig, ja.«

Zusammen mit Calle drehen wir zum Einstand erst mal eine Runde über das Gelände und reden über das, worüber vier Typen mit komplett verschiedenen Lebensrealitäten halt so reden können: Frauen. Konsterniert stellen wir fest, dass es auf der Station leider keine Dame unter sechzig gibt, und da die Krankenschwestern uns eher als Pflegefälle denn als potenzielle Liebhaber wahrnehmen, bleibt uns für alles Zwischenmenschliche wohl nur unsere kleine Gruppe. Ein Rudel trauriger Wölfe. Aber immerhin ein Rudel.

An einer äußeren Ecke des Geländes angekommen, biegen meine neuen Rudelsbrüder auf einmal rechts ab und stapfen vom Fußgängerpfad zielstrebig in Richtung Wald, wohin ich ihnen etwas irritiert folge.

Die feuchte Luft des Waldes spült Erinnerungen hoch, von Sommern in einem Kinderzeltlager, das mein Knirpsenhirn irgendwo auf der anderen Seite Deutschlands verortete, tatsächlich aber nur etwas über eine Stunde Autofahrt von unserer Haustür entfernt lag. Meine damals alleinerziehende Mutter konnte einem der städtischen Wohlfahrtsverbände für die zwei Wochen Ruhe danken, die sie von mir hatte, und ich erlebte Abenteuer um Abenteuer. Ich liebte es, nachts auf meiner Luftmatratze dem Gemurmel des Waldes zuzuhören, bei Gewitter rücklings im Zelt zu liegen und die Regentropfen einen knappen Meter über meinem Gesicht auf die Plane einschlagen zu sehen. Es gab nichts Größeres, als Süßigkeiten mit den anderen Kindern auszutauschen oder, bei gutem Wetter, abends Stockbrot zu backen, wobei ich meinen selbst geschnitzten Stock aus Vorfreude und Ungeduld meist viel zu nah ans Lagerfeuer hielt, sodass der rauchende Klumpen, wenn ich ihn rauszog, außen schwarz und innen noch roh war. Ungeduld wurde zu Unglück und ich erging mich stumm in Selbstvorwürfen, während die Teigmassen der anderen langsam goldbraun wurden.

Am aufreibendsten aber waren die ersten Minuten, in denen die neuen Gerüche und Geräusche der noch fremden Kinder auf mich einströmten und erste Hinweise darauf lieferten, wer dieses Jahr welche Rolle in unserem Stück spielen würde. Klar gab es die ewigen Wiederkehrer. Neben mir war da zum Beispiel Gonzalo, der eigentlich in Madrid lebte, dort aber auf die deutsche Schule ging und von seinen Eltern in der Hoffnung auf einen Intensivkurs zu uns geschickt wurde. Den bekam er auch, denn uns machte es besonders Spaß, Worte wie ›Hurensohn‹ aus einem spanischen Mund wiedergegeben zu hören. Sein größter Lehrer war dabei Finn, der mein Cousin und nervigerweise der Coolste von uns allen war und deshalb auch einmal Patricia küssen durfte. Patricia. Die Patricia mit der Porzellanhaut, die es irgendwie schaffte, eine adlig anmutende Erhabenheit selbst inmitten des Drecks des Zeltlagers zu behaupten und allein deshalb Jahr um Jahr die inoffizielle Anführerin der Mädchenzelte war.

Jedes Mal kamen aber eben auch unbeschriebene Gesichter dazu oder fehlten andere, und meine Augen sprangen wild umher, scannten die Gruppe ab und versuchten, den eigenen Platz in dieser neuen Gemeinschaft auszuloten. Mein Platz würde mir nicht geschenkt werden, den würde ich erkämpfen müssen, davon war ich überzeugt. Niemand würde mich einfach so aufnehmen, zuerst müsste ich allen anderen beweisen, dass ich einen Wert besaß. Wenigstens hatte ich diesen damals selbst erkannt.

Weil ich schon als Kind einige Kilo zu viel auf einige Zentimeter zu wenig hatte, war die Rolle des *Schönlings* leider nie in Reichweite, wofür ich im Nachhinein vielleicht dankbar sein muss. Denn weil mein Aussehen allein niemanden vom Hocker haute, war ich früh dazu gezwungen, so etwas wie eine Persönlichkeit zu entwickeln.

Schnell lernt man als empathiegieriges Kind, dass es gewisse Eigenschaften gibt, die andere Kinder anziehen. *Die Guten Drei*:

Witzig sein – mutig sein – frech sein.

Dem gegenüber *Die Schlechten Drei*:

Petze sein – Lügner sein – Besserwisser sein.

Da ich leider damals schon einer der schlimmsten Klugscheißer unter der Sonne war und somit direkt mit einem fetten Minuspunkt startete, musste ich alles auf die Karten *witzig*, *frech* und *mutig* setzen, was mir in den ersten beiden Fällen auch ganz gut gelang – sehr zum Leidwesen jeder Autoritätsperson meiner Jugend, die früher oder später Opfer meiner fast schon krampfhaften Witzsucht wurde.

Zu einem besonderen Maß an Mut habe ich es bisher leider nicht gebracht. Bis heute kriege ich schwache Beine, wenn ich den Fünfmeterturm im Schwimmbad auch nur von Weitem sehe, und selbst Kettenkarusselle lösen bei mir Nahtoderfahrungen aus. Zeltlager-Nick aber wollte neue Freundschaften schließen, und da, wie wir von jeder Geschichte über Kinderbanden jemals gelernt haben, echte Freundschaften halt nur durch echte Abenteuer entstehen, musste ich bei jedem nächtlichen Ausbüxen unbedingt mit dabei sein. Auch wenn mir dabei ganz leise die letzten Milchzähne klapperten.

Exakt wie damals, als ich den Taschenlampen durch das nasse Gras folgte und besorgt in Richtung Betreuer*innenzelt schielte, geht es mir jetzt gerade wieder, als wir querfeldein in den kleinen Wald laufen, der am Rande des Klinikgeländes und offensichtlich außerhalb der dafür vorgesehenen, markierten Spaziergehfläche steht. Allen voran geht Calle, der schon aufgrund seiner enormen Größe unser natürlicher Anführer zu sein scheint, was Eidin, Oscar und ich dankend annehmen.

Weißer Rauch, *Habemus Calle*. Oscar checkt alle paar Augenblicke seine Armbanduhr, wischt sie ab und schaut dann wieder nach vorne.

»Turbo und Lämmchen haste noch nicht gesehen, nä?«, fragt mich Eidin grinsend.

»Sorry, was?«

»Turbo und Lämmchen, Alter!«

»Nee, nicht dass ich wüsste.«

»Hah, geil. Na, dann pass mal auf.«

Calle hält vor einem kleinen Strauch an und bedeutet uns mit der rechten Hand stehen zu bleiben, was wir ruckartig befolgen. Er geht auf die Knie und sucht das Grün angestrengt nach etwas ab. Dann erhebt er die Stimme.

»Hmm. Lämmchen scheint ausgeflougen zu sein. Aber da is Turbo!«

Calles dicker Zeigefinger deutet auf einen kleinen, graubraunen Punkt im Gestrüpp, der sich bei genauerer Betrachtung als Weinbergschnecke herausstellt. Auf den Panzer hat jemand mit rosa-glitzerndem Edding das Wort *Turbo* geschrieben. Ich muss lachen.

»Habt ihr das gemacht?«

»Nee, das muss 'n Mädchen gewesen sein. Oder kennst du nen Typen, der mit rosa Edding in den Wald geht und Schnecken anmalt?«, fragt Oscar.

Ich will entgegnen, dass ich persönlich auch keine Frauen kenne, die auf dieses Täterprofil passen, habe aber das Gefühl, dass das hier gerade nicht der richtige Moment ist, um Genderrollen zu diskutieren.

»Wenn wir Turbos Spur folgen … vielleicht finden wir sie dann noch!«, sagt Eidin, deutlich erregt von der Idee, einer *echten Frau* zu begegnen. Für einen kurzen Moment versuchen vier Augenpaare, der Schleimspur nachzugehen, die sich nach einigen Zentimetern aber im Gras verliert.

»Scheiße«, murmelt Calle, dreht sich um und geht wieder

in Richtung Klinik, dicht gefolgt von seinen traurigen drei Jungwölfen.

Wir trotten auf die Station zurück, wo das Abendbrot schon in den Plastikbehältern auf uns wartet. Warum genau zwei Scheiben Graubrot und ein bisschen Analogkäse in eine Warmhaltebox gepackt werden, bleibt ungeklärt, dafür setze ich mich mit Jesper in die Nähe der Jungs, was Jesper zwar ein wenig überfordert, er jedoch lächelnd hinnimmt. Jeder menschliche Kontakt ist besser als gar keiner.

Nachts im Bett liegend höre ich mit einem Ohr dabei zu, wie Calle seine weinende Freundin am Telefon tröstet.

»Ich glaub, meine Madame brauch 'n büschn Liebe«, hatte er das Telefonat angekündigt. Auch hier weht ein Hauch von Zeltlager, wo die ständige Nähe zueinander es unmöglich macht, Geheimnisse lange geheim zu halten, was die Gruppe nur noch enger zusammenschweißt. Das hier ist jetzt das erste Geheimnis, das Calle und ich teilen, auch wenn ich mich wundern muss über seine Beziehung, in der derjenige Partner, der in der Klinik liegt, auch noch für den anderen stark sein muss. Doch je häufiger Calle seiner Freundin zu verstehen gibt, dass alles in Ordnung sei und sie nicht zu weinen brauche, desto mehr fange ich an, zu verstehen.

Menschen wie Calle, Menschen wie ich, denen die Brutalität der Welt häufiger mit voller Wucht ins Gesicht geschlagen hat, wissen, dass der größte Schmerz in der Einsamkeit liegt. Eine Wunde blutet dann am stärksten, wenn sich niemand um sie kümmert.

Unzählige Nächte lagen wir wach, schauten weinend dabei zu, wie unsere Wunden schief vernarbten, und haben uns jemanden gewünscht, der einfach nur da ist. Genau deshalb sind wir heute für andere Menschen die Person, die wir selbst damals gebraucht hätten. Weil wir zumindest auf diese

Art das Gefühl spüren können, auf dieser Welt vielleicht doch für etwas gut zu sein. Wenn wir momentan auch zu nichts anderem in der Lage sind: Da sein können wir. Und mehr als das braucht es manchmal nicht, man wird so leicht zum rettenden Anker, nur durch die Worte, die Calle gerade immer wieder ruhig in das Telefon spricht.

»Es ist okay, ich bin hier.«

Irgendwann fühlt es sich an, als sage Calle diese Worte auch zu mir, und es zieht mich in den Schlaf.

Am nächsten Morgen sitzt auf einmal eine junge blonde Frau mit Sommersprossen am Esstisch und ich meine, Eidin dabei beobachten zu können, wie er ein Dankgebet in Richtung Turbo absendet.

24

Helen, *die Neue*, sitzt mit uns zusammen im Gemeinschaftsraum, wir spielen Mensch-ärgere-Dich-nicht und essen eine große Packung Glückskekse, die Oscars Mutter ihm in einem klassischen Fall von ›Mama meint es etwas zu gut‹ mitgebracht hat.

Der beste Augenblick zum Glücklichsein ist jetzt!, steht in meinem Keks und ich verspüre zum ersten Mal in meinem Leben die Lust, ein Stück Papier zu verprügeln.

Eidin, der heute ein noch engeres Unterhemd trägt, das seine Muskeln umso mehr zur Geltung bringt, hat das Mitspielen betont cool abgelehnt, sich auf den Stuhl neben Helen gesetzt und guckt nun dabei zu, wie Oscar den Spielwürfel wegen seiner Zwangsstörungen auf einem Papiertuch von Calle gereicht bekommt. Oscar spannt das Tuch dann kurz an, um den Würfel herunterzustoßen. Seine Figuren bewegen wir für ihn, während er wieder und wieder das Gehäuse seiner Armbanduhr inspiziert.

Helen versucht, ihre Kennenlernanspannung mit einer Lawine aus Worten zu überspielen, ihr roter Kopf und leichtes Zittern aber verraten ihren Zustand, der sie hierhergebracht hat und nun einen Haufen Fragen stellen lässt.

»Okay. Also du hast Depressionen, du Aggressionsprobleme und mehrere Diagnosen, die die begründen, du auch Depressionen und du bist Neurotiker mit Belastungsstörung«, sagt Helen, während ihr perfekt manikürter Finger uns nach und nach abgeht und zuletzt bei Oscar landet.

»Ja, kannst aber auch Oscar zu mir sagen«, antwortet er zwinkernd.

»Und woraus besteht deine Depression so, wie macht die sich bemerkbar?«, fragt Helen in Richtung Eidin. Der schreckt kurz auf, lehnt sich dann etwas zu lässig zurück.

»Ach, so schlimm ist die gar nicht. Bei mir funktioniert alles super. Also– alles, was funktionieren muss– also– ehm– im Leben so ehm– also fast alles, aber– ach egal«, verhaspelt Eidin sich, greift schnell nach dem Würfel und drückt so intensiv an ihm herum, als wäre hinter den schwarzen Punkten eine Anleitung für Smalltalk versteckt.

»Hm, ja, das dachte ich von mir eigentlich auch«, sagt Helen mehr zu sich selbst als zu uns. Dann atmet sie kurz tief durch, richtet sich auf und schaut mich an.

»Wie ging das bei dir los? War das schon immer so? Weil das bei mir so plötzlich kam, glaube ich. Ist das normal?«

»Du, keine Ahnung, was ist schon normal?«, antworte ich wahrheitsgemäß.

»Und jetzt kriegst du 'n Medikament?«

»Jo.«

»Hm. Vielleicht brauch ich das auch. In sechs Wochen fängt mein neuer Job an und bis dahin wär ich gern wieder heil.«

Eidin schaut von seinem Würfel auf.

»Du bist doch heil!«, sagt er etwas zu laut. Räuspert sich dann.

»Sorry. Also an dir ist doch nichts kaputt.«

»Denkt man so, ne? Ja. Gut, dass man das zumindest nicht sieht. Hab gar keinen Bock, dass die bei meiner neuen Stelle direkt denken, ich bin nur krank und nicht belastbar.«

Kurz kehrt Stille ein, die nur vom würfelnden Calle und dem Geklacker seiner Spielfigur durchbrochen wird. Dann setzt Helen wieder an.

»Wie kommuniziert ihr eigentlich nach draußen, dass ihr hier drin seid?«

»Wir postn einmal am Tach 'n Selfie von uns allen und

schreibn *Grüße aus der Klapse* drunter«, sagt Calle trocken. Helen guckt ihn erschrocken an, Calle grinst verschmitzt zurück.

»Kleiner Gag.«

Ein paar Augenblicke und ein paar Dutzend Helenfragen später haben wir unsere Figuren fast alle schon im Heimathafen, nur der arme Oscar wird andauernd kurz vor der rettenden Einfahrt von uns rausgekegelt, ohne dass wir es drauf anlegen.

»Haste Scheiße am Fuß, haste Scheiße am Fuß«, murmelt Eidin aufmunternd, will Oscar auf die Schulter schlagen, zieht aber noch in letzter Sekunde zurück, als er sich erinnert, dass es sich um Oscar handelt. Dieser verliert zusehends das Interesse und als er ein paar Runden später am Zug ist, ist er plötzlich eingeschlafen.

»Hat heude seine Dosis erhöht bekomm, scheint ihn ordenlich wegzuschallern«, kommentiert Calle nüchtern. Wir lassen Oscar seine Ruhe, bringen seine Figuren für ihn ins Häuschen und spielen zu dritt weiter, während Helen uns im Wechsel weiter ausfragt, bis sie letztendlich im Gegenzug auch von sich berichtet.

»Bei mir hat das so vor zwei Wochen, komplett ohne Warnung, auf einmal angefangen mit so Schlafstörungen und so ner ... Angst? So Angstzustände, die irgendwie ... aus denen ich nicht mehr rauskomme, egal was ich versuche. Online steht, man soll ruhig atmen und bis zehn zählen – ja lustig, mach das mal, wenn du denkst, du stirbst gleich. Ich check das alles auch ehrlich gesagt noch nicht so ganz, weil ... Ich war immer *normal*, wisst ihr? Also, nicht, dass ihr nicht normal seid, aber ... also ich hatte halt vorher nie irgendwelche so depressiven *Tendenzen* oder so, ich war auch nie *die Traurige*, allgemein. Schule und Ausbildung – lief alles gut und naja, vor dem Abschluss hatte ich schon öfter Schiss, klar, aber dann halt in der Nacht nach der letzten Prüfung, ne? Da ging dann von einer Sekunde auf die nächste einfach gar nichts mehr.«

Ich drehe den Würfel immer wieder in der Hand. Wir haben aufgehört zu spielen, um Helen richtig zuzuhören. »Genau in dem Moment, als ich halt nicht mehr diesen Test vor mir hatte, auf den ich so hinarbeiten und für den ich mich halt zusammenreißen musste ... Da war dann auf einmal alles egal. Völlig egal einfach. Echt gar nichts, *gar nichts* mehr war irgendwie wichtig und dann ... Ja, dann kam halt nach der Leere recht schnell die Angst ... und die ist dageblieben.«

Calle und ich nicken, während Oscar ein bisschen zu schnarchen anfängt. Helen dreht sich zu mir um, mustert mich und lächelt.

»Aber hättest du vor ner Woche gedacht, dass du so jetzt hier so dasitzen wirst?«

»Wieso, was meinst du?«

»Naja, du scheinst ja schon recht entspannt mit der ganzen Sache umzugehen.«

»Wenn ich von Menschen umgeben bin, ist's auch nicht so schlimm. Die echte Scheiße fängt an, wenn ich mal einen Moment allein sein muss.«

Ich sehe an ihrem Blick, dass das nicht die Antwort war, die sie sich gewünscht hat, und schäme mich ein bisschen. Aber während ich wirklich gerne ihr strahlendes Vorbild wäre, muss ich wieder an die Worte meiner Mutter denken und daran, dass ich für niemanden sonst hier bin außer für mich selbst. Völlig aufgeben kann ich mein Helfersyndrom aber auch nicht und reiche Helen daher unbeholfen einen ungeöffneten Glückskeks.

25

leer leer leer leer leer traurig traurig traurig traurig traurig leer leer leer leer **herzrasen aufgeregt** *aufgeregt* aufgeregt verwirrt verwirrt angst angst traurig traurig leer leer leer leer leer weinen weinen weinen **schluchzen** panik *atmen atmen* weinen traurig traurig traurig leer wummern **wummern** wummern

Ich fange an, etwas besser zu schlafen. Das brummende Schnarchen, das Calles massigem Körper entweicht, beruhigt mich. Menschen, die endlich schlafen können, für Blutdruckmessungen um sieben Uhr morgens zum Aufstehen zu zwingen, sollte als Kriegsverbrechen gelten.

Der Schlaf weicht langsam aus meinem Körper, während das Messgerät mir Normalität attestiert. Gleich gibt's lecker Hagebuttentee mjam mjam start your day fresh. Ich habe Frühaufstehen schon immer gehasst und kein Sonnenaufgang der Welt hat mich bisher vom Gegenteil überzeugen können.

Bereits als Schulkind empfand ich es als unnatürlich, im tiefsten Winter trotz Schneewehen mit Mütze, Schal und Fausthandschuhen dick eingemummelt durch die Dunkelheit stapfen zu müssen. Die knarzenden Fußstapfen auf dem unberührten Schnee des Fußgängerwegs. Dem gelben Licht der Straßenlaternen folgend, nie ganz sicher, wo Traum aufhörte und Tag anfing.

Meine Schule lag genau auf der Grenze zwischen einem bürgerlichen Bezirk mit U-Bahn-Anschluss auf der einen Seite und dem, was konservative Politiker*innen als »No-Go-Zonen« und Immobilienmakler*innen als »homogene Gegenden« beschreiben, auf der anderen. Den Zwiespalt, den mir einige Menschen wegen meiner doppelten Staatsbürgerschaft in die Biografie schreiben wollen, habe ich viel mehr wahrgenommen als den Unterschied zwischen diesen zwei Vierteln. Ich erinnere mich noch gestochen scharf an Bilder meines ersten Schultags.

Ich trug meine Schultüte mit Stolz. Mama hatte sie selbst gemacht und sie sah am coolsten aus, weil mein Lieblingsdinosaurier drauf war. Das Erste, was mir auf dem Weg in den neuen Klassenraum auffiel, war, dass Kinder verschiedene Gerüche haben. Lam roch nach Fisch, weil seine Eltern einen Billigimbiss hatten und den Fond zu Hause vorkochen mussten. Timo roch nach Zuversicht. Ich roch nach Reis und Haargel, weil ich es am Abend vorher für eine gute Idee gehalten hatte, mir heimlich selbst mit einer Bastelschere eine neue Frisur zu schneiden, was selbstverständlich schiefging, weshalb meine Mutter den ganzen Morgen aufgeregt versucht hatte, mit Gel das Wenige zu retten, was zu retten war. Auf den Einschulungsfotos sehe ich aus, als wäre kurz über meiner Stirn ein Böller explodiert.

Unsere Namen wurden aufgerufen. Zum ersten Mal in meinem Leben hörte ich, wie jemand meinen Nachnamen falsch ausspricht. Ich sagte nichts. »Mühlcke-Wittgenstein« sprach sie ohne zu stolpern, auch bei »Błaszczykowski« machte sie keinen Fehler, vielleicht aus Schuldbewusstsein wegen des Zweiten Weltkriegs. »Yıldırım« sprach sie *Jihldürrrim*. Ihre Rs waren steinhart, viereckig und weigerten sich, zu rollen.

Neben mir saß Eduard Umarov, ein stämmiger Junge mit Boxerschnitt und ernster Visage. Immer wieder blieben meine Augen an ihm hängen. Er war der älteste Erstklässler der Welt und ich meinte, ein wenig Bartwuchs und ein Gesichtstattoo erkennen zu können, als er mir seine fleischige Hand reichte und sich als »Eddy« vorstellte.

Ein Jahr später kriegte ich mit Eddy meinen ersten Schulverweis, weil wir einen Jungen aus dem schicken U-Bahn-Bezirk mit einem Messer bedroht hatten. Ich kann mich nicht mehr genau erinnern wieso, glaube aber, dass es um irgendetwas ging, das er hatte und wir haben wollten.

Eddy bekam seinen ersten Verweis schon zwei Tage nach unserer Einschulung, weil er einem Jungen aus der vierten Klasse, der ihn fett nannte, mit einem Cityroller ein Loch in den Kopf schlug. Es war das erste und letzte Mal, dass jemand etwas über Eddys Figur gesagt hat; Kinder sind grausam, aber sie lernen schnell.

Jahre später, als in Boston auf einen Marathon ein Terroranschlag verübt wurde, erfuhr ich, dass Eddy Tschetschene war. Nicht, weil er beteiligt war, sondern weil mein Vater kopfschüttelnd vor dem Fernseher saß, auf »die Tschetschenen« schimpfte und als bestes (und einziges) Beispiel Eddy nennen konnte, der schon damals der Teufel auf meiner Schulter gewesen sein soll.

Ich schaute auf die Nachrichten und obwohl ich wusste, dass es keinen Sinn macht, suchte ich in der aufgescheuchten Menge nach Eddy. Suchte den Bildschirm nach ihm ab wie früher den Schulhof, wenn es in mir brodelte. Hier wurde niemand verführt, zwischen Eddy und mir bestand eine perfekte Symbiose. Während Eddy aufgrund seines imposanten Körperbaus extrem gut im physischen Terror war, war die psychologische Kriegsführung das Mittel meiner Wahl. Ich erinnere mich, dass nichts schöner war, als die R-Rollverweigerlehrerin vor der gesamten Klasse fast zum Weinen zu bringen, nur durch meine Worte.

»Nick, wenn du schon mit Eddy reden kannst, bist du wohl fertig. Dann kannst du ja schon mal die Tafel putzen«, rief meine Lehrerin durch die Klasse, während ich gerade dabei war, die große Pause vorzubereiten.

»Ich hab aber keinen Tafeldienst«, gab ich trotzig zurück.

»Das ist mir egal. Du kommst jetzt vor und putzt die Tafel.« Langsam kam die Wut in ihr hoch. Das Spiel begann, ein kurzes Lächeln huschte über meine Lippen.

»Nö. Warum sollte ich denn? Als Bestrafung, dass ich meine Aufgabe schon fertig habe? Sollten wir das nicht machen?« Regel eins in psychologischer Kriegsführung: Bring den Raum auf deine Seite. Inzwischen hatten alle anderen Kinder aufgehört zu schreiben. Kurz stockte die Lehrerin, rief dann, schon etwas lauter:

»Nein, nicht deshalb, sondern weil ich das sage!«

»Ich will aber nicht. Da kriegt man so eklige Risse in den Händen von.«

»Aha, und da ist sich der große Herr zu fein für?« Sie bekam ein paar Lacher, Punktsieg für sie. Zeit für härtere Geschütze.

»Ich will nur nicht so Hexenhände bekommen wie Sie.« Der saß. Die Lehrerin pulte sich an ihren Fingern, ich hatte sie dort getroffen, wo es weh tat. Ungläubig schaute sie mich an.

»Wie bitte?«

»Ihre Hände sind eklig. Die machen uns Angst. Meine Mama hat eine Salbe für so was, soll ich die mal mitbringen?«, fragte ich ganz unschuldig. Das Gift mit Lächeln verabreichen.

»Neurodermitis heißt das, oder? Meine Tante hat das auch. Meine Oma sagt, dass mein Onkel deswegen weggelaufen ist. Weil es weh tut, wenn sie ihn streichelt.«

Die Pausenklingel ertönte. Trotzdem bewegte sich keiner. Die R-Rollverweigererin bebte und schoss aus ihren Augen

Blitze in meine Richtung. Ohne den Blick von mir abzuwenden sagte sie:

»Die Stunde ist vorbei. Außer Nick können alle in die Pause gehen.«

Dann schrieb sie mich halt ins Klassenbuch. Mein Vater kam eh zu keinem Elterngespräch und meine Mutter war meine Verbündete. Ganz Sozialpädagogin fragte sie mich dennoch einmal, wie meine Wut, die sich immer wieder Bahn brach, denn für mich aussehen würde.

Eine anständige deutsche Wut hat keinen Körper. Sie darf sich nicht ausleben, indem sie lauter wird oder auf den Tisch haut, weil das Zeichen eines Aggressionsproblems sind. Eine deutsche Wut muss sich verkleiden, sie muss das Gewand einer Nebensächlichkeit tragen. Sie darf gezischt werden und in Begleitung eines Lächelns kommen, denn wer lächelt, kann nicht böse sein. So war auch meine Wut unsichtbar. Und auch, wenn es in meinem Bauch zu kochen begann, wenn die Lehrerin den Kindern mit helleren Haartönen wieder viel länger bei den Aufgaben half und ihnen ein wenig mehr Geduld entgegenbrachte – sobald ich schrie, sobald meine Muskeln zu krampfen begannen, hatte ich verloren und musste die nächste halbe Stunde auf dem Flur verbringen. Deshalb versuchte ich, meine Wut zu bändigen. Sie half mir in Auseinandersetzungen dabei, Schwächen in meinem Gegenüber zu finden. Sie unterstützte mich, wenn ich den Eindruck bekam, dass mir Unrecht geschah. Doch mit jedem Mal, bei dem ich ihr keinen freien Lauf ließ, verwandelte sich die Wut in meinem Bauch mehr und mehr.

Eddy war die Bestrafung egal. Wenn er sich danach fühlte, flogen Stühle durch das Klassenzimmer, und ich bewunderte ihn genauso sehr dafür wie er mich, wenn ich es schaffte, die

Lehrerin nur mit meinen Sprüchen vor der gesamten Klasse bloßzustellen. Die Rollen umzudrehen und sie ihrer Kontrolle über den Raum zu berauben. Eddy und ich mussten einander nicht anstiften, wir waren beide geladene Pulverfässer und erfreuten uns jedes Mal staunend an den schönen Farben der Explosion des jeweils anderen.

Auch nach einem Dutzend verordneter Gespräche mit der Schulpädagogin konnte mir noch immer niemand sagen, woher die Aggressivität kam, die regelmäßig in mir hochstieg, im Unterricht immer wieder vulkanartig aus mir herausknallte und in den Gesichtern meiner Lehrer*innen und Mitschüler*innen Entsetzen und Überforderung hervorrief. Insbesondere die U-Bahn-Kinder konnten nicht fassen, wie die Worte aus meinem Mund geschossen kamen und wie Kanonenkugeln um sie herum einschlugen.

Ich wollte gesehen werden und das hatte ich geschafft. Nur die Art der Blicke gefiel mir nicht.

Auf der Suche nach meiner Rolle in der Klassengemeinschaft wurde meine Witzesucht immer schlimmer. Zum Leidwesen meiner Lehrer*innen war ich neben Klassenclown auch noch Klassenbester, was meinem Ego keinen Abbruch tat. Ich freute mich über die Widerwilligkeit, mit der mir gute Noten ausgehändigt werden mussten, genoss die abfällige Miene der Lehrenden und war froh, dass die Fronten deutlich geklärt waren: Wir gegen Die.

Eddy und ich waren die Grundschulvariante von Pinky and the Brain, wir hatten unsere Antwort auf das Unverständnis der anderen gefunden. Jahre später verkürzte mein Vater all das auf eine einfache Formel: Ich sei unterfordert und missverstanden gewesen, während Eddy von Anfang an den Geruch des Verlierers an sich hatte und zum Scheitern verdammt war.

Ich weiß nicht, wie genau missverstandene Genies sich in der Grundschule benehmen sollten, habe aber das Gefühl, dass sie nicht den Großteil ihrer Lebenszeit darauf verwenden würden, ihre Lehrer*innen zum Ausrasten zu bringen. Und zwar egal wie. Ich spüre noch heute Reste von diesem großartigen Kribbeln in meinem Nacken, das ich empfand, wenn ich mein Opfer bis an den Rand der Explosion provoziert hatte. Wie es seine Brille immer wieder hastig die schweißgenässte Nase hochdrückte, seine Lippen enger und enger wurden, die Augen weiterweiter aufrissen, die Fäuste geballt und zwischen uns beiden das Wissen war, dass ich es jetzt genau da hatte, wo ich es haben wollte. Denk dran, was ihr mir beigebracht habt. Eine deutsche Wut darf sich nicht zeigen. Heb einmal deine Hand und such dir einen neuen Job.

Ich habe, soweit ich weiß, keinen Hang zu Masochismus und habe auch nie Tiere gequält. Auch war da immer eine tiefe Scham, wenn ich im Kräftemessen mit den Lehrer*innen erneut den Kürzeren zog, mein Name ins Klassenbuch eingetragen oder wieder ein Brief an meine Mutter geschrieben wurde, den ich wie zum Hohn auch noch selbst nach Hause bringen musste. Aufhören wollte ich trotzdem nicht. Wegen des Kribbelns. Und solange sie meinen Namen eintrugen, konnten sie ihn auch nicht vergessen. Ich war da, wir, die Unaussprechlichen, waren da. Und wenn sie uns keinen Platz in ihrer Mitte geben wollten, dann würde ich zumindest ihre Mitte zerstören. Mit rollenden Panzern und rollenden Rs.

Als ich Eddy vor einigen Jahren das letzte Mal begegnete, war er gerade aus dem Gefängnis gekommen und hatte eine Anstellung als Hafenarbeiter gefunden. Er roch nach Schweiß.

26

traurig leer leer *müde müde müde* traurig traurig schwer schwer schwer schwer schwer einsam einsam traurig traurig leer traurig traurig SIE **panik** panik traurig traurig traurig traurig traurig traurig angst *müde müde müde müde müde angst angst* leer leer leer leer leer leer leer leer leer leer leer leer leer leer leer leer leer leer leer leer leer leer leer

Wache auf, ohne jemals richtig eingeschlafen zu sein. Zu früh gefreut, die Schlafprobleme sind stark wie nie und haben sich mit den Gedanken verbündet, hielten die ganze Nacht über meinen Schlaf knapp außerhalb meiner Reichweite. Meine Augenringe reichen bis zum Kinn, während ich zum Frühstück schlurfe. Noch immer kein Anzeichen von einer Therapeutin weit und breit, die Pandemie lässt zusätzlich fast alle Gruppen- und Freizeitangebote ausfallen. Berührungen untereinander sind verboten und um die Bewegungsräume, die der Langeweile entgegenwirken könnten, ist gelb-schwarzes Tape gespannt, als hätte es dort einen Medizinball-Uran-Unfall gegeben. Wegen ebenjenes Mangels an Beschäftigungen geht ein lautes Raunen durch die Durchgangsesshalle, als Franzi, die Krankenschwester, verkündet, dass die *Achtsamkeitsgruppe* heute stattfinden kann. Unter normalen Umständen würde ich einen Teufel tun, an solchen Gruppen teilzunehmen. Ich habe genug Fernsehen geschaut, um zu wissen, dass Selbsthilfegruppen nur etwas für Leute sind, die kurz vor dem

Alkoholtod stehen oder zumindest ein bisschen heroinsüchtig sind. Außerdem kommt es mir anmaßend vor, die Zeit der anderen mit meinen Problemen in Anspruch zu nehmen. Da sich der gesamte Rest des Wolfsrudels aber für eine Teilnahme ausspricht, beschließe auch ich mitzumachen, wenn auch nur als stiller Beobachter. Ich trinke meinen Hagebuttentee aus und schlurfe zurück in Richtung Zimmer.

Meine Tränen scheinen eine chemische Reaktion ausgelöst und das Bett innerhalb der letzten Tage in einen Magneten verwandelt zu haben. Meine Brust ist sein Gegenpol und so scheint es mir für die nächsten Stunden das Natürlichste, die beiden verbunden zu lassen. Freudig jubelnd stimmen mir meine Gedanken zu und für einen Moment des Waffenstillstands lasse ich ihren Willen meinen sein. Weine mich in so etwas wie einen Mittagsschlaf, während mein Handy Herzheilungsfrequenzen abspielt.

Einige Stunden später warten wir alle gemeinsam stumm vor einer Tür, über der der ominöse Name *Therapiezimmer Afrika* steht. Meine Augen fallen immer wieder zu, auch der Rest des Rudels, der ausnahmslos Jogginghose trägt, macht nicht den fittesten Eindruck. Ein paar Pfleger*innen schielen zu uns rüber, vielleicht weil wir durch unsere Uniformen aussehen wie ein sehr trauriger Demonstrationszug:

»Was wollen wir? Nicht mehr kaputt sein! Wann wollen wir das? Wenn's niemanden stört!«

Die Tür öffnet sich und eine klein gewachsene, blonde Frau mit dicker Hornbrille und noch dickerem Grinsen strahlt uns an.

»So viele Teilnehmer hatten wir ja noch nie! Wie schön! Dann muss ich Sie aber in zwei Gruppen teilen. Sie wissen schon, wegen Abstand und so. Die ersten sechs können schon mal reinkommen, die nächsten sechs dann in 30 Minuten.«

Eine halbe Stunde Achtsamkeit also, welch Wochenhighlight. Helen und ich gehören zu Gruppe eins, genau wie Oscar, Calle und das afghanische Pärchen von vor ein paar Tagen. Die Hornbrillentherapeutin führt uns ins *Therapiezimmer Afrika*, das seinen Namen wohl seiner Inneneinrichtung zu verdanken hat: Hier hängt nämlich tatsächlich das erste Bild, das ich in der Klinik erblicke. Ein gemalter Löwe, dessen Mähne in größtmöglichem Kitsch alle Farben des Regenbogens trägt. Über ihm steht in Schreibschrift der Satz *Life is Life in Africa!*

Na dann.

Wir setzen uns auf ein paar knarzende grüne Plastikstühle und kriegen einen bedruckten Zettel ausgeteilt, von dem aus mich viele bunte Gesichter angucken.

»Ich würde vorschlagen, dass wir jetzt zunächst mal unseren heutigen Gemütszustand mit einem Emoji beschreiben«, sagt die Therapeutin, immer noch sichtlich erfreut über ihre Rekordbesuchszahlen. Ich schaue Helen an, die diese Aufgabe scheinbar direkt unter Stress setzt, so rot wie ihr Kopf schon wieder anläuft.

Ich suche den Zettel nach dem Scheißhaufen-Emoji ab, den die Leiterin aber vorsorglich entfernt hat. Die Idee hatte wohl schon mal jemand. Weil mir ein trauriger Smiley zu offensichtlich ist, entscheide ich mich stattdessen für das Bild einer leeren Gedankenblase, um die brummende Leere in meinem Kopf in Emojiform zu zwingen. Die anderen wählen durchweg das niedergeschlagene gelbe Gesichtchen, nur der Freund des Löwenbändigers (der das Bild an der Wand übrigens völlig unbeeindruckt hinnahm) zeigt auf den Smiley, der eine Träne weint.

Weil die Zeit drängt, fangen wir direkt mit der heutigen Übung an. Wir schließen die Augen und machen einen Bodyscan, was bedeutet, dass wir uns nacheinander auf bestimmte Teile unseres Körpers konzentrieren und alle anderen Gedanken beiseiteschieben sollen. Oscar, der neben mir sitzt, fällt diese Aufgabe deutlich schwer. Immer wieder höre ich, wie er sich bewegt, seinen Arm anhebt und wieder fallen lässt. Kleine Blicke auf seine Uhr.

Wir fangen den Bodyscan bei den Zehenspitzen an, die Kursleiterin erinnert uns immer wieder daran, tief ein- und auszuatmen.

»Wir sind nie so sehr bei uns selbst, wie wenn wir einfach nur auf unseren Atem hören«, sagt sie und ich höre an ihrer hölzernen Aussprache, dass sie diese Sätze von einem Blatt abliest.

Ich versuche es zwar angestrengt, es fällt mir aber unendlich schwer, ohne die Schützenhilfe von äußerer Beschallung in meinem Kopf die Oberhand zu behalten. Meine Augen können mich geschlossen nicht mehr mit Ablenkung füttern und so verliere ich schrittweise die Kontrolle über den Marschweg meines Hirns, während die absolute Ruhe des Raumes eine willkommene Einladung für die Gedanken ist, plötzlich krachend die Tür aufzureißen, sich rauchend hinter mir in den Türrahmen zu lehnen und mich auszulachen. Ich tue so, als könnte ich sie nicht hören, und versuche mit aller Kraft, an meine Ferse zu denken.

»Musstest ja unbedingt aufstehen, hm? Wolltest uns beweisen, wie stark du bist? Nick, der große Kämpfer!« Hyänenartiges Gackern meiner Gedanken schallt durch den Raum. Mir wird abwechselnd heiß und kalt, mein Magen beginnt zu krampfen und ich breche in Angstschweiß aus, weil ich nichts zu meiner Verteidigung tun kann, als die Gedanken ihre Zigarette wegschnipsen, entspannt auf mich zuwandern, mich von hinten warm umarmen – KNIEKEHLE KNIEKEHLE KNIEKEHLE versuche ich sie wegzuschreien, ohne Erfolg. Sie zerren an mir, reißen mich vom Stuhl, raus aus diesem Zimmer, aus dieser Realität, wo nur noch dumpf die Stimme der Kursleiterin ertönt.

Mit rasendem Herz öffne ich die Augen, die anderen Teilnehmer*innen sind in die Übung vertieft, als wäre nichts. Versuche, meinen Atem unter Kontrolle zu halten. Niemand scheint etwas gemerkt zu haben, keiner weiß von meinem unerlaubten Ausstieg und meinem erbärmlichen Scheitern. Da schaut der Löwenbändiger auf und direkt in meine Augen. Mit wissendem Blick betrachtet er mich und ich habe das Gefühl, dass er meine Gedanken hinter mir stehen sehen kann. Auch sie fühlen das, ihr Griff lockert sich, ihre Nägel hinterlassen kleine Furchen in meiner Schulter, während der Löwenbändiger und ich uns immer weiter anschauen. Seine Augen sind tiefgrün und je länger ich in sie hineinblicken darf, desto mehr erkenne ich, dass in ihnen eine endlose Traurigkeit liegt, die keine Mauer, keine Scham kennt und sich mir offen darlegt.

Minuten später öffnen auch die anderen blinzelnd ihre Augen und die Kursleiterin sagt irgendwas von »Rückbesinnung« und »innerer Kraft«, was ich nickend hinnehme.

از دیدن شما خوشبختم – Ich bin froh, Sie zu sehen.

Auf dem Weg zurück in Richtung meines Bettes gehe ich an Jespers Zimmer vorbei. Sein Name neben der Tür mahnt mich an, dass ich uns in letzter Zeit ein wenig vernachlässigt habe. Freundschaften entstehen durch gemeinsame Zeit, und von der gibt es weniger seit meinem Zimmerwechsel, dem Bettmagneten und dem Wolfsrudel.

Beim Abendessen lehne ich mich zu Jesper rüber und frage ihn, ob er Lust auf einen gemeinsamen Verdauungsspaziergang hat. Er scheint froh über eine Pause von Zimmernachbar Ogün und stimmt nickend zu. Zwei Graubrote später stehen wir irgendwo zwischen Kirche und Wald.

Es fühlt sich komisch an, mit jemandem befreundet zu sein, der so viel älter ist als man selbst und trotzdem am gleichen Punkt im Leben zu stehen scheint. Ich weiß, dass eine Klinik der falsche Ort für Arroganz ist und dass momentan auch niemand mit offenem Mund auf mich zeigt und »GENAU SO WILL ICH AUCH MAL SEIN!« schreit, aber mit älteren Menschen über ihre psychischen Probleme zu sprechen, macht mich noch mal anders traurig. Vielleicht, weil es mir die Hoffnung darauf nimmt, dass jeder Mensch mit Mitte fünfzig aus dem Nichts den einen Moment hat, in dem er auf der Couch sitzt und plötzlich alles einen Sinn macht, er die Welt im tiefsten Wesen versteht und sich zur Belohnung erst mal einen Weber-Grill kauft. An dieser Hoffnung möchte ich gerne festhalten.

Entweder versprochene Erleuchtung im Alter – oder Peter-Pan-Syndrom. Früher wollte ich immer achtzehn Jahre alt bleiben, damit die Leute, wenn sie mein Alter erfahren, aufraunen und mit hochgezogenen Augenbrauen »achtzehn erst!« applaudieren konnten. Für immer Kind, nur dass ich meine ewige Jugend für beinharte Selbstoptimierung genutzt hätte. Was für ein Marktvorteil, was für ein lückenloser Lebenslauf! Leider habe ich bis heute nicht ins Nimmerland gefunden, selbst die Neverland Ranch hat ihren Reiz völlig verloren, und mit Ende zwanzig scheint es für all das auch ein bisschen zu spät. Zumindest hab ich's zum Breakdown gebracht – und das dreißig Jahre schneller als Jesper.

Jesper trägt ein abgewetztes altes Bandshirt und riecht nach Männer-Duschgel. Er redet ein wenig vor sich hin, auch er erzählt gerne Geschichten aus seinem Leben. Früher hat er Pferde für Olympia trainiert und besitzt inzwischen selbst zwei Stuten. Ich kenne niemanden, der Pferde hat, höchstens vielleicht jemanden mit einer Reitbeteiligung. Sich ein Pferd kaufen zu können, fällt für mich in dieselbe Kategorie unerreichbaren Reichtums wie ein zweites Haus zu besitzen und es Ferienhaus zu nennen.

Er erzählt, dass eine der Stuten gerade trächtig sei, elf Monate dauere so eine Pferdeschwangerschaft, und scheinbar ist seine Frau mit den Aufgaben, die sonst er erledige, heillos überfordert. »Wie hast du das eigentlich alles geschafft?«, zitiert er sie immer wieder und ich sage, dass mir dieser Satz von meiner Mutter auch häufiger gesagt wurde.

Als ich noch gegen die Depression angekämpft habe, war es eine meiner Lieblingstaktiken, die Traurigkeit unter einem Haufen Arbeit zu begraben. Stolz zeigte ich auf meine Errungenschaften, wenn ich mich selbst fragte, ob es mir gut gehe.

Bestenfalls war ich jede wache Minute des Tages mit irgendetwas beschäftigt, um dann abends vor geöffnetem Arbeitslaptop einzuschlafen – je größer der Berg, desto leiser die Zweifel. Wenn ich dann nämlich etwas geschafft, etwas beendet hatte und trotz aller Heulkrämpfe oder Momente der kompletten Leere sogar größere Projekte erledigt bekam, fühlte es sich ganz kurz so an, als wäre da überhaupt nichts mehr, vor dem ich mal weggelaufen bin. Und dieses Gefühl jagte ich. Unermüdlich und immer mit Blick auf jenen Tag, an dem ich die eine große Sache schaffen und endlich im Ziel ankommen würde. Dieses Ziel entfernte sich zwar immer weiter mit jedem Zwischenziel, das ich erreichte, aber ich lief einfach weiter und vertagte mein Glück. Wieder und wieder. Einfach machen. Einfach weitermachen. Wenn ich produktiv bin, muss ich etwas wert sein, also gebt mir mehr, mehr als ich vertragen kann, und belohnt mich mit Anerkennung. Ein kurzes Kopftätscheln, mehr will ich gar nicht, begrabt meine Zweifel unter einem Haufen von Arbeitsblättern.

In meiner Stadt gibt es einen Berg, der aus Abfall besteht. Wenn er nicht *Müllberg* hieße, wüsste das aber niemand, da er von außen wie organisch gewachsen scheint und daher keine Fragen nach seiner Füllung oder dem Grund für seine Existenz aufwirft. Genauso der Blätterberg über mir. Der war schon immer so. Einfach weitergehen, sieht nur so aus, als würde darunter etwas rascheln.

Jesper und ich schlendern inzwischen zum zweiten Mal an der Klinikkirche vorbei und starten kurz darauf, was gibt es sonst auch zu tun, die dritte Runde. Um *unsere* kleine Kathedrale zu begutachten, drosseln wir das Tempo. Ich nähere mich den Kirchenfenstern und drücke meine Stirn gegen sie, sehe aber nichts außer leeren Kirchbänken und einem violetten Banner mit silbernem Kreuz. Goldenes Licht fällt herein und lässt Staubpartikel tanzen. Der Moment friert kurz ein, eine tiefe Ruhe legt sich über das Bild und der Regisseur in mir bemerkt etwas.

Theoretisch wäre das jetzt der perfekte Moment für Jesper, mir so eine richtig geile Lebensweisheit mitzuteilen, die mich noch mal komplett neu über meine Zeit auf Erden nachdenken lässt. So ein schwungvoller Sinnspruch (darf sich auch reimen) mit einer schönen Metapher, meinetwegen können auch seine Pferde drin vorkommen, Hauptsache, er ist griffig und direkt anwendbar. Ohne mich zu ihm umzudrehen, konzentriere ich mich auf Jespers Körper, will meine Chakren für die nahende Erleuchtung öffnen. Unendlich ist meine Sehnsucht danach, eine Sensei-Figur zu finden, die mich fortan durchs Leben leitet. Jemand, der immer mit einem schlauen Spruch zu helfen wüsste, wenn ich ihn bräuchte. Oder, noch besser: der mir kryptische Dinge mit auf den Weg gibt, die ich anfangs erst gar nicht verstehe, bis mir dann Tage später in genau der richtigen Situation plötzlich ein Licht aufgeht, ich den Zusammenhang ahne, ein wenig Luft durch die Nase puste und kopfschüttelnd »Ach Jesper« murmle.

Erwartungsvoll drehe ich mich um und schaue Jesper an. Er grinst zurück und sagt:

Nichts.

Er grinst mich einfach nur an, nicht mal ein müdes ›Wege entstehen, indem man sie geht‹ verlässt seine Lippen.

Scheiße. Werde ich wohl weiter Oscars Glückskekse futtern müssen.

Als Jesper das nächste Mal zum Sprechen ansetzt, moniert er die mangelnde psychologische Unterstützung auf der Station. Ich sehe ein, dass er genug mit sich selbst zu tun hat, seine Frau und Tiere vermisst. Hinter seinem Blick versteckt sich milchig etwas, das ich nicht greifen kann, weil er es nicht zeigen möchte. Stattdessen stellt er sich neben mich, schaut ebenfalls in die Kirche hinein und klapst mir mit seiner Hand auf den Rücken, wie er es wahrscheinlich normalerweise bei seiner schwangeren Stute tut.

27

Das Sertralin übernimmt das Gehen für mich, elektrisiert ungefragt meine Muskeln, und ich verspüre noch keinerlei Müdigkeit, als Jesper erschöpft sagt, dass er langsam wieder zurück zur Station möchte. Ich verabschiede ihn, beginne die nächste Runde um das Psychiatriegelände und rufe Victoria an.

Victoria und ich haben seit Jahren nicht mehr miteinander gesprochen. Kurz vor unserem Kontaktende hatten wir eine intensive gemeinsame Zeit, die leider abrupt zu Ende ging, da wir verschiedene Vorstellungen davon hatten, wie intim unsere Körper zueinander stehen sollten. Dann kam irgendwann SIE und verdrängte die Gedanken an Victoria völlig. Seitdem gingen eigentlich nur vier SMS hin und her: zu unseren jeweiligen Geburtstagen, nüchtern formuliert. Nachdem ich ihr vor einigen Tagen, kurz vor meiner Einweisung, erneut gratuliert hatte, kam aber mehr zurück als ein bloßes *Danke*:

Es ist lieb, dass du an mich denkst. Ich denke auch häufiger an dich.

Ein kleiner Spalt, durch den wir sofort wieder zueinander fanden. Leider folgte ein paar Tage später mein Zusammenbruch, der zu einer Stille zwischen Victoria und mir führte, bis ich ihr gestern eine der Infonachrichten über meine Einweisung schickte.

Ich möchte deine Stimme hören, antwortete sie.

Sekunden, nachdem auf zwei Freizeichen ihre Stimme erklingt, ist es, als hätten wir uns gestern das letzte Mal gesehen. Weil unser Abschied damals ein zu großes Gesprächsthema für uns beide ist, schweigen wir ihn einfach tot und ohne es auszusprechen einigen wir uns darauf, den anderen wieder ins eigene Leben zu lassen. Weil wir füreinander die Art Person sind, für die man sich nicht anstrengen muss.

Nachdem ich ihr eine Kurzzusammenfassung der Ereignisse der letzten Monate und der Zeit mit IHR gegeben habe, fängt Victoria an, zu erzählen. Ihr Leidensweg hat sie nach einem schweren Bandscheibenvorfall von Klinik zu Klinik und schließlich ebenfalls in die Depression geführt, in der sie noch immer knietief steht.

Ich fange an zu glauben, dass es einen Effekt gibt, der den Menschen Dinge erst dann wirklich wahrnehmen lässt, wenn er sich eingehend mit ihnen beschäftigt. Als ich zum Beispiel mein Abitur über die RAF schrieb, bemerkte ich plötzlich an Hunderten Kioskständen und Buchläden Ulrike Meinhofs Gesicht oder erkannte Baaders und Ensslins Namen auf Stickern wieder, die mir plötzlich allgegenwärtig schienen, obwohl sie immer schon da gewesen sein mussten, ich sie vorher aber nie wahrgenommen hatte. So geht es mir seit einigen Tagen mit Depressionen, ich fühle mich wie das Kind in The Sixth Sense: Ich sehe traurige Menschen.

Obwohl Depressionen mit jedem Tag hier in der Klinik normaler für mich werden, weiß ich nicht, wie ich auf Victorias Leiden reagieren soll, und versuche es aus Überforderung mit meinem Witzezwang:

»Klingt so, als wär es ne dumme Idee von uns beiden gewesen, den Kontakt abzubrechen«, sage ich lächelnd, insgeheim hoffend darauf, dass sich ihre Meinung von damals vielleicht geändert hat.

»Du Trottel«, gibt sie lachend zurück. »Tut mir leid, aber meine schrotten Bandscheiben haben ausnahmsweise mal nichts mit dir zu tun.«

»Ich hätte die heilen können! Ich hab Wunderhände, ich schwöre.«

»Das hättest du wohl gern. Nee man, deine Wunderhände behältst du mal schön bei dir«, lacht sie weiter. »Außerdem bräucht ich eher nen Brezelbäcker, so gefickt wie meine Wirbelsäule inzwischen aussieht.«

»Brezelbäcker?«

»Ja, Brezeln sind doch auch so schief und krumm und ineinander verbogen. Sorry, Herr Regisseur, dass meine Analogien suboptimal sind.«

»Dein Gesicht ist suboptimal.«

»Deine Psyche auch.«

Wieder lachen wir. Dann ändert sich Victorias Ton ein wenig.

»Was bekommst du eigentlich? Also, du bekommst doch was, oder?«

»Sertralin. Du?«

»Fluoxetin. Aber egal, sorry, fragt man Menschen so was überhaupt? Tut mir leid.«

»Musst dich für gar nichts entschuldigen«, antworte ich schnell. Dann sagen wir beide kurz nichts.

»Ich bin nicht mehr dieselbe wie früher«, sagt sie, als wäre das etwas Schlechtes. Ich finde sie spannender als je zuvor. Sie setzt wieder an:

»In den USA heißt Fluoxetin Prozac. Sorry, wie viel geiler klingt das bitte? ›Fluoxetin‹ hat so nen Krankenhausklang, aber Prozac. *Prozac.* Da könnt ne Werbung beim Superbowl für laufen.«

Ich hatte vergessen, wie leicht es ist, sich mit Victoria zu unterhalten. Leider ist nicht nur das toll an ihr, zu allem Übel ist Victoria auch eine atemberaubend schöne Frau. Wenn sie lacht, funkeln ihre Zähne mit ihren grünblauen Augen um die Wette. Sie ist so wahnsinnig schön, dass ihr Aussehen ihr regelmäßig zum Verhängnis wird, weil es sie an Männer geraten lässt, die Victoria allein aufgrund ihrer Schönheit *haben* wollen. Diese Männer wiederum sind meist ebenfalls lächerlich hübsch, was mich natürlich ankotzt: Auch eintausend Zeltlager schmieden keinen Charakter, der auf Instagram so gut aussieht wie die Typen, die Victoria regelmäßig ausführen und, in Kerzenlicht gehüllt, in ihren Stories präsentieren.

Ich will nicht behaupten, dass ich gegen Victorias Schönheit immun bin. Als ich sie das erste Mal bei einer Party gesehen habe, war ich von ihr begeistert, noch bevor sie das erste Wort an mich richtete. Als sie dann aber anfing zu sprechen, spürte ich ein Kribbeln, das bis heute aufkommt, wenn ich ihre Stimme höre.

Victoria kann dir das Gefühl geben, etwas Besonderes zu sein. Dass sie dich sieht. Dass du nicht klein sein kannst, wenn du doch ihre Pupillen ganz ausfüllst, wenn du ihr dieses wunderschöne Lachen entlocken kannst, bei dem sie den Kopf ruckartig in den Nacken wirft und den Mund so weit öffnet, als bräuchte sie eine Extrafuhre Luft. Wenn Victoria neben mir saß, war ich ihr dankbar für jede Sekunde, die sie mit mir verbrachte, ohne dass sie diese Dankbarkeit jemals hätte einfordern müssen. Und eben weil sie nichts einforderte, überschüttete ich sie erst recht mit allem, was ich besaß, gab ihr, wonach sie nie gefragt hatte, bis sie irgendwann ihren Zeigefinger auf meinen Mund legte und mich zurück in die Realität holte.

Nun ist das Herz ein perfides Organ. Weil wir seine Arbeit für selbstverständlich halten, blenden unsere Ohren sogar seinen Schlag aus, und vielleicht ist das auch der Grund dafür, dass das Herz so ausflippt, wenn es denn mal ein wenig Aufmerksamkeit bekommt. Victoria gab ihm jede Menge davon. So viel, dass mein Herz die Aufmerksamkeit mit Liebe verwechselte und mich vor die Wahl stellte: mehr oder gar nichts. Victoria beantwortete diese Frage für mich, als sie nach unserem letzten Kuss leicht zurückzog und den Kopf schüttelte.

Je länger das Telefonat dauert, desto mehr kehrt von dem Gefühl zurück, das nur sie mir bisher geben konnte, auch wenn Victoria die Wahrheit gesagt und sich definitiv verändert hat. Manchmal, wenn sie Pausen macht, merkt man, dass auch sie den Abgrund kennt, der mich hierhergeführt hat.

Irgendwann bemerke ich die Uhrzeit, beende das Gespräch schnell und renne zurück zur Station, auf der ich von der Nachtwache erst mal einen (metaphorischen) Einlauf verpasst bekomme, weil ich viel zu spät und weit nach Nachtruhe heimkehre.

Calle schnarcht bereits, als ich ins Zimmer komme. Während ich in mein Bett krieche, merke ich, dass in meiner Brust eine Stelle pocht, von der ich dachte, dass sie abgestorben sei. Zum ersten Mal seit Ewigkeiten schlafe ich ohne Baldrian ein. Das Herz ist auch ein vergessliches Organ.

28

Auf den Rudelspaziergängen begegnen uns immer wieder die unterschiedlichsten Figuren von anderen Stationen der Klinik. Da wäre zum Beispiel *Der Kurier*, der beide Hosentaschen bis zum Bersten voll mit Briefumschlägen hat, in denen er, wenn er auf uns zukommt, aufgeregt wühlt, bis er einen zerknitterten Umschlag herausgefummelt hat, den er einem von uns mit den geflöteten Worten »Brief von Omama!« zusteckt und zufrieden weiterläuft. Ein paar Meter weiter lebt *Die Kaiserin*, die jeden Abend von ihrem Fenster aus »Österreich! Ich bin in Österreich!« in den Hof schreit und mit einem weißen Taschentuch aus dem Fenster winkt. *Der Corona-Pingu* ist ein hochgewachsener Mann mit schwarzem Rauschbart. Er watschelt wie ein Pinguin über das Gelände und quakt dabei »Coronatest Coronatest Coronatest« vor sich hin. *Ulli*, der sich täglich wieder mit Namen vorstellt und daher keinen Spitznamen braucht, ist ein sanftmütiger Mittfünfziger, dessen Kopf lieber Kind bleiben wollte. Er ist unsterblich in Helen verliebt, hängt sich bei Spaziergängen manchmal an uns dran, um dann schnurstracks auf sie zuzulaufen und sie voller Eifer nach Lieblingsfarbe, -sendung, -tier oder -lied auszufragen. Besonders haben es ihm ihre Sommersprossen angetan. Jedes Mal hakt er nach, wie viele genau sie denn besäße.

Soweit es ihre geistige Verfassung zulässt, bleiben wir jedes Mal stehen und unterhalten uns kurz mit den verschiedenen Charakteren. Alle erzählen sie ohne Umschweife von ihren Leiden, meist beginnen die Geschichten in der Kindheit. Oft berichten sie davon, wie die Medikamente ihnen den Kopf kaputt und müde machen, es so wohl aber besser sei, weil sie jetzt zumindest niemandem mehr wehtun würden, inklusive sich selbst. Und immerhin seien sie wieder zurück in der ›echten‹ Welt, nicht in der, die ihr Hirn für sie entworfen hatte.

Das Wort ›normal‹ fällt oft, alle wollen wieder ›normal‹ sein, mit einem ›normalen‹ Leben in einer ›normalen‹ Wohnung in der ›normalen‹ Welt. Sie sind sich darin einig, dass ihre Existenz hier in der Klinik ein Zustand ist, der schnellstmöglich überwunden gehört, alle haben sie das Ziel des ›normalen‹ Lebens *da draußen*. Ich nicke beipflichtend und merke dabei, dass ich innerlich gar nicht zustimme. Ich fange an, zu genießen, dass der Alltag hier in Watte eingepackt ist. Dass es zuverlässig dreimal am Tag Essen gibt und dass alle Menschen, mit denen man in Kontakt kommt, entweder offen gebrochen sind oder zumindest um die eigene Fragilität wissen. Hier drin sind Menschen freundlich zueinander. Vielleicht, weil wir uns entschieden haben, die harte, ›normale‹ Maskerade abzunehmen, die wir im ›normalen‹ Alltag tragen, um den anderen ›normalen‹ Leuten zu zeigen, dass wir auch so ›normal‹ mitleidlos und kalt sein können wie alle anderen.

Sicherlich liegt es auch ein wenig daran, dass es hier drin nach wie vor keine ›normalen‹ Freizeitangebote gibt, aber ich merke, wie ich langsam mein Interesse an Menschen zurückgewinne. Dass ich ihnen nicht nur nickend gegenüberstehe und ihre Stimmen als weißes Rauschen gegen meine Gedanken nutze. Weil ich das Gefühl habe, dass sie mich wirklich in sich hineinblicken lassen, wir nicht irgendwelche vorgestanzten Smalltalkstationen ablaufen und die Sätze nicht mehr automatisiert mit einem ›aber naja, wird schon‹ aufhören, sondern viel häufiger mit einem ehrlich gemeinten ›furchtbar‹ oder ›ich weiß nicht, wie ich das alles schaffen soll‹.

29

panik panik panik panik panik panik angst angst schweiß panik SIE herzrasen herzrasen **angst angst angst** übelkeit *traurig traurig traurig* leer *traurig traurig* schlaf panik panik panik

Wache auf, mein Bettbezug ist klitschnass geschwitzt. Der Inhalt meines Traums verschwindet langsam hinter den verfärbten Gardinen des Zimmers und ich versuche, mich von den Bildern von IHR zu lösen, die gerade noch echt schienen. Bringe so viel Abstand wie möglich zwischen SIE und mich. Drehe mich auf die Seite, auch hier kalter, ungetrockneter Angstschweiß.

Die Matratzen der Klinik bestehen aus einem plastikähnlichen Material, das quietscht, wenn man die Hände daran reibt. Sie sind darauf vorbereitet, Unmengen an jedweden Körpersekreten abzuweisen, Gott sei Dank ist es in meinem Fall nur der Schweiß, meine Blase hat mich bisher noch nicht im Stich gelassen und ich hoffe mal, dass es so bleibt. Aufstehen fällt nicht gerade leichter, wenn das Bettzeug an einem klebt, vielleicht kann ich auch einfach liegen bleiben und mir ein ganzes Wasserbett zusammenschwitzen? Während ich mich langsam auf die Ellenbogen hebe, versuche ich auszurechnen, wie viel Liter man für so ein Wasserbett wohl benötigt und wie viel ein Depressiver mit Angstträumen pro Sommernacht maximal zusammenschwitzen kann. Ich komme zu keinem Ergebnis, dafür wird der Matratzenschweiß unter mir langsam kälter und fühlt sich an der Hitze meines

Körpers wie ein freundlich-kühler Umschlag an, als ich mich wieder auf ihn lege.
Der Wasserverlust wird direkt beim Frühstück, wo Oscars Platz leer bleibt, mit Tee wieder ausgeglichen. Teetrinken ist eins der wenigen Hobbys von *da draußen*, die ich *hier drinnen* weiterführen kann, besonders, weil mein dauertrockener Sertralinmund mich ständig nörgelnd dazu zwingt, an irgendeiner Flüssigkeit zu nippen. Da ich, wie ein fairer Vater, zwischen allen Teesorten rotiere, habe ich inzwischen so viel Hagebuttentee getrunken, dass ich ihn schon fast nicht mehr widerlich finde ... aber nur fast. Immerhin sind vom Hagebuttentee, wenig überraschend, immer noch jede Menge Beutel da, während die anderen Sorten langsam zur Neige gehen. Da die Anzahl der Hagebuttenbeutel aber schneller sinkt als durch meinen eigenen Konsum möglich, schlussfolgere ich in feinster Sherlock-Holmes-Manier, dass außer mir mindestens noch eine weitere Person hier drin ebenfalls geisteskrank genug sein muss, um diese teegewordene Widerwärtigkeit zu ertragen. Es schauert mir bei dem Gedanken, dass dieses kranke Schwein mitten unter uns lebt.

»Boah, guckt euch das mal bitte an«, ruft Helen in die Nachfrühstücksseligkeit, während sie entgeistert auf ihr Handy starrt. Wir sammeln uns hinter ihr und sehen einen jungen Mann, der vor einem Pool steht und einen Daumen nach oben hält.

»Das ist ’n Freund von mir. Der meinte auch, dass er gerade in der Psychiatrie ist, nur hat sein Opa halt richtig Schotter. Das muss so ne schicke Privatklinik sein.« Eidin schaut über Helens Schulter auf ihr Handy.

»Die haben da ein Schwimmbad? UND dürfen das sogar benutzen? Ey, bei uns ist sogar das Volleyballfeld abgesperrt!«, entrüstet er sich.

»Scheiß Schnösel!«

»Jep … Und der hat wohl auch jeden Tag Einzelgespräche mit nem eigenen Therapeuten und mit seiner Ärztin … und das Essen ist alles bio«, sagt Helen, die auf das Becken hinter dem jungen Mann gezoomt hat, in dem gerade eine Rentnerin mit einer orangenen Poolnudel planscht.

Ich hänge gedanklich noch an der Vorstellung, wie so ein Bio-Hagebuttentee wohl schmeckt, bezweifle aber, dass das die Sache retten würde und konzentriere meinen Neid dann auf die Eins-zu-eins-Betreuung, die Helens Freund zukommt. Noch immer habe ich hier niemanden mit therapeutischer Ausbildung zum Gespräch getroffen. Gestern wurde mir zwar ein Treffen »noch diese Woche!« versprochen, ich glaube aber erst daran, wenn wieder jemand den Fragenkatalog rausholt.

Calle schüttelt den Kopf.

»Geil. Mega geil ey. Da reißt man sich schöyn den Arsch auf, damit Cheffchen sich da ne feine Villa und 'n fettn Schlidden von kaufen kann, und dann werden die auch noch in Watte geleecht, wenn sie ma zusammklappen. Das is doch nich fair!«

»Nee, fair ist das nicht. Aber was will man da machen«, sagt Helen schulterzuckend.

»Revolutioun!«, kommt es aus Calle herausgeschossen. »Oder anders: Milliardäre verbieten. Zack. Einfach verbieten. Jeder, der mehr als 999 Milliounen Euro hat, kriecht einfach nen Orden oder so, nen Handschlach und dann is feddich. So viel Geld brauch doch keine Sau für sich alleine!«

Kurz ist es still am Tisch, ich nicke leise und hoffe, hier gerade die Geburtsstunde des norddeutschen Psychiatrieaufstandes von 2020 mitzuerleben. Wie der Sturm auf die Bastille, nur in Jogginghose.

»Bisschen schwer, Revolution zu machen, wenn man sich selbst nur mit Ach und Krach aus dem Bett bekommt …«, sagt Eidin, unbeeindruckt von Calles Vorschlag und trifft damit ziemlich präzise unser Dilemma.

»Außerdem haben wir doch alles, was wir brauchen, worüber beschwerst du dich überhaupt?«

»Is mir scheißegal, ob wir hier hamm, was wir brauchn, es geht mir drum, dass es nich mehr fair is, wie viel die da oben haben im Vergleich zu was so 'n normaler Mensch hat. Die fliegen ins All und ich muss mit meiner Madame zu zweit gucken, ob wir mit meim Krankengeld die Miete schaffen. Das is doch nich ... normal!«, grunzt Calle Eidin entgegen, der aber nur ein bisschen die Augenbraue hebt und müde erwidert:

»Normal ist das, was ist. Und unsere Welt ist halt nun mal so. Da kannst du jetzt zetern wie du willst.«

Calle winkt ab, packt seine Frühstückssachen zusammen und steht auf.

»Boah digger, halt einfach dein Mauel, kein Bock mehr auf das Gesabbel hier!«

Kurz später ist er in unserem Zimmer verschwunden, in der Durchgangsesshalle hängt ein betretenes Schweigen und ich stürze den Rest Nicht-Bio-Hagebuttentee in mich hinein.

30

»Nee man!«

»Wieso denn nicht?«

»Weil ich nicht will.«

»Ja, aber wieso willst du nicht?«

»Ist das nicht offensichtlich?!«

»Nein. Also für mich nicht.«

»Traurig genug.«

»Sag's mir doch bitte einfach.«

»Nee. Ich wandere ganz bestimmt nicht mit meinen weißen Sneakern durch nen Wald mit euch. Man, Eidin. Mit drei Typen, die ich kaum kenne. Was machen wir da eigentlich?!«

»Wenn wir's dir sagen, wär's ja keine Überraschung mehr, oder?«

»Das nicht, aber dafür wär's bisschen weniger creepy.«

Helen und Eidin diskutieren wild, während Calle, Oscar und ich in einer Mischung aus Aufregung und Scham danebenstehen. Eigentlich wollten wir Helen nur Turbo und Lämmchen zeigen, doch während wir im Rudel sehr gut mit Neurosen, Zusammenbrüchen, Panikattacken oder Depressionsschüben umgehen können, sind wir plötzlich heillos überfordert von der Angst, die eine Frau spürt, wenn drei Männer sie in einen Wald führen wollen.

»Wir machn nix Blöydes, das versprech ich dir!«, versucht Calle es beschwichtigend. Helen schaut ihn ungläubig an.

»Ach so, sag das doch gleich, na, dann bin ich ja beruhigt.« Sie schüttelt den Kopf, ich muss kurz lachen.

»Nick. Kannst du mir bitte sagen, was ihr mir hier unbedingt zeigen wollt?«

Plötzlich dreht sich das ganze Rudel zu mir um und schaut mich erwartungsvoll an.

»Ehm. Also. Ja. Ich verstehe voll, dass das auf dich 'n bisschen komisch wirkt hier gerade. Ich fand's auch weird, als sie's mir gezeigt haben. Aber da hinten–« Ich breche kurz ab, weil der Satz ›wohnen zwei bemalte Weinbergschnecken‹ inzwischen noch komischer klingt, als er es eh schon ist.

»Da hinten, da … da wartet quasi ein kleines Wunder. So was wie ein Schrein unserer Freundschaft. Genau! Und der wird bewacht von einem Freund von uns.«

Die Jungs nicken überrascht zustimmend. Helen ist noch verwirrter als vorher.

»Ihr macht hier nen Aufriss, als hättet ihr Narnia gefunden.«

»Nicht Narnia, aber nah dran!«, sagt Eidin und strahlt Helen dabei mit großen Augen an. Helen mustert ihn für ein paar Augenblicke und schüttelt dann wieder lächelnd den Kopf.

»Du bist so ein Vogel. Wisst ihr was? Okay. Zeigt mir euren komischen Schrein, ich komm mit.«

Wir jubeln freudestrahlend auf und Helen muss lachen. Dann geht Calle in eine geduckte Abenteurerhaltung und führt uns wie ein norddeutscher Indiana Jones in die Tiefen des Waldes. Ich bin am hinteren Ende der Gruppe und sehe, wie Helen sich bei Eidin einhakt.

Wir werden sofort ruhig und spüren, wie die Luft um uns herum kühler wird und wir selbst offener für die Geräusche um uns herum. Irgendwo über uns hört man das Gurren einer Taube.

»Ist das ein Papagei?«, fragt Oscar, der noch unruhiger scheint als sonst.

»Straßenpapagei vielleicht«, antwortet Calle trocken.

Unter uns knacksen Stöcke, während wir uns dem angestammten Platz unserer geheimen Maskottchen nähern. Ich habe mich noch nie so sehr auf ein Weichtier gefreut. Da hält Calle seinen Arm hoch und bedeutet uns, anzuhalten. Er schaut nach links und rechts, sucht den Boden ab, guckt dann seltsamerweise länger hoch in Richtung der Baumkronen. Dann dreht er sich um.

»Beide weg.«

Lautes Stöhnen und Raunen geht durch das Rudel. Nacheinander pressen wir uns an Calle vorbei und suchen selbst nach einer Spur, doch erfolglos. Turbo und Lämmchen sind wohl gerade im Urlaub oder bringen die Kleine in die Kita. »Maaaan ey. Hab denen extra was mitgebracht«, sagt Oscar enttäuscht und holt ein Blatt Eisbergsalat aus seiner Tasche. Wir schauen ihn überrascht an.

»Ich hab ja so ’n bisschen Schiss vor denen. Da wollt ich mal ’n Friedensangebot machen ... Den Salat hab gestern beim Abendessen mitgehen lassen. Meint ihr, die sind meinetwegen weg?«

»Quatsch, digger.« Calle schüttelt den Kopf.

»Kann mir jetzt bitte endlich jemand sagen, was wir hier überhaupt suchen?« Helen hat ihre Angst komplett abgelegt und ist inzwischen nur noch genervt von unserer Heimlichtuerei. Eidin dreht sich zu ihr um und zeigt auf das leere Waldstück vor uns.

»Hier wohnen Turbo und Lämmchen. Das sind– naja. Das sind zwei Weinbergschnecken.«

»Weinbergschnecken?«, wiederholt Helen irritiert. Eidin versucht es sofort weiter.

» Aber keine normalen Weinbergschnecken. Also erstens haben die Namen weil ... weil zweitens stehen deren Namen auf deren – na – auf deren Panzer drauf! Und drittens sind die magisch.«

Kurze Stille. Helen öffnet kurz den Mund, schließt ihn wieder. Sagt dann:

»Sorry. Den letzten Punkt noch mal?«

»Die sind magisch. Die können Wünsche erfüllen und so und einem helfen«, sagt Eidin und merkt dabei selbst, wie bescheuert er gerade klingt.

»Ach so. Ja, klar. Normal. Und wie hat Turbo dir bisher so geholfen?«, fragt Helen in Eidins Richtung, der direkt beschämt wegschaut.

»Das– ehm. Das ist doch egal. Und vielleicht ist das auch wie bei Wimpern. Wenn ich sag, was ich mir gewünscht hab, geht's vielleicht nicht in Erfüllung. Aber Lämmchen zum Beispiel ist auch einfach 'n richtig guter Zuhörer!«

»Aha. Okay. Gut. Ich würd dann jetzt wieder, oder gibt's hier noch was zu sehen?«, fragt Helen in die Runde und als keiner von uns antwortet, schüttelt sie den Kopf, atmet schnell durch die Nase aus und sagt:

»Männers ey. Pilgern eher zu nem Weinbergschneckenorakel, bevor sie miteinander über Gefühle sprechen.«

Dann dreht sie sich um und geht zurück in Richtung Klinik. Nachdem wir uns ein paar Minuten angeschwiegen haben, machen wir es ihr nach.

Ein paar Stunden später liege ich auf meinem Bett, während Calle Clash of Clans zockt. Ich habe mir die Depressions-Broschüre von Calles Bett gegriffen, die ich neulich bei ihm liegen gesehen hatte. Helens Satz hallt noch immer in mir nach und ich finde die Statistik, die ich beim letzten Lesen nur unterbewusst wahrgenommen und jetzt gesucht hatte.

75 % der Suizide in Deutschland werden von männlichen Personen begangen, steht da und ich fange an, besser zu verstehen, was Helen meinte.

›Jungs heulen nicht.‹ ›Du willst doch mal ein starker Kämpfer werden.‹ ›Mann oder Maus?‹ Diese Sätze habe ich von Menschen gehört, die die Aufgabe hatten, mir die Welt zu erklären. Eltern, Erzieher*innen, Lehrer*innen, ältere Freund*innen. Sie hatten ja sonst auch fast immer recht, warum sollten sie also jetzt falsch liegen? Ich glaubte ihnen und kann bis heute die Male, an denen ich mit männlichen Freunden über Gefühle gesprochen oder sogar geweint habe, an einer Hand abzählen. Wenn es mir schlecht ging, habe ich mich an meine Mutter, nie an meinen Vater gewendet ... Bei ihr oder bei der Freundin durften Emotionen rausgelassen und gefühlt werden – aber wisch bloß die Tränen wieder weg, bevor du aus dem Haus trittst.

Vielleicht hatte Turbo heute auch einfach keinen Bock auf unser Rumgemackere.

31

Oscar wird auf eine andere Station verlegt, weil seine stressinduzierten Panikattacken extremer geworden sind und jetzt nach der Aufmerksamkeit einer Expertin verlangen, damit sie Oscar das Leben nicht vollends zur Hölle machen. Konsterniert sitzen wir auf der Terrasse und verabschieden unseren Wolfsbruder, der gleich in sein neues Revier überführt wird. Oscar atmet tief durch, streichelt intensiv seinen gelbbeigen Lieblingspullover und fängt an zu nicken.

»Wisst ihr, was schön ist? Dass ich mich bei euch richtig normal gefühlt hab. Also. So normal wie sich jemand wie ich sich fühlen kann. Ihr habt mich nie doof behandelt wegen meiner– meiner ganzen Sachen so. Ich hoffe, die auf der anderen Station sind auch so korrekt.«

»Sicher, diggie. Auf deiner neuen Station kennen die Ticks und so doch viel besser, da ist das noch mal normaler als hier. Mach dir mal keinen Stress«, beruhigt Eidin ihn und Oscars Hände streicheln den eigenen Pullover ein wenig zärtlicher.

Beim Tragen helfen können wir nicht, da Oscars Krankheit uns verbietet, seine Koffer zu berühren, wir rufen ihm aufmunternde Worte hinterher, bis er um die Ecke biegt. Dann ist es lange still. Irgendwann sagt Calle:

»Diese Panikattaggen, die sind ja vom Ding her ne Art Ventil für die Seele.«

Ich drehe mich fragend zu ihm um, woraufhin er anfängt, wild mit seinen Armen in der Gegend umherzufuchteln.

»Ja dieser ganze verfiggte Druck von allen Seiden, der is doch nich mehr normal, oder? Kumma, wir hamm bei uns im Betrieb jetzt seit fünfunzwanzich Jahren jedes Jahr so ne scheiß *Profitsteigerung*. Jedes Jahr! Aber – wir hamm koumischerweise auch seit zehn Jahren genau dasselbe Personal, wenn nich weniger. So un jetz komms du. Sach mir mal bidde, wie das gehen soll. Die Maschinen, die sind mehr oder weniger dieselben, nur kommen die jetz häufiger aus China, wo keine Sau mehr weiß, wie man die Dinger überhaupt repariert. Und trotzdem kriegen wir jedes Jahr gesacht: ›So hier jetzt noch mal Vollgas und da noch mal büschn schneller und so‹. Da gehst du doch kaputt von!«

Calles Stimme bricht ein wenig bei den letzten Sätzen.

»Da würd ich auch irgenwann nix mehr anfassen wollen, wie Oscar«, schiebt er noch leise hinterher.

Heute gibt es neben den drei ordnenden Eckpfeilern des Essens gleich ganze zwei Therapieangebote: Ergotherapie um 13 und *offenes Gruppengespräch* um 15 Uhr. Ein Tag wie eine Achterbahn, heut Abend werd ich eine Extraportion Baldrian brauchen.

Ein freundlicher Mann um die fünfzig lässt uns mit seinem fetten Hausmeisterschlüssel in den Kunstraum und stellt sich als »Bernd der Sozialarbeiter« vor. Er hat die typisch ruppigliebevolle Art eines Manns seines Berufes und entschuldigt sich mit einer passend tiefen Stimme direkt, weil er »hier auch nur die Urlaubsvertretung macht«, weshalb er uns heute zur »Ergo« nur 3D-Puzzle anbieten könne. Oder Malen nach Zahlen.

Fünf Minuten später tunke ich meinen Pinsel in ein kleines Fass mit dunkelblauer Farbe und suche mein Papier nach der Nummer 45 ab. Das Radio, das uns eben noch »das Beste aus den 90ern, 2000ern und von heute« versprochen hatte, spielt entgegen seiner Ankündigung einen Song von David Guetta, wobei es immer wieder Probleme hat, den Sender zu finden und in unregelmäßigen Abständen laut aufrauscht. Das Rauschen trägt zwar nicht unbedingt zum ausgegebenen Therapieziel bei, meine innere Ruhe zu fördern, dafür wird definitiv mein Durchhaltevermögen trainiert. Nach fünf Minuten Audiofolter breche ich ein, stehe auf und ändere die Frequenz leicht. Bernd schaut kurz auf, nickt mir zu und die nun rauschfreie Stimme der Moderatorin kündet einen »unvergänglichen Schmusehit von *Aerosmith!*« an. Das habe ich jetzt davon. Ich drehe möglichst leise, gehe zurück an meinen Platz und schaue genervt im Raum herum.

Helen und Eidin bauen gerade zusammen die Empfangshalle des Bundestags zusammen, Calle ist in sein noch zahlenübersätes Blumenbild vertieft, als ich die Stille dieses Ortes bemerke, die nur von Steven Tylers Stimme zerschnitten wird, der mir entgegenweint, dass er seine Augen nicht schließen will, weil er sonst den Anblick seiner Geliebten vermissen würde.

Kurz kann ich mich noch hinter meinem Zynismus verstecken und den 90er-Jahre-Kitsch belächeln, bis die Akkorde den Schutzwall niederreißen und mir direkt in den Hinterkopf schießen. Gedanken an SIE. Beim nächsten Blinzeln schauen mich plötzlich IHRE Augen an, fächern mit IHREN Wimpern in meine Richtung, und mir wird speiübel.

»Können wir das Radio ausmachen?!«, frage ich viel zu laut in die Gruppe und wanke schon in Richtung des Empfängers, schrecke aber kurz zurück, weil um den metallenen Kasten auf einmal meine Gedanken wie Hyänen kreisen und mich mit aufgerissenen Augen anstarren.

»Glaubst du ernsthaft, dass uns ein verfickter Malkurs aufhält? Für wen hältst du uns?!«

IHRE Augenfarbe legt sich über mein gesamtes Blickfeld, mischt sich mit Schwarz.

Kurz später hänge ich über einem vollgekotzten Mülleimer und entschuldige mich übermäßig bei Bernd dem Sozialarbeiter, der nur eine wegwerfende Geste macht und mich mit einem brummigen »was raus muss, muss raus« tröstet.

Das *offene Gruppengespräch* beginnt pünktlich, die Hornbrillentherapeutin von neulich teilt jedem von uns einen Zettel mit dem ›Gefühlsstern‹ aus.

Der Gefühlsstern ist eine Art Koordinatensystem, in dessen Mitte das Wort *Gleichmut* steht. In mehrere Richtungen schießen Pfeile nach außen, die jeweils für eine Emotion in gewissen Härtegraden stehen, zum Beispiel ist da der Pfeil der TRAUER, der harmlos bei BEDRÜCKTHEIT anfängt, dann zu KUMMER wird, sich zu ENTTÄUSCHUNG steigert, um in EINSAMKEIT auszuarten, kurz bevor er sich noch zu HOFFNUNGSLOSIGKEIT verschlimmert, am äußersten Rand zu purer VERZWEIFLUNG wird und schließlich sein Ziel erreicht: TRAUER.

Die anderen Pfeile führen zu den Enden SCHAM, LIEBE, FREUDE, FURCHT, WUT sowie EKEL und sind ebenfalls alle in verschiedene Intensitätsstufen unterteilt. Wir kriegen kleine Spielfigürchen ausgeteilt.

»Bitte legen Sie jetzt bis zu vier von diesen Figuren auf den Gefühlsstern, um der Gruppe zu zeigen, wie es Ihnen heute geht.«

Zunächst traut sich keiner von uns so richtig, einige Minuten später stehen unsere Figuren schön in Reih und Glied auf verschiedenen Stufen bei den Pfeilen TRAUER, FURCHT und SCHAM. Wenig überraschend herrscht gähnende Leere bei FREUDE und LIEBE.

Als die Therapeutin Helen, die neben mir sitzt, fragt, wieso sie eine ihrer Figuren auf der SCHAM-Geraden platziert hat, wird Helens Kopf schlagartig rot und blickt zu Boden. Kurz später kullern dicke Tränen ihre Wangen herunter.

Trotz aller Normalität, die das Weinen für uns in den letzten Wochen bekommen hat, weiß keiner von uns so wirklich, wie er mit dieser Situation umgehen soll. Vielleicht gibt es auch gar keinen richtigen Umgang, und so schweigen wir und schauen ratlos auf den Gefühlsstern vor uns, als könnten wir ihn nach einer passenden Antwort absuchen. Die Therapeutin, die ebenfalls etwas überfordert von der Situation zu sein scheint, fasst sich immer wieder an ihre dicke Brille, setzt ihre sanfteste Stimme auf und beteuert:

»Es ist in Ordnung, wenn diese Art von Gedanken zu Überforderung führt. Und es braucht viel Mut, offen über sie zu reden.«

Helen nickt mehrmals schnell, schluckt kurz, wischt sich ihr Gesicht mit ihrem Pulloverärmel ab, atmet tief durch und erzählt.

»Viele meiner Freunde haben überhaupt kein Verständnis für das, was gerade mit mir passiert. Also – so wirklich gar keins. Die schreiben einfach, dass ich mich zusammenreißen soll. Sport machen. Oder sie halten mich direkt für verrückt und reden nicht mal mehr mit mir.«

In dicken Tropfen fallen die Tränen von ihrem Kinn, Helen schüttelt den Kopf und kann nicht weitersprechen. Der Gefühlsstern hat mir noch immer keine kluge Antwort geliefert und so schweige ich weiter. Dann erhebt auf einmal Eidin das Wort.

»Ganz ehrlich … ey, also das klingt jetzt komisch, aber … ey, ich glaube, du kannst da echt froh drüber sein. Weil das da– das waren keine echten Freunde, wenn die dir in so nem Moment wie jetzt sofort den Rücken zudrehen. Solche Wichser brauchst du in deinem Leben nicht, du bist ne starke Frau und ’n toller Mensch und witzig und klug und– und du hast Freunde verdient, die das checken und zu dir stehen, egal was passiert!«

Helen schaut durch die verweinten Augen kurz zu Eidin auf, lächelt ihn an und nickt. Ich hebe meine Hand und streichle ihr ein bisschen den Rücken und bemerke dabei, wie selten wir uns hier drin tatsächlich berühren, obwohl wir so eng aufeinander hocken.

Weil sie den Kurs »auf einer positiven Note« enden lassen will, bittet uns die Therapeutin kurz später, noch einmal zu überlegen, ob es nicht vielleicht doch auch eine kleine Regung in uns gibt, die es uns erlauben würde, ein Figürchen auf der LIEBE- oder FREUDE-Achse zu platzieren. Wir bleiben alle reglos, bis Helen aufsteht und ein Männchen auf den Anfang der LIEBE-Skala legt: ZUNEIGUNG. Als die Therapeutin sie fragt, ob sie uns mitteilen möchte, warum sie jetzt auch ein bisschen Zuneigung fühlt, schüttelt Helen den Kopf, während ein Lächeln über ihre Wangen huscht.

32

»*Der Edle verneigt sich, aber beugt sich nicht.* Konfuzius, man, du redest auch viel unnütze Scheiße zwischendurch, ganz ehrlich.« Eidin knüllt das Glückskekspapier zusammen und greift nach dem nächsten.

Da es schon den ganzen Tag regnet, sitzen wir in der kargen Durchgangsesshalle und spielen Karten. Um das Spielfeld herum türmen sich die verschiedensten Süßigkeiten. Wir haben alle unseren Proviant aus dem Zimmer geholt, und so stapeln sich jetzt auf dem weiß lackierten Holztisch neben Calles Glückskeksen mehrere Packungen Kinder Country, Haribo-Frösche sowie eine Vielzahl an Schokoladen. Meinen Diätplan habe ich spätestens heute wieder verworfen, gute Laune ist wichtiger als eine dünne Taille.

Draußen donnert es, kurz später bekommt der Regen, der an die Fensterfront klatscht, eine unheimliche Intensität.

»Norddeutscher Hochsommer«, brummt Calle, während er lustlos an einem Muffin kaut und eine Karte aufnimmt. Die Tropfen knallen nun wie aus einem Maschinengewehr gefeuert an die Scheiben, es fühlt sich an, als wollten sie meine Aufmerksamkeit erregen. Ich lege meine Karten nieder, der Regen wird lauter und lauter und bildet einen Fluss, in dem ich langsam abdrifte. Ich schaue aus dem Fenster und erinnere mich daran, wie unendlich glücklich ich früher war, wenn es in Teheran regnete.

Kurz spricht etwas in mir. In unregelmäßigen Abständen höre ich diese Stimme, die mich auf die Suche schickt und erst Ruhe gibt, wenn ich mich intensiv mit mir selbst auseinandersetze. Jene Stimme war vor ein paar Jahren so laut, dass ich für einige Monate meinem Vater nach Teheran hinterherzog, ich wollte das Land meiner Vorfahren mit eigenen Augen erforschen. Ich habe keine solchen Ambitionen für die andere Hälfte meiner Gene, hatte nie das Bedürfnis, das ehemalige Schlesien zu bereisen. Das liegt wohl zum einen daran, dass ich mich mit deutscher Historie und Kultur für mein Geschichtsabitur bis zum Erbrechen vollpumpen musste, zum anderen vielleicht auch daran, dass die Familie meiner Oma die 30er- und 40er-Jahre nicht gerade im Widerstand verbrachte.

Demgegenüber im Iran das Unbekannte.

Mein Vater holte mich damals in Teheran vom Flughafen ab, im Auto begrüßte mich die Kopfstimme von Dieter Bohlen. Wir fuhren durch überfüllte Straßen nach Hause und während sich draußen eine neue Welt abspielte, war im Inneren seines BMWs alles wie immer. Er redete, ich hörte mit einem Ohr zu und behielt den Großteil meiner Gedanken für mich. Wir kamen zu Hause an, ich blieb nur kurz in der Wohnung, übergab Geschenke und Mitbringsel und lief sofort wieder nach draußen. Erfüllt von den Möglichkeiten eines neuen Lebensabschnitts, spazierte ich durch jenes Viertel im Norden der persischen Hauptstadt, das für die kommenden Monate mein Zuhause sein würde. Der Spaziergang in einer Stadt, in die man gerade gezogen ist, fühlt sich an wie ein schüchterner Kuss auf unbekannte Lippen. Jeder meiner Sinne wurde der Reihe nach überwältigt, meine Euphorie wurde nur gebremst durch ein komisches Gefühl in meinem Brustkorb, das sich nach einer halben Stunde in ihm festsetzte und meinen Atem knapp werden ließ. Obwohl ich damals recht gut in Form und die Nachbarschaft, in der ich mich bewegte, nicht allzu hügelig war, musste ich immer wieder Pausen einlegen. Da war eine Müdigkeit, die aber nicht von meinen Muskeln ausging: Ich bekam zusehends schlechter Luft. Darüber wunderte ich mich so lange, bis ich auf eine Art Aussichtspunkt gelangte und einen Blick von oben auf das Panorama der Stadt werfen konnte. Mir wurde schlagartig bewusst, was mein Keuchen verschuldet hatte. Im Norden wird Teheran vom Elburs-Gebirge begrenzt. Der frische Wind des Kaspischen Meeres wird von diesen Bergen abgefangen, und da durch Teheran kein nennenswerter Fluss fließt, bleibt die warme, schmutzige Luft in der Stadt gefangen und wird von der kalten Luft über ihr festgehalten, sodass der Smog wie ein dicker Nebel über den Häusern hängenbleibt. Dieser hing also jetzt vor meinen Augen und in mir und begrub weite Teile der Stadt unter sich. Die Teheraner Luft, die mich seit meinem ersten Besuch jedes Mal beim Aussteigen aus dem Flugzeug wie ein alter Freund zur Begrüßung liebevoll warm und vertraut in den Arm nimmt, besteht zu einem Großteil aus Benzin.

So lebt man im Iran in Feindschaft mit der Luft, die man atmet, weil diese sich partout nicht bessern will. Mein Bruder freute sich in den ersten Jahren noch über das Schulfrei wegen der schlechten Luftwerte, während Rentner*innen tagelang in Fernsehen und Radio davor gewarnt wurden, sich außer Hauses oder – Allah bewahre – in die Innenstadt zu trauen. Ich selbst musste meine Ahnenforschung häufig auf den Blick aus dem Fenster beschränken, und wir alle schauten in den Himmel, in der Hoffnung, dass es endlich regnen möge. Jede etwas dunklere Wolke wurde zum möglichen Heilsversprechen, weil kein staatlich auferlegtes Investitions- oder Begrünungsprogramm die Kraft eines ordentlichen Regenschauers ersetzen konnte.

Die Luftverschmutzungsskala, die wir täglich konsultierten, wurde einige Jahre zuvor auf persische Bedürfnisse angepasst. Auf die klassische Ampel *grün, gelb und rot* folgte in der neuen Version die schlimmstmögliche Stufe *lila*. Auf diese blieb der Pfeiler in den nächsten Tagen stumm mahnend gerichtet, während sich *Schulfrei* im Kopf meines Bruders zu *Hausarrest* wandelte. In der Hoffnung, vielleicht doch bald wieder zur Schule gehen zu dürfen, stahl er sich frühmorgens zum Fernseher und schaute den Wetterbericht. Jeder weitere regenfreie Tag wurde mit lautem Stöhnen und Verwünschungen in Richtung strahlender Sonne kommentiert.

Ich saß mit einem Buch im Wohnzimmer, als ein Tropfen auf unseren Balkon fiel und ein kreisförmiges Loch in den gehäuften Staub brannte. Mein Bruder kam schreiend angelaufen.

»ES PASSIERT!!«

Sofort rannten wir auf die Straße, hielten unsere Gesichter in die Luft und fingen an, wie wild zu lachen, als Tropfen sich ins Unzählbare mehrten und der allererste Schauer einsetzte. Man spürte die gesamte Stadt aufatmen, der Geruch des Regens auf dem heißen Asphalt füllte unsere Nasen und während wir versuchten, den Regen mit unseren Händen aufzufangen, gesellten sich immer mehr Nachbar*innen zu uns. Vor allen anderen kamen die Alten, die es in ihren Wohnungen kaum noch ausgehalten hatten und nun endlich die göttliche Erlaubnis bekamen, sich wieder nach draußen zu begeben. Sie standen an ihre Eingangstüren gelehnt, blickten abwechselnd zum Himmel und zu uns und atmeten die frische Luft tief in ihre leidgeprüften Brustkörbe.

33

müde müde müde müde müde leer müde müde *leer* unwohl unwohl *leer leer* müde müde müde müde müde müde müde *leer leer* gelangweilt *leer* müde müde gelangweilt müde

Der Mensch ist ein undankbares Wesen, das seinen Körper erst dann zu schätzen lernt, wenn dieser ihm den Dienst verweigert und ihm so die eigene Fragilität vor Augen führt. Es war daher ein geschickter Feldzug meines Magens, mir in den letzten Wochen immer wieder unsägliche Krämpfe zu bereiten, nur damit ich ihm heute für seine einfache, schmerzlos-stille Existenz dankbar sein kann. Verliebt schaue ich in Richtung der Sertralinpackung, vielleicht waren es ja wirklich nur ein paar Startschwierigkeiten und wir sind doch füreinander bestimmt.

Dafür würde sprechen, dass die Geschwindigkeit meiner Gedanken in den letzten Tagen zumindest leicht abgenommen hat, auch wenn ich es nach wie vor nicht schaffe, ohne Bildschirm oder Menschen vor meiner Nase klarzukommen. Schwitzen tue ich weiterhin jede Nacht in einem Ausmaß, das mir rekordverdächtig vorkommt.

Und dann ist da noch das Gähnen.

Das Gääääääääääähnen.
Das Gää
ääääääääääääääähnen.

Eine der letzten verbleibenden Nebenwirkungen ist ein ständiges, nicht enden wollendes Altherrengähnen, das ich mir einfach nicht verkneifen kann. Immer wieder reiße ich, wie der Goldwyn-Mayer-Löwe, den Mund auf, dehne meine Kiefermuskeln und spüüüüüüüüüüüüüüle frische Luft in die hinteren Bereiche meines Kopfes. Mehrere Sekunden lang bleibt mein Mund offen stehen, legt sich meine Hand über mein Gesicht und startet ein seichtes Rauschen in meinen Ohren, das alle anderen Geräusche in der Umgebung dumpf verhallen lässt.

Ein bisschen unangenehm ist es mir natürlich auch, wobei ich nicht mehr wirklich zusammenbekomme, warum genau etwas Grundnatürliches wie das Gähnen mit Scham verbunden sein sollte. Erinnere mich an eine Lehrerin, die mir das Gähnen im Unterricht verbieten wollte, was ich natürlich als Kriegserklärung verstand. Heute aber tut die frisch hereingespülte Luft einfach zu gut, um den Vorgang nicht alle paar Minuten zu wiederholen. Außerdem weiß mein Rudel sowieso darüber Bescheid, dass es das Sertralin ist, das hier gerade gähnt, nicht ich. Und so lasse ich mich wieder und wieder zum tiefen, geräuschvollen Luftholen hinreißen und kommentiere es gelegentlich noch mit einem kleinen abschließenden Schmatzer.

Manchmal kann ich sogar ein paar andere Leute im Raum anstecken und mit ganz viel Glück geht eine richtige Gähn-Laola durch das Zimmer.

Hüüüüääääääääoooooooooooooouuuuuh

Eventuell liegt der Grund für mein Gähnen auch an der fortwährenden, kompletten Abwesenheit jeglicher Aufgaben oder Aktivitäten, da die Klinikmauer diese, in Zusammenarbeit mit Corona, penibel von uns fernhält. Die Therapeutin hat es noch immer nicht zu mir geschafft, diesmal gab es einen Notfall auf einer anderen Station. Und weil ich schon wieder, trotz väterlicher Hilfe, nur limitiertes Datenvolumen habe, erlebe ich zum ersten Mal seit Jahren etwas, das ich längst verloren glaubte. Eine richtige, dickflüssige Old-School-Langeweile. Eine Langeweile von der Sorte, wie es sie eigentlich nur vor dem Internet gab. Die Art Nichts-zu-tun-Habens, die dich ewig lang auf dem Rücken liegend einen Ball in die Höhe werfen und wieder fangen lässt, weil die Welt nur aus deinem direkten räumlichen Umfeld besteht und dort halt momentan nichts, gar nichts, wirklich absolut nichts passiert. Potenzielle Gedankenstrudel schirme ich mit einem Podcast ab, schnaufe, wenn es lustig wird, werfe den Ball bis knapp unter die Decke, fange ihn wieder, strecke mich und gähne laut.

Ich freue mich auf Malen nach Zahlen. Wie tief bin ich gesunken. Hocke an meinem Schreibtisch über einem traurigen weißen Viereck, auf dem ein paar Umrisse und noch mehr Nummern zu erkennen sind. Irgendwann wird hier mal ein Boot fahren. Soll es zumindest. Momentan fährt hier noch gar nichts, nur ich mir durch die Haare und den Pinsel in den kleinen hellblauen Bottich, auf dem die Zahl sieben steht.

»Versuchen Sie's doch einfach noch mal für sich allein. Ohne Radio, einfach Ihre Kreativität entfalten!«, ermunterte mich Bernd der Sozialarbeiter, als ich die Anfänge meines Bildes nach der letzten erfolglosen Ergostunde mit aufs Zimmer nahm.

Ich bin Regisseur. Ich habe Theater studiert. Was für ein Armutszeugnis, wenn das hier jetzt meine neue Kreativität sein soll. Sieben da, 13 da, bloß nicht über den Rand malen. Fantasie auf Wish bestellt. Kein Raum für eigene Ideen oder Risiko, sollte man auch nur einmal die Frechheit besitzen, aus dem Raster auszubrechen, herrscht hier Anarchie. Dann kann man den Karton direkt aus dem Fenster werfen und sich selbst hinterher, während die Raben neben dir zum Sturzflug ansetzen und schreien:

»Das hast du davon, jetzt passt die Baumfarbe nicht mehr zu den Blättern, du Vollwichser!«

Also ruhig bleiben und Anweisungen befolgen. 19 dahin.

Um das *Aerosmith*-Fiasko nicht zu wiederholen, höre ich zwei Menschen beim Reden zu, über die ich inzwischen unangenehm viel weiß, dafür dass sie mich überhaupt nicht kennen. Mein Körper fährt merkbar herunter, weil er jemanden vor sich hinreden hört und nichts Kluges antworten muss. Das ist auch mal in Ordnung. Ich will gerade allgemein nichts weniger, als Fragen zu beantworten oder mich zu etwas zu äußern. Will still sein. Will keine Entscheidungen treffen, nicht nach meiner Meinung gefragt werden, nicht sagen, was als Nächstes kommt, nichts planen. Hippies würden es ›sich treiben lassen‹ nennen, aber ein toter Fisch sieht im Strom auch lebendig aus. Hier 13.

Langsam kommt in der einen Ecke des Bildes richtig was zusammen, hier kann man schon so etwas Ähnliches wie einen Wellengang erkennen. Die zwei Typen auf meinen Ohren reden über Sticker auf ihren Briefkästen, es ist herrlich egal. Ich tupfe meinen Pinsel in den Bottich und schieße mich aus der Welt der Wichtigkeit. Nichts von dem, was ich hier gerade tue, hat irgendeinen Sinn, Zweck oder Mehrwert, das ist reine Beschäftigung und trägt zu nichts bei. Wieder 19. Geil.

Ich konnte nie malen oder zeichnen, sogar als Kind sahen meine Bilder so grotesk scheiße aus, dass sie es nicht einmal an unseren eigenen Kühlschrank geschafft haben, wahrscheinlich um keine Gäste zu verschrecken. Wobei meine Sozialpädagoginnenmutter nie ein schlechtes Wort über die *Kunstwerke* verlor, sondern meine bildgewordenen Autounfälle mit strahlendem Gesicht entgegennahm:

»Wow! Klasse! Weißt du was? Das kommt auf den *Sonderplatz*!«, sagte sie dann und ich glühte vor Stolz.

Der *Sonderplatz* war das oberste Fach von einem deckenhohen Holzregal neben dem Kühlschrank, in dem alle meine Kunstwerke fein säuberlich übereinandergestapelt lagen. Meine Mutter hatte mir den Sonderplatz mit lachendem Gesicht und der Erklärung verkauft, dass die Bilder dann nach »**ganz** oben kommen, noch über allem anderen drüber. Und immer, wenn wir eins angucken möchten, können wir es direkt vom *Sonderplatz* holen und allen zeigen!«

Stolz wie Bolle und mich selbst schon in der Kunstakademie wähnend, kletterte ich nach jeder neuen malerischen Glanzleistung auf einen Stuhl und legte die Bilder sorgfältigst an ihren neuen Sonderplatz – den sie nie wieder verlassen sollten.

Einige Jahre später sind wir umgezogen und der Sonderplatz musste geleert werden, was ich für eine schöne Gelegenheit zum Schwelgen in Erinnerungen hielt. Ich lag falsch und habe heute noch Schweißausbrüche beim Anblick dessen, was ich als Kind wohl für einen Teddy hielt: ein angekettetes, braunschwarzes Monster, das mit offenem Mund und spitzen Zähnen deutlich schmerzerfüllt aufschrie. Eine Therapeutin hätte jede Menge Analysestoff. Ein Glück, dass ich noch immer keine habe.

34

angst angst angst angst angst angst angst angst angst SIE SIE SIE angst angst angst *angst panik* **panik** panik schweiß schweiß schweiß schweiß angst angst **angst** angst angst schweiß schweiß panik weinen weinen angst weinen weinen

Albträume jede Nacht. Verlust von Familie, Freund*innen, Liebschaften. Immer wieder Bilder von Menschen, die ich liebe, die mir ins Gesicht sagen, dass sie mich verabscheuen. Bilder von IHR. Wache auf in Angst, mit tiefen, roten Furchen in meinen vor Schmerz pulsierenden Handflächen. Rote Linien, die meine eigenen Nägel über Nacht in das Fleisch getrieben haben. Minuten nach dem Aufwachen gefüllt von Leere. Warum aufstehen? Wissen, dass der Traum nicht Realität war, dass aber die Realität auch nicht gut genug ist, um die Schwere des Traums aufzuwiegen. Schwere jetzt auf mir.

Blutdruck wird genommen, das Ergebnis ist egal. Vom Innenhof her schreit entfernt eine Stimme, Calle zieht die Gardinen auf, der Himmel ist auf meiner Seite und zeigt uns sein farblosestes Grau, das undefinierbar und konturlos über uns wabert, als wolle es uns sagen, dass es auch da draußen nichts gibt, für das es sich lohnen würde, aufzustehen. Noch einmal umdrehen, heute kein Frühstück, wofür denn.

In kurzen Momenten der Stille ist es immer wieder IHR Gesicht, das sich durch meine Hirnrinde frisst und mich stumm anschaut. Übelkeit. Übelkeit Übelkeit Übelkeit Magenkrampf Ablenkung. Handy. Darauf neun Chats mit 21 unbeantworteten Nachrichten, die aber alle Teil des gleichen Gesprächs in verschiedenen Stadien sind. Es geht nur noch um meinen Zustand, was mich gerade nur noch nervt, weil mich die Mitleidsbekundungen nicht weiterbringen. Die Decke bis kurz unter die Nase gezogen und an irgendetwas irgendetwas irgendetwas Positives denken.

Calle kommt vom Frühstück zurück.

»Heude Nachmittag Depressivengruppe, haste Lust?«

Ja na klar, das ist doch ein Gamechanger. Danach ist sicher alles anders, da kann ich mich richtig drauf freuen.

»Jo.«

Zumindest wird morgen meine Dosis verdoppelt.

35

Während des Mittagessens kommt mein behandelnder Arzt mit einer groß gewachsenen Frau im Schlepptau in die Durchgangsesshalle geschneit. Er stemmt die Hände in die Hüften und grinst mich an, zeigt dann auf seine Begleitung. Sie hat lebhafte grüne Augen und rote Haare, die locker zu einem Zopf zusammengebunden sind, an der Unterseite ihres Halses lugt ein kleines Tattoo hervor, das unter ihrem Kragen verschwindet.

»Ein großer Tag, Herr Sadeghi! Sie sind jetzt auf fünfzig Milligramm Sertralin eingestellt, dabei belassen wir es fürs Erste. Und das hier, das ist Frau Kalienke. Ihre Therapeutin.«

Sprachlos lasse ich meinen Löffel in die Kartoffelpampe fallen. Es ist also endlich so weit. Meine Therapeutin. Ich stehe euphoriegeladen auf und schüttle Frau Kalienke so energisch mit beiden Händen die Hand, dass sie kurz vergisst, dass direkter Körperkontakt eigentlich verboten ist.

»Ich freue mich wirklich wirklich sehr, Sie kennenzulernen. Wann fangen wir denn an?«, frage ich ohne Umschweife.

»Öhm. Na. Eigentlich direkt jetzt«, antwortet meine Therapeutin.

»Genau. Ich würde Sie beide dann jetzt alleine lassen, wenn es keine Fragen mehr gibt?«

Ich nicke energisch. Mein Arzt geht zwei Schritte, dreht sich noch einmal kurz um und zeigt mit beiden Daumen nach oben, sodass ich mich kurz fühle, als sei ich ein Kind, das er gerade in der Kita abgegeben hat.

Ich stapfe meiner neu gewonnenen Retterin in Weiß hinterher und nehme es ihr nicht mal übel, dass sie mich, nachdem sie die Tür ihres Büros hinter uns schließt, erneut bittet, meine Geschichte zu erzählen.

Zum neunten Mal gehe ich die Etappen meines Lebens im Schnelldurchlauf ab und versuche, um dem Ganzen einen kleinen Schubser zu geben, schon den nächsten mentalen Schritt zu gehen und bei einigen Themen länger zu verweilen, um zu signalisieren, dass ich dort das Übel vermute. Die grünen Augen der Therapeutin fixieren mich, sie selbst brummt ab und an ein leises »Hmhm ja«. Am Ende meines Monologs herrscht Stille. Eine tiefe Stille, man hört nur den Bleistift, der hastig letzte Notizen kritzelt, bis auch er Ruhe gibt und mit mir gemeinsam auf die weisen Worte wartet, die gleich aus dem Mund *meiner* Therapeutin kommen werden. Mit bedeutender Geste streicht sie sich eine rote Strähne hinter ihr linkes Ohr, atmet tief ein und sagt:

»Herr Sadeghi. Wenn ich mir das alles so anhöre, dann denke ich, dass die beste Lösung für Sie wohl wäre, eine Langzeittherapie zu machen.«

Mein Gesicht scheint die Verwirrung und Sprachlosigkeit, die ich gerade empfinde, nur schlecht zu verstecken, deshalb führt sie ihre Erklärung direkt fort.

»Was Sie mir da gerade alles erzählt haben ... Da gibt es *ganz* viele Themen, die man mal *richtig* angehen müsste. Stellen Sie sich das mal wie einen Kleiderschrank vor, in den einfach alle Klamotten kreuz und quer unordentlich reingepfeffert wurden. Ja. Bei der Therapie würden Sie sich mit professioneller Hilfe jedes Kleidungsstück mal in Ruhe anschauen, bügeln, zusammenfalten und dann behutsam in die passende Schublade legen. Ein Antidepressivum kann vielleicht ein paar Symptome zeitweise gut unter Kontrolle halten, aber Sie müssen an die Ursachen ran und unsere Klinik ist da nur eine temporäre Lösung, diese Art von Therapie ist hier leider nicht möglich«, sagt sie, und während der Raum um sie herum zittert, kramt meine *Retterin* in ihrer Schreibtischschublade und reicht mir einen Zettel, auf dem dieselben Therapieplatzsuchwebsites stehen, die ich auch schon vor meiner Einlieferung frequentiert habe.

Wieder nichts. Wieder ein Endpunkt. Das Beben des Raumes wird intensiver, mein Herz beginnt zu rasen und es fällt mir jede Sekunde schwerer, nicht in Tränen auszubrechen. Nachdem ich ein paar Sekunden lang mit leerem Blick so getan habe, als würde ich das Hilfsblatt lesen, kriege ich doch noch eine Frage heraus:

»Können Sie mir nicht vielleicht trotzdem irgendwie helfen? Nur so ein kleines bisschen? Irgendwas, was ich tun kann, mit der Angst, gegen die Gedanken?«

»Oh. Hm, naja vielleicht ... Also ... Ja, doch! Es gibt natürlich auch Dinge, die Sie hier bei uns machen können. Zuallererst ist es für Ihre Heilung essenziell, dass Sie zur Ruhe kommen, dafür können Sie sich hier auch alle Zeit der Welt lassen. Und kennen Sie die 5-4-3-2-1-Technik?«

»Die was?«

»5-4-3-2-1-Technik. Die könnte Ihnen helfen mit den Panikattacken. Können Sie nutzen, um sich quasi vor Ihrem eigenen Kopf zu schützen«, sagt die Therapeutin und lächelt.

»Wenn Sie bemerken, dass die Gedanken wieder hochkommen, einfach fünf Dinge benennen, die Sie hören. Dann fünf, die Sie sehen, dann vier, dann drei und so weiter, um sich selbst wieder in die echte Welt zurückzuholen.«

»... okay.«

»Haben Sie sonst noch Fragen?«

Ich möchte antworten »Sie meinen jetzt abgesehen von den fünfhundert, die ich Ihnen eben in Form meiner Lebensgeschichte vor die Füße gelegt habe?«, schüttle aber den Kopf, bedanke mich und gehe mit meinem zerknitterten T-Shirt und verwüsteten Kleiderschrank zurück auf mein Zimmer.

36

Anstatt die Nachrichten auf meinem Handy zu beantworten, habe ich wieder mit Persischlernen angefangen. Konnte mich nicht mal an die Vokabel für ›besuchen‹ erinnern. *Molaaghaat kardan*. Was für eine gottverdammte Schmach für den verkommenen Sprössling einer Kultur, deren gesamtes Freizeitprogramm aus Familienbesuchen besteht.

Die Erinnerungen aus meiner frühen Kindheit bestehen aus Farben. Grün und Rot, die ineinander übergehen, dazu ein Gefühl von Wärme, dumpfe Geräusche und erste Gerüche. Einige der wenigen greifbaren Bilder, in denen Konturen verhärten und zu Menschen werden, sind die der Tausenden Familienfeste, zu denen mein Vater mich andauernd mitschleppte. Ich glaube, dass ich schon als Kleinkind angepisst darüber war, dass mein Vater nicht einfach mal Zeit mit mir allein verbringen wollte. Außerdem hielt er es nach der Scheidung für notwendig, ausschließlich Deutsch mit mir zu sprechen, weil er, wie er mir Jahre später erklärte, Angst hatte, ich würde in der fremden Sprache nicht mit ihm reden wollen. Ich wuchs also einsprachig auf und kann mein Iraner-Dasein wegen meiner hellen Haut seitdem nur noch mit meinem Nachnamen beweisen. Das wurde mir besonders bei den Irani-Partys zum Verhängnis.

Jedes Wochenende fuhren wir mit dem Auto zu Oma/Tante/Onkel/Cousine/Freund/Wer-war-*das*-noch-mal? Ich habe auf der iranischen Seite meiner Familie eindeutig zu viele Verwandte für mein halbdeutsches Hirn. Einmal saß ich im Bus zur Schule, schaute im Halbschlaf aus dem Fenster und hörte Musik, als sich plötzlich ein junger, persisch aussehender Mann neben mich setzte und ansprach.

»Hey Nick, wie geht's dir? Witzig, dich zu treffen, alles gut?«

Küsschen links, Küsschen rechts, Küsschen links. Auf jeden Fall Iraner.

»Wie geht's deinem Vater?«, fragte er mich. Bei Iranern eine ganz normale Frage, für die das Elternteil nicht, wie in Deutschland, tödlich erkrankt sein muss.

»Ja gut, danke dir. Und bei dir?«

»Digger Absturz, Baba ist so sauer, mein Handy wurde gezockt. Aber sag mal bitte ehrlich – was kann ich denn dafür, wenn die mich zu fünft abziehen? Egal, ich krieg die schon noch. Hier, schreib dir mal meine neue Nummer auf.«

Er diktierte mir ein paar Zahlen, ich drückte sie eifrig in mein Klapphandy.

»Ah, hier muss ich raus, schön dich gesehen zu haben, grüß lieb von mir, ja?«

Küsschen links, Küsschen rechts, Küsschen links, er hangelte sich an den Haltestangen in Richtung Bustür.

Ich habe bis heute keine Ahnung, wer dieser Mensch war, er ist in meinem Handy als *Cousin?* abgespeichert.

Bei Familientreffen saß ich meist mindestens genauso planlos auf meinem Platz herum und verstand nichts von dem, was um mich herum geschah. Alle Menschen im Raum hatten, im Gegensatz zu mir, schöne braune Haut und schwarze Haare und Münder, aus denen ein schnelles, halb gesungenes Persisch kam. Sie rochen gut, nach viel Parfum, unterhielten sich lachend und warfen mir ein Lächeln zu, wenn sich unsere Blicke streiften. Manchmal stellten sie kleine Fragen auf Deutsch, die ich so ausführlich wie möglich beantwortete, um nicht so schnell wieder mir selbst überlassen zu werden.

Sie nickten freundlich, strichen mir über Kopf und Wange oder küssten mich, gaben mir Kosenamen, die ich nicht verstand und gingen weiter.

Angespannt saß ich in ihrer Mitte, hoffte, dass mich niemand auf Persisch ansprechen und der Lächerlichkeit preisgeben würde und wartete darauf, dass endlich das Essen serviert wurde, das ich schnell in mich hineinschlingen wollte, um danach im Nebenzimmer in Ruhe Game Boy spielen zu können. Nintendo war schon damals mein Safe Space.

Das ewige Warten fühlte sich wie Folter an. Weil wir damals noch auf der Plastikplane auf dem Boden aßen, musste ich im Schneidersitz oder auf Knien hocken, was ich aufgrund meines Mehrgewichts von ganzem Herzen hasste. Immer wieder stellten sich Taubheitsgefühle in meinen dicken Oberschenkeln ein, ich verlagerte mein Gewicht von links nach rechts und starrte, betört durch den Geruch der köchelnden Soßen, auf die geöffnete Tür zur Küche, durch die jeden Moment meine Oma mit dem Safranreis kommen musste. Wieder fühlte ich mich, als sei ein Scheinwerfer auf mich gerichtet, als könnte mich jederzeit jemand anschauen und bemerken, dass ich hier doch eigentlich gar nicht hingehörte. Niemand sonst schien so gefüllt von Unruhe, im Gegenteil, sie genossen das Beisammensein und unterhielten sich in einer wahnsinnigen Lautstärke, die meine Unsicherheit nur noch weiter ankurbelte. Nicht mit ihnen sprechen, nicht mal problemlos *sitzen* wie sie konnte ich.

Leider vergehen Ewigkeiten vom Zubereitungsbeginn bis zum ersten Bissen, schließlich muss das Fleisch erst Stunde um Stunde zart gekocht, der Reis umgeschichtet werden, fehlen noch Teller, Besteck, Joghurt, Kräuter, Salat und Sauce. Meinen Knien aber fehlte der kulinarische Feinsinn, sie litten Höllenqualen, und um mich herum schrie alles in einer Sprache, die ich nicht verstand.

ملاقات کردن – *molaaghaat kardan* – besuchen.

37

»Da ist ein Loch«,

sagten sie in der Schule und zeigten auf mich. Zeigten auf meinen Steckbrief und klickten dann auf Wikipedia, um mir einen Vergleich zu zeigen.

Tatsächlich. Bei den anderen gab es kein Loch, da stand es schwarz auf weiß, gleich in den ersten Sätzen ihres Eintrags. Nur ich wusste wieder nicht, wer ich war, und fühlte mich falsch.

»Denk drüber nach, Nick. Und wenn du eine Antwort hast, meld dich einfach«, sagten sie.

Damit war also auch für mich die Zeit gekommen, diesem diffusen Gefühl, das das Wort ›Heimat‹ mit sich zieht, Staatsgrenzen zuzuordnen. Namen. Namen von Ländern, die sich an meinen Namen anschließen würden, zur Erklärung, zur Einordnung.

Mehdi Mahdavikia, tippte ich in die Suchleiste, überprüfte seinen Eintrag. Auch bei ihm stand es da, gleich zu Beginn. So sah ich die Notwendigkeit ein und brachte die neue Synapsenverbindung mühsam meinem Mund bei, der fortan »Deutschland« sagte, aber eben auch »Iran« und damit wohl richtig lag – oder zumindest die Falten glätten konnte, die sich vorher ringsum auf die fragenden Stirnen gelegt hatten. In meinem Schulatlas konnte ich auf zwei Namen zeigen, die von blauen, gekringelten Linien umgeben waren und zugehörige Hauptstädte hatten.

»Danke«, haben sie dann gesagt.

»Richtig.«

Ich genieße dieses Gefühl enorm, wenn man eine korrekte Antwort geben kann. Ein bisschen zu sehr vielleicht. Eventuell ist es deshalb auch egal, dass ich nicht sagen kann, dass ich durch diese Episode klüger geworden sei oder mehr wisse.

Alles, was ich über den Iran weiß, was ich erlebt habe und wie ich an ihn denke, sehe ich durch drei Schleier.

Der erste Schleier

ist die Flucht, die das Land meines Vaters in die Obhut der anderen gegeben hat. Flucht ist immer Abkehr, von etwas oder jemandem. Ist es Verneinen von Verantwortung? Es ist seitdem auf jeden Fall nicht mehr wirklich *unser* Land, weil es irgendwann so wenig *unser* war, dass es nötig wurde, vor denen zu fliehen, die es zu *ihrem* machten.

Genau dieser Schleier legt sich über die Stimme meines Vaters, wenn er mit mir spricht, während wir durch Teheran fahren. Er erzählt davon, wie die Straßen, wie die Leute vor der islamischen Republik aussahen, und ich sehe die leeren Parks, den stehenden Vorhang aus Abgasen und die mit bärtigen Gesichtern von Märtyrern verzierten Häuserfassaden. Stelle mir dabei vor, dass, wenn ich dieser Stadt die Haut abziehen würde, sich darunter das Teheran meines Vaters verbirgt, das bloß darauf wartet, dass das wachsame Auge der Ayatollahs kurz wegschaut, um sich mit einem Mal zu schütteln und den dicken Film der letzten Jahrzehnte abzustreifen.

Seit über 40 Jahren warten wir auf diesen Moment. Jede iranische Person der Diaspora, die ich kenne, steht den heutigen Repräsentanten *unseres* Landes mit einem Mindestmaß an Hass gegenüber und spricht unablässig Flüche aus, die durch ihre Häufigkeit bald zu Floskeln werden und im Strom der Zeit verschwinden.

Doch immer häufiger türmen sich in diesem Strom Wellen auf. Momente, in denen der Zusammenbruch des Regimes plötzlich immanent und unausweichlich scheint, in denen ein neuer Tiefstand erreicht, das Brüllen der Proteste unüberhörbar laut wird und wir in unserer Hoffnung anfangen zu träumen. Vom Potenzial dieses Stücks Erde; von ausschweifenden Partys auf Teheraner Straßen, von der massenhaften Rückkehr der Abermillionen Exiliraner*innen aus allen Ecken der Erde, von europäischen Tourist*innen, die im Norden Ski fahren und im Süden am Strand liegen würden. Mann und Frau, Seite and Seite. Von der Rückeroberung dessen, was sie, was wir damals verloren.

Doch dann kommen die Videos.

Laute Schreie, blutverschmierte Shirts, weinende Mütter. Mit ihrem Tod – auch der der Hoffnung. Und die Scham, dass dieser Wunsch nach einem anderen Iran für mich einen so anderen Stellenwert hat als für *ihn*, der dort auf der Trage liegt, dessen Familie *ihn* nun trägt und sich dabei auf die Brust schlägt. Denn auf diese Momente folgt für mich deutscher Alltag, für sie der Verlust, die Angst und das Grauen.

Ich wende mich ab und der erste Schleier schließt sich.

Der zweite Schleier

ist der Moment, wenn ich meine zwei Antworten auf die Frage nach meiner Heimat, ›Deutschland‹ und ›Iran‹, zusammenführen muss vor jenen, die sich dem Problem einer solchen Zusammenführung nie stellen mussten, weil ›Deutschland‹ reichte. Mein Vater sagt in solchen Momenten das böse R-Wort, mit dem Deutsche so ungern belegt werden. Meine Akademikerfreund*innen nennen es »Undifferenziertheit der Georegion gegenüber« und ich – ich weiß nicht, wer Recht hat. Ich weiß nur, dass ich andauernd erklären muss, dass Iraner*innen keine Araber*innen sind, während ich in der Brille meines Gegenübers Bilder der ARD sehe, in denen Flaggen verbrannt und Todesstrafen ausgesprochen werden, wo Israel das Existenzrecht aberkannt wird. Wo indogermanische Sprachzweige egal und von Binaritäten ersetzt werden: da schlecht, hier gut. Plötzlich wachsen die blauen Landesgrenzen meterweit in die Höhe, kerkern ein, wer sich zwischen ihnen aufhält.

Wie komme ich da dazwischen? Warum muss ich Sätze sprechen, nach denen ich mich schmutzig fühle? Wieso höre ich mich sagen, dass ich wirklich echt voll gerne in einer Demokratie lebe und wie wichtig *Freiheit* doch ist, und zwar nicht nur für Beine im Flixbus. Warum bin ich Botschafter eines Landes, das ich nur aus dem Urlaub kenne? Warum rede ich plötzlich über persische Küche, Gastfreundschaft oder darüber, dass jeder Mensch, der mal eine Woche in Teheran verbracht – – –

Genau das ist es. Diese grundsätzliche Verteidigungshaltung, in die ich mich gezwungen fühle, das ist der zweite Schleier. Das permanente *Eigentlich ist es da aber schon etwas schmutzig–unterentwickelt–problematisch*, das den Grundtenor vieler Gespräche mit Bioladendeutschen ausmacht. Es verunmöglicht mir jegliche Romantisierung, die es einer eben solchen vermeintlichen ›Heimat‹ gegenüber doch braucht.

Ich habe es satt, die Rolle des *Wo-ich-herkomme-nix-gut* zu spielen, die Migrant*innen aus dem globalen Süden zugedacht ist. Es ist dem Menschen doch zu eigen, dass er die eigenen, heimischen Dinge irrational hoch lobt. Ich als HSV-Fan weiß wirklich, wovon ich spreche.

Doch dieser zweite Schleier ist enger gewebt. Er sitzt so eng, dass er meine Haut nach hinten zieht. Und er bleibt manchmal an Dritten kleben, sodass er sich immer wieder wie von selbst öffnet.

Der dritte Schleier

ist der Iran in Deutschland.

Manchmal begegne ich hier Menschen, die meinen Nachnamen besser aussprechen als ich selbst. Da ist dann plötzlich Isfahan in Ingolstadt. Wer hat gesagt, dass sich Länder nur linear und auf Basis ihrer alten Grenzen verschieben dürfen? Was, wenn sie sich plötzlich ineinander verkeilten? Was, wenn mitten in Deutschland auf einmal Iran wäre? Was, wenn er es längst ist?

Menschen, die jemals um den 21. März herum in Hamburg oder Frankfurt versuchten, eine Großraumlocation zu mieten, merkten kurz später, wie viel Iran bereits jetzt in Deutschland steckt und wie chancenlos ihr Unterfangen von Anfang an war. Pünktlich zu Frühlingsbeginn werden diese grauen Klötze mit Neonschrift richtig schön iranisiert: Denn es ist Nouruz, persisches Neujahr.

Der Jahresumbruch im persischen Neujahr fällt mit dem Frühlingsbeginn zusammen, was meiner Meinung nach der einzig richtige Moment für ein Neujahrsfest ist. Der sprießende März schafft es deutlich besser, mir ein Gefühl von Hoffnung in die Zukunft zu geben, als der matschnasse Dezember. Die Poststelle der EU beantwortet meine diesbezüglichen Anfragen leider nicht, dabei wäre Nouruz ein volkswirtschaftlicher Segen, weil es Silvester- und Weihnachtsfeiertage zu einem Fest zusammenstreicht: Feiernde verbringen zum persischen Neujahr mehrere Tage mit der Familie, man zählt gemeinsam auf Null herunter und Kinder bekommen Geschenke.

Weil wir integrierwütigen Iraner*innen natürlich ebenfalls Weihnachten feiern (wenn auch mit abgeschmacktem Plastikbaum und Silberlametta), dürfen sich Deutschiraner*innen also zweimal im Jahr über Präsente freuen.

Persische Feste erkennt man im Vorbeigehen an der shishabarmäßigen Parfumwolke, die einen schon beim Betreten des Wohnblocks in die Arme nimmt und in Richtung der Tanzfläche zieht. CK one, Cartier, Bulgari, Tommy Hilfiger – Douglas sollte am Eingang Cay anbieten, wir wären für 90 Prozent ihres Umsatzes verantwortlich.

Es wird viel getanzt, und ob man will oder nicht, man wird früher oder später von einer Tante zum Mittanzen genötigt und ist ihr nachher heimlich auch ein klein bisschen dankbar, weil sie einem die eigene Coolness aus dem Weg geräumt hat, wie es nur Tanten und Mütter können.

Spät am Abend kommt dann Haji Firouz. Ein geblackfaceder Mann in rotem Anzug, der Geschenke verteilt. Theoretisch trägt Haji Firouz kein Blackface – sein Gesicht ist, der Sage nach, vom jahrelangen Rauch und Ruß schwarz geworden, weil das Feuer seit zoroastrischen Zeiten im Iran eine große Rolle spielt. Rein praktisch sieht das Ganze aber wirklich *stark* nach Blackface aus, und so sehr es Almanfreund*innen auch probieren, sie schaffen es nicht wirklich, ihre Anspannung zu überspielen.

Wenn dann irgendwann die Autos auf den Höfen dieser so abstoßend hässlichen Eventhäuser wieder angelassen werden, wenn Fensterscheiben herunterfahren, Verabredungen gemacht werden, während Kinder auf Rückbänken einschlafen und Fensterscheiben wieder hochfahren, wenn sich bei persischer Popmusik beim Steuern durch nächtliche Straßen dieses wohlige Nachpartygefühl einstellt, wer kann dann noch sagen, ob das hier gerade Iran oder Deutschland ist?

Wenn mein Vater und ich am nächsten Tag aufstehen und uns mit verklebten Augen im Wohnzimmer begegnen, müssen wir uns entscheiden, für wen von uns beiden unser Gespräch zur Anstrengung wird. Entweder ich hangle mich auf Persisch von Wort zu Wort und versuche händeringend, den Ideen halbwegs gerecht zu werden, die ich mit ihm teilen möchte – oder aber er hält bei jedem zweiten deutschen Satz länger inne, wühlt in seinem Kopf und zieht ein Wort heraus, das er mir fragend hinhält, hoffend, dass ich ihn nicht berichtigen muss. Denn berichtigt werden will er immer, möchte die Prozente zurückbekommen, die er im Iran verlor. Vielleicht irgendwann auf 98 kommen.

Im Moment des gesprochenen Morgengrußes wird die Entscheidung gefällt, und in genau dieser Sekunde brechen plötzlich die blauen Linien aus meinem Schulatlas berstend durch die Zimmerwand, ziehen sich durch die Trümmer, zwischen uns entlang, teilen unsere Köpfe, zerschneiden unsere Arme und Beine, jagen in unsere Brust. Ich kann noch erkennen, wie sich in den Augen meines Vaters eine Entschuldigung formt, da schließt sich der dritte Schleier.

38

Jespers letzter Tag ist gekommen, seine Augen strahlen noch heller als sonst, beim Frühstück sitzen wir um ihn herum wie bei einem Kindergeburtstag.

»Und, was machsu als erses, wennu hier raus bis?«, fragt Calle.

»Meine Frau und ich fahren direkt an die Ostsee. Und dann spring ich da erst mal rein, mir egal, wie viel Grad die hat, ich brauch das«, lacht Jesper zurück.

»Pass bloß auf! Nicht, dass die dir das hier als Selbstmordgedanken auslegen«, sagt Eidin zwinkernd. Jesper hebt entschuldigend beide Hände.

»Keine Sorge, ich bleib schön hinter der ersten Boje«, antwortet er lächelnd, während Helen ein kleiner Seufzer entfährt.

»Boah, jetzt so am Ostseestrand sitzen …«, sagt sie und lässt ihr Kinn auf ihre aufgestützten Hände fallen.

»Einfach die Wellen und die Weite genießen.«

Wahrscheinlich spüren die anderen genau wie ich inzwischen eine gewisse Begrenztheit in unseren Rudelspaziergängen. Jeder gepflasterte Weg wurde in beide Richtungen zigmal von uns abgegangen und langsam kennen wir jeden Stein mit Vor-, Nach- und Spitznamen. Calle hat seit ein paar Tagen sogar eine App, die einem die Baumart verrät, wenn man die zugehörigen Blätter fotografiert, sodass auch ich Stadtkind inzwischen eine Eiche von einer Kastanie unterscheiden kann. Sogar wenn gerade keine braunen Kugeln herumliegen. Über Depressionen weiß ich noch immer so gut wie nichts, aber zeig mir ein Kastanienblatt und ich sage dir: »Jo, dat is ne Kastanie.«

Jespers Sachen liegen gepackt im Flur, seine Frau wartet am Eingang auf ihn, wegen Corona darf sie nicht auf das Gelände. Wir stibitzen einen kleinen Bollerwagen, den die Pfleger*innen eigentlich für die Wasserflaschen nutzen, und laden Jespers Gepäck darauf. Die Schnalle einer Tasche ist übersät mit kleinen weißen Bändchen, auf ihnen die Kürzel verschiedenster Flughäfen der Welt. Neugierig blättere ich die Etiketten durch. Algerien, Mauretanien, Usbekistan …

»Jesper, was hast du denn in … Eritrea gemacht?«, frage ich neugierig. Jesper packt gerade eine letzte Tasche und sagt, ohne aufzuschauen:

»Kamele trainiert.«

»… bitte?«

»Ich hab so störrische Kamele wieder auf Linie gebracht. Hab dir doch von meinen Pferden erzählt, oder? Und naja, letztendlich ist so ein Kamel doch auch nur ein Pferd mit zwei Höckern. Ein Bekannter von mir hatte früher eine ganze Horde von den Dingern in Australien, dem hab ich mal im Urlaub ein bisschen ausgeholfen und bevor ich mich versehen hab, war ich in der Kamelwelt bekannt wie ’n bunter Hund! Das ist ne ganz enge Community, hab halb Afrika gesehen. Damit hab ich dann zehn Jahre lang mein Geld verdient, bis es in Mali mal brenzlig wurde und ich grad noch so mit dem Leben davongekommen bin.«

Sprachlos gucke ich die anderen an, die auch nicht so recht wissen, was sie mit dieser neuen Information anfangen sollen. Jesper, der Kamelflüsterer.

»So, jetzt noch ein letzter Hagebuttentee und dann geht’s los«, sagt Jesper erfreut. Mein Gesicht verliert jegliche Fassung. Wer zur Hölle ist dieser Mensch?

Der Bollerwagen macht seinem Namen alle Ehre und rattert laut neben uns her, als wir Jesper mit seinen Siebensachen zum Eingang bringen. Seine Frau ist, zu unserer großen Enttäuschung, mit dem Auto angereist.

Trotzdem begrüßen wir sie wie eine Freundin, verabschieden ihn mit breitem Grinsen und (illegalen) engen Umarmungen, überbieten uns gegenseitig in der Intensität unserer Winkbewegungen.

Abschiede in der Klinik sind komisch, weil man sich wünscht, die Person, die einen verlässt, nie wiederzusehen. Zumindest nicht hier. Wir bleiben noch ein bisschen stehen und schauen dem Auto nach, während es die Allee, die zur Klinik führt, hinunterfährt. Sie ist von Kastanien gesäumt.

39

SIE PANIK PANIK **PANIK PANIK** PANIK PANIK SIE PANIK **PANIK** PANIK ANGST ANGST ANGST ANGST ANGST ANGST ANGST TODESANGST SCHNAPPATMUNG SCHNAPPATMUNG **KEINE LUFT** BILDER VON IHR Wie SIE mich mit leidendem Blick anguckt, ohne zu sprechen. SIE antwortet nicht. Egal, was ich sage. Macht mir stumm klar, dass ich immer noch IHR gehöre, für immer gehören werde, auch wenn SIE keine Verwendung mehr für mich hat. Das ist IHR Kopf, ich trage ihn nur.

Fünf Dinge, die ich sehe: den Tisch, den Rasen vor der Tür, die Deckenlampe, den Nachttisch, meine Knirschschiene. Fünf Dinge, dic ich höre: das Rauschen der Heizung, Calles Atmen, einen krächzenden Vogel, Stimmen aus dem Nebenzimmer, die trocknende Spucke in meinem Mund. Vier Dinge, die ich sehe: Calles Zigarettendrehmaschine, meine vollgeschwitzte Decke, zertretene Glückskeksreste, eine Packung Schokobons. Vier Dinge, die ich höre: die Waschmaschine auf dem Flur, Calle, der sich im Bett umdreht, einen anderen Vogel, den Wind in den Bäumen. Drei Dinge, die ich sehe: meine nassen Hände, die weiße Wand, Calles riesige Schuhe. Drei Dinge, die ich höre: meinen Kopf, der sich auf dem Kissen dreht, eine Tür, die zugeschlagen wird, meinen Atem. Zwei Dinge, die ich sehe: den Rand meiner Brille, die Wasserflasche neben meinem Bett. Zwei Dinge, die ich höre: Calles Husten, Stimmen von draußen. Ein Ding, das ich sehe: den Tabak, der über den Tisch verteilt liegt. Ein Ding, das ich höre: das leise Flüstern des Fernsehers im Aufenthaltsraum.

Langsam und misstrauisch füllt sich meine Lunge wieder.

40

Oscar stößt manchmal wieder zum Rudel dazu. Auf unsere Station darf er wegen der Abstandsbestimmungen nicht, aber bei gemeinsamen Outdooraktivitäten scheint der Virus machtlos zu sein. Oscar erzählt von seiner neuen Medikation, von seinen sechzehn Stunden Schlaf am Tag. Wir hören ihm zu, machen anerkennende Geräusche.

»Starke Seele, armes Schwein«, sagt Eidin ihm leise hinterher, legt die Hände in den Nacken und nimmt seine Silberkette in den Mund, während Oscar wieder auf seine Station zurückgeht.

Es gibt einen Fußballplatz auf dem Klinikgelände, dessen ungenutzter Rasen so top in Schuss ist, dass die Nationalmannschaft ihn bespielen könnte. Die Tore sind verschiebbar und haben Netze, was ein Traum für Freizeitfußballer*innen ist, weil man sich das Feld dadurch so klein wie nötig machen kann, um den Laufaufwand zu minimieren und dem eigenen Lungenvolumen entgegenzukommen.

Nachdem das Rudel einige Male während der Spaziergänge an diesem Platz vorbeigetrottet ist und ich jedes Mal sehnsüchtig den leerstehenden Toren hinterhergeschaut habe, sage ich während einer Morgenrunde betont lässig:

»Wir sollten mal ein bisschen kicken, macht bestimmt Spaß.«

»DA bin ich raus!«, platzt es panisch aus Oscar heraus, der direkt selbst merkt, wie unangebracht laut er gerade gesprochen hat, und sich mit einem:

»Ich bin dann einfach Cheerleader. Aber meinen Pulli

behalt ich an!« lächelnd entschuldigt. Die anderen sind der Fußballidee weniger abgeneigt, und so werden kurz darauf klinikinterne Nachrichten verschickt, Sportshirts zusammengesammelt (Jogginghose tragen wir ja schon) und Schuhe geschnürt, denn ein paar Stunden später heißt es »Suchtkranke gegen Depressive«.

Trotz meines fußballerischen Interesses habe ich in meinem Leben nur drei Monate im Fußballverein verbracht, bis mir klar wurde, dass auch Spiele am Sonntagmorgen um neun Uhr im Regen stattfinden würden, worauf ich postwendend meine Fußballschuhe an den Nagel hing und nie wieder anzog. In der Schule wurde ich immer in Runde drei oder vier gewählt, absolutes Mittelmaß, wäre ich ein Bundesland, ich wäre Hessen.

Ich glaube, Sport wurde erfunden, um sich von der Welt abzulenken. Es ist kein Zufall, dass der Fußball in Deutschland seine größten Sternstunden nach dem Krieg und der Wiedervereinigung feierte. Ein Fußballstadion ist ein quasireligiöser Ort, die pilgernden Fans wohnen einer Zeremonie bei. Der Eifer, mit dem sich Bildungsbürger*innen oft vom ›Proletensport Fußball‹ distanzieren, ist mir immer auf die Nerven gegangen, weil es nur die äußerste Schale von dem erkennt, was dieser Sport im Menschen auslösen kann. Keine einzige Theaterveranstaltung, keine Demo der Welt ist in der Lage, auch nur ansatzweise die Emotionen freizusetzen, die jedes Wochenende in den Stadien Deutschlands in die Atmosphäre geballert werden. Ich habe erwachsene Männer johlen, weinen und sich küssen gesehen, ich habe puren Hass erlebt, der drei Pfiffe später wie aufgelöst war. Das aufgeregte Gemurmel, die gemeinsamen Gesänge, das Aufschreien und das Luftanhalten vor dem Schuss, die Stadionluft, in der sich Zigaretten, Brezeln, Bockwurst und Bier mischen.

Die Luft in dieser Ecke des Geländes riecht nach Dünger vom Acker nebenan. Langsam füllt sich der Rasen und als unser Rudel auf das Feld schreitet, ertönt zwar keine Hymne, doch ich meine erkennen zu können, wie mehrere Grashüpfer sich um die besten Sitzplätze streiten und Turbo sich gemächlich seinen Weg in Richtung Ehrenloge bahnt.

Die Suchtkranken – das erkennt man, sobald man zu den ausschließlich in Muskelshirt gekleideten Gegner*innen herüberschaut – sind uns körperlich weit überlegen.

»Ihr seid doch gedoped!«, ruft Eidin zu ihnen rüber. Man sieht seinen dünnen Waden an, dass sie schon länger keinen Sportplatz aus der Nähe gesehen haben.

»Schön wär's!«, schallt es zurück. »Hast was bei?!«

Gelächter.

Helen, Eidin und ich schießen den Ball ein bisschen hin und her. Calle stellt sich ins Tor, wofür ich ihm sehr dankbar bin, da das Torwart-Dasein mir mit Abstand am wenigsten liegt. Ich habe noch nie verstanden, wie man freiwillig auf einer Position spielen kann, wo es etwas Gutes ist, wenn man den Ball volle Pulle in die Schnauze bekommt.

Der Löwenbändiger, der sich uns inzwischen als Adnan vorgestellt hat, läuft direkt nach vorne in den Sturm, sein Freund sitzt draußen auf der Bank in gebührendem Abstand zu Oscar.

»GEHTLOUS!«, schreit Calle unvermittelt und schießt den Ball mit voller Wucht so hoch, wie er nur irgend kann. Fünf misslungene Pässe später wird deutlich, dass es hier heute keine Topleistungen zu sehen gibt, aber das hat den HSV ja auch nie davon abgehalten, es zumindest zu versuchen. Ich setze zum Sprint an und merke, wie meine Gedanken langsam ihre Kraft verlieren, immer weiter hinter mir zurückhinken, wie sich ihre Schnürsenkel öffnen, sie im Rasen hängen bleiben. Kann den Abstand zu ihnen vergrößern, weil mein Körper seine ganze Aufmerksamkeit bündeln muss, um Sauerstoff in die jetzt schon leicht überforderten Muskeln zu pumpen. Die Abgelenktheit meines Kopfes nehme ich mir zum Anlass, das Ruder zu übernehmen und es meinem Körper so richtig zurückzuzahlen. »Du hast diesen Krieg begonnen, Kollege, jetzt wird schön gelaufen, noch mal und noch mal, und wenn du am Ende kotzen musst, weißt du endlich, wie sich das anfühlt, du Stück Scheiße. Auf geht's!«

Auch Helen läuft zu Hochtouren auf, nach einigen Minuten ruft sie mit rotem Kopf:

»Eidin und ich machen die Abwehr, geh du mal in die Mitte, Nick, scheinst ja Bock auf Laufen zu haben!«

Tatsächlich bin ich der Einzige in meinem Team, dessen Lunge noch nicht halb kollabiert ist. Eine Gegenspielerin, die sich vorhin mit den Worten »Janine, Alkoholikerin« vorgestellt hat, läuft dagegen wie wild an der Seitenlinie rauf und runter.

»Ihr solltet mich mal sehen, wenn ich getankt habe!«, beantwortet sie die erstaunten Blicke ihrer Teamkollegen und wischt sich den Schweiß von der Stirn.

Adnan schmeißt sich in jeden Ball, er verbringt die Hälfte der Zeit grätschend auf dem Boden, und obwohl nur ich mich mit ihm verständigen kann, funktioniert zwischen ihm und den anderen Teammitgliedern auch ein lautes »Hier!« – das Esperanto des Fußballs.

Das Spiel ist extrem knapp, Tore fallen immer wieder abwechselnd auf beiden Seiten, Helen erweist sich als beinharte Abwehrkante. Die »Suchtis«, wie sie sich selbst bei jedem Torjubel laut grölend nennen, laufen uns zwar Knoten in die Beine, spielen aber nicht wirklich zusammen. Sie ballern sinnlos aufs Tor und reden nicht miteinander, ganz im Gegensatz zu uns. Wölfe sind nur im Rudel stark.

Eine kleine Traube an Zuschauer*innen hat sich inzwischen am Seitenrand gebildet. Es wird geraucht und gerufen und ich glaube, die ersten Wetteinsätze mitzubekommen. Bei einem Eckball wird Calle leicht gerempelt und der Ball landet im Tor.

»Videoüberprüfung!«, schreit Calle auf, aber der Keller in Köln bleibt stumm, Treffer regulär. Dafür fangen die Kirchglocken an zu läuten, was bedeutet, dass wir langsam zurück zur Station müssen, wenn wir nicht wieder Ärger vom Personal kriegen wollen.

»Letztes Tor entscheidet!«, hallt es über das Feld und durch meinen Körper geht ein Entscheidungswille, wie ich ihn seit Monaten nicht mehr verspürt habe. Ich will dieses verkackte Ding hier gewinnen, koste es, was es wolle.

Wir haben Abstoß und Calle führt ihn kurz zu Helen aus, die direkt von einem übermotivierten Gegner attackiert wird, der den Ball zwar noch berührt, den Pass auf Eidin aber nicht verhindern kann. Eidin pfeift inzwischen aus dem letzten Loch und sucht mit panischem Blick nach einer Möglichkeit, den Ball ohne viel Laufweg wieder loszuwerden, weshalb ich auf ihn zurenne und nach ihm rufe. Mit letzter Kraft bugsiert Eidin den Ball grob in meine Richtung und schafft es dabei noch, den ersten Abwehrring der Suchtis zu durchbrechen. Adnan und mich trennen jetzt nur noch zwei Verteidiger vom Torwart. Ich pumpe das letzte bisschen Akku in meine Beine, bedeute Adnan, mitzulaufen. Gemeinsam nähern wir uns dem gegnerischen Kasten Meter um Meter, und als wir in Schussweite sind, zeige ich mit dem Arm nach links und rufe Adnan auf Persisch:

»Geh rechts, nicht links!« zu. Er fängt an, nach links zu sprinten, worauf seine Manndeckerin in ebenjene Richtung läuft und dumm guckt, als Adnan plötzlich einen Haken schlägt und nach rechts läuft, wo ich kurz zuvor den Ball hingespielt habe. Unser Löwenbändiger hat jetzt nur noch einen Verteidiger vor sich, ich versuche einen letzten Sprint und habe ihn fast erreicht, als Adnan ausholt, den Ball mit Vollspann trifft und ihn mit Effet am Torwart vorbeibugsiert.

Unendlichkeit.

Laut schreien wir auf, Adnan hüpft umher und wir rennen auf ihn zu. Ich weiß nicht, wie es sich anfühlt, die Champions League zu gewinnen, aber ich bezweifle, dass es das hier schlagen kann.

Ein paar Minuten später liegen wir erschöpft nebeneinander auf dem Rasen. Oscar hat sich zu uns gesellt, Eidin und Helen erzählen sich mit größter Euphorie gegenseitig den Verlauf des Spiels nach. Adnan zwinkert mir noch mal zu und geht dann zurück in Richtung Station.

»Ach, jetz nen kühles Bierchen«, sagt Calle. Laute Zustimmung aus dem Lager der Suchtkranken.

41

Keinen Tropfen Energie im Leib. Merke schon bei den wenigen Schritten in Richtung Frühstück, dass mein Körper heute zu mehr nicht in der Lage sein wird. Jede Bewegung schmerzt, während meine Fasern mich anschreien, mich gefälligst wieder ins Bett zu legen. Diese Schreie habe ich früher Muskelkater genannt, mit einer Creme eingerieben, meinen Kopf über die Schmerzen gestellt und sie als lästigen Tagesbegleiter ertragen. Da mein Schädel aber seinen Arbeitsvertrag einseitig aufgekündigt hat, haben die Schmerzen freies Feld und reiten über die heruntergelassene Burgbrücke mit Fanfaren ein, um sich den gesamten Tag zu eigen zu machen.

Jedes Mal, wenn ich das Handydisplay leuchten lasse, wird die Zahl der ungelesenen Nachrichten größer und gewinnt an Lautstärke. Mein Bettzeug riecht nach Schweiß, meine Beine riechen nach CBD-Öl, was als natürliches Allheilmittel angepriesen wird, mich aber wahrscheinlich eher deshalb beruhigt, weil es das Zimmer leicht nach Cannabis riechen und mich an eine Zeit erinnert lässt, in der ich noch entspannt bekifft auf der Wiese liegen und den Blumen beim Wachsen zugucken konnte.

Calle kommt durch die Tür, bleibt kurz vor seinem Bett stehen, reißt die Augen auf und guckt mich mit hochgezogenen Augenbrauen an.

»Digger. Hassu Weed am Start?!«

»Sorry man, CBD-Öl. Ist kein THC drin.«

»So ne Scheiße. Ich könnt killn für nen Bubatz. Meine Madame hat früher die schöynsten Keulen gebaut du.«

Enttäuscht lässt er seinen massigen Körper auf sein Bett

fallen und starrt die Decke an. Ich bleibe stumm, hätte aber auch wahnsinnige Lust, mir mal wieder richtig die Birne wegzuschallern, diesen Drahtseilakt zwischen dem genau richtigen High und dem kleinen bisschen Zuviel zu wagen, bis die Couch mich frisst und meine Arme nicht mehr bis zum Oberschenkel reichen. Irgendwelche YouTube-Videos anmachen. Nach zwei Stunden den Fressflash des Jahrtausends kriegen. Einfach nicht mehr mit dem Essen aufhören, bis man so vollgestopft ist, dass man direkt im Anschluss Sodbrennen bekommt.

Für viele meiner Freund*innen sind Drogen die einzige Möglichkeit, noch Interesse an der Welt zu finden. Gras ist da das harmloseste, meine Stonerfreund*innen sind zwar alle ein klein bisschen langweilig, aber die gutherzigsten Menschen, die ich kenne. Nerviger wird's bei Koksern, die dir unablässig die Welt erklären und andauernd *die* neue lebensverändernde Idee im Gepäck haben.

Meine größte drogeninduzierte Geschäftsidee war es, bekifft Nutella auf Früchte zu streichen, nur um mich am nächsten Tag enttäuscht daran zu erinnern, dass das Konzept von Obst mit Schokolade nicht unbedingt bahnbrechend ist.

Beim Gedanken an eine Nutellabanane rumort dennoch mein Magen. Ich schleiche in die Durchgangsesshalle – ein kleiner Schritt für die Menschheit, ein großer Schritt für meine muskelkatergeplagten Beine –, und zu meinem Glück liegen einige Bananen aus. In einer Schale daneben, die mit kleinen Honig- und Butterportionen befüllt ist, thront eine markenlose Haselnusscreme, auf der sich schon das Öl von der Kakaomasse getrennt hat. Für meine Pläne reicht es. Ich werde heute kein Start-up gründen, aber der Grundstein für mein kulinarisches Glück ist gelegt.

42

Hinter dem Krämerladen, umringt von Papier, sitzt manchmal ein älterer Mann mit krausem Bart, der gern mit sich selbst, aber noch lieber mit anderen redet. Auf den Blättern um ihn herum wohnen seine Kinder: schemenhafte Wesen in dunklem Schwarz, die englische Namen tragen. *Princess*, *Black Cross*, *Come Back* steht da, darunter eine Jahreszahl und der Name *Paddy*.

Paddy selbst begutachtet die Welt um sich herum mit müdem Blick. In Russenhocke sitzend, zittert er leicht, und man ist nicht ganz sicher, ob er es ist, der seine vor ihm ausgebreitete Brut beschützt, oder andersherum.

»Drei Euro das Stück!«, ruft er uns zu, als wir während einer unserer Runden gerade an ihm vorbeigehen wollen und uns stattdessen plötzlich auf einem Ein-Mann-Kunstmarkt wiederfinden. Mit Kennermiene betrachten wir die Werke des Maestros, dessen Augen sofort aufwachen, als wir näherkommen. Zu jedem Bild hat Paddy eine Geschichte parat, die wir erzählt bekommen, sobald wir das Papier berühren. Alle Werke seien hier auf dem Gelände entstanden, lange lange lange sei er nun schon hier. Viele Sätze kann Paddys Mund aus Neid auf seine Hände, die trotz seines Zitterns noch immer feine Pinselstriche hervorbringen, nicht mehr verständlich formen, wir füllen die Lücken mit unseren eigenen Vorstellungen. Was wir verstehen, ist, dass er seit über zwanzig Jahren in der Klinik lebt. Kurzes, betretenes Schweigen. Dann berührt Helen wieder ein Bild und aus Paddy strömt die Erzählung von einer Reise nach Amerika, von Küste zu Küste. Nur er und Gott wissen, wie viel Wahrheit in seinen

Geschichten steckt, aber da Gott gerade vornehm schweigt, ergreift Paddy die Chance. Er erzählt von kilometerhohen Hotels und von Stränden, an denen der Sand so weich ist, dass die Menschen ihre Kissen damit stopfen. Er sei immer unterwegs gewesen, meistens allein, bis sich irgendwann die Stimmen dazugesellten und nicht mehr gehen wollten.

Nur wenn er malt, ist es kurz ganz ruhig.

»Absolute Stille«, flüstert er und hält für eine Sekunde inne, um uns das Gefühl zu demonstrieren, das seine Bilder ihm geben. Verkaufen kann er. Wir hören andächtig dem Wind zu, aber als Calle seine Sonnenbrille aufsetzt, lacht Paddy schrill, zeigt auf Calles Gesicht und sagt uns, dass wir uns bloß vor ›Beelzebub‹ in Acht nehmen sollen.

Dann geht das Verkaufsgespräch weiter und Paddys Kopf nimmt uns wieder mit auf Reisen. Als ich merke, dass das viele Erzählen ihn erschöpft hat und seine Zunge sich immer häufiger verheddert, hole ich mein Portemonnaie raus. Kurz später bin ich Kunstsammler. *Paul Klee in N.Y.* heißt mein erstes Sammlungsstück, es zeigt dunkle, himmelragende Billboards, auf denen das Wort *Klee* steht. Zufrieden rolle ich meine Anschaffung zusammen, damit wird nachher die karge Durchgangsesshalle tapeziert.

Helen kommt am nächsten Tag mit zwei Bildern von Paddy unterm Arm von einem Spaziergang zurück und drückt sie mir in die Hand.

»Ich wollte die eigentlich gar nicht haben, sind irgendwie gruselig. Aber ich fand ihn so großartig, da wollte ich ihm ne Freude machen. Hier, nimm du.«

Ich nehme die Bilder lächelnd an und muss darüber nachdenken, wie oft meine Freund*innen meine Theaterstücke wohl schon scheiße fanden und mir trotzdem mit ihrem Erscheinen eine Freude bereiteten. Vielleicht sollte es mir egal sein, schließlich sind diejenigen Menschen wohl die liebevollsten, die deine schlechte Kunst lächelnd ertragen und danach sogar noch Beifall klatschen. Zum ersten Mal in meinem Leben bin ich dankbar dafür, dass diese für mich so wichtigen Stimmen auch zugehörige Körper haben und nicht wie bei Paddy allein in meinem Kopf existieren.

Zurück im Zimmer beantworte ich einen Großteil der Nachrichten, die sich auf meinem Handy angestaut haben, während sich eine wohlige Wärme in mir breit macht und ich ab und zu auf Paddys Meisterwerke schaue.

43

Du zuckst zusammen, öffnest deine Augen. Sand. Hast du geschlafen? Wie hoch stand die Sonne, als du das letzte Mal nach ihr geschaut hast? Unwichtig. Weiter. Egal in welchem Tempo, Hauptsache vorwärts, einen Fuß vor den anderen.
Dein Körper zittert vor Erschöpfung, deine Kehle brennt, jeder Atemzug wird von der Trockenheit der Wüste verschluckt.
Links, rechts, links, rechts,
lin–
lin–
liiiiiin–
Du kriegst dein Bein nicht mehr hoch. Schaust an ihm herunter.
Es ist bis zum Knie umgeben von dunkelgelbem, braunem Sand. Schwere, zusammenklebende Körner, die sich anfühlen wie dicke, zähe Flüssigkeit.
Treibsand.
Es gibt ihn also wirklich. Hast ihn für eine Erfindung gehalten, eine Märe aus Comicbüchern, wie das Bermudadreieck. Doch jetzt steckst du plötzlich selbst mit beiden Beinen bis zu den Oberschenkeln in ihm und kannst seine Existenz nur schwer leugnen. Dein Herz beginnt, zu rasen.
Unter höchster Anstrengung schaffst du es, dein linkes Bein aus der sämigen Masse zu befreien, das Bein ein paar

Zentimeter nach vorn zu setzen. Mit einem schmatzenden Geräusch löst sich dein Fuß aus dem Sand, in den es direkt wieder sinken muss, wird von ihm umschlungen und in seine Tiefe gezogen. Rechts. Jetzt konzentrierst du deine ganze Energie auf dein rechtes Bein, auf die rechte Seite deines Körpers. Greifst mit beiden Händen in die Wärme deiner Kniekehle und ziehst ziehst ziehst ziehst. Deine Muskeln brennen heiß, du fühlst kleine Adern platzen. Jedes Zucken deines Körpers wie ein verzweifelter Versuch einer Fliege im Spinnennetz, die der tödlichen Umklammerung entkommen will. Mühsam kommt dein Fuß an die Oberfläche, fällt vorwärts. Links. Als du herunterschaust, meinst du, ein Gesicht im Treibsand erkennen zu können. Es ist hungrig und mit jeder weiteren Bewegung zieht es dich tiefer in seine umklammernden Arme. Panisch machst du einige ruckartige Bewegungen, schaust umher, schreist, dein Körper vibriert, doch jeder Zentimeter, mit dem du dich aus dem Sand löst, wird sofort von der gierigen Masse zurückgefordert.

Kurz hältst du still.
Schließt deine Augen.
Gibst dich hin.
Und fällst.
Fällst durch Sand, Stein, Lava.
Fällst aus der Welt heraus und wieder in sie hinein.
Wirst langsamer.
Kommst sanft auf dem Boden auf.
Fester Boden.
Gehst einen Schritt.
Knirschender Sand.

44

Komme nach einer weiteren Beleidigung in Essensform und anschließendem Verdauungsspaziergang zurück aufs Zimmer und nehme mein Handy vom Bett. Drei verpasste Anrufe, elf neue Nachrichten von meinem kleinen Bruder Sam, eine von meinem Vater.

Ich klicke auf das Profil von meinem kleinen Bruder und schaue mir sein Bild an. Sams Mutter, die mein Vater ein paar Jahre nach der Scheidung geheiratet hat, ist Iranerin, deshalb sieht Sam mit seiner Haselnusshaut und den schwarzen Locken wie ein echter Perser aus. Auf dem Profilfoto steht er umgeben von einer Horde Jungs, mit ihren gewollt coolen Posen sehen sie aus wie ein Beispielfoto für das Wort ›Pubertät‹. Dass Sam und ich keine iranischen Vornamen tragen, verdanken wir unserem Vater, der uns auf dem Arbeits- und Wohnungsmarkt den rassistischen Nachteil ersparen wollte, den er mit seinem Iranernamen erfuhr. Andere werden nach Großvätern oder Idolen benannt, unsere Namen wurden aus Angst gewählt. Dass auf die europäischen *Nick* und *Sam* noch immer ein eindeutig unwestliches *Sadeghi* folgt, scheint mein Vater nicht bedacht zu haben. Dass mein Bruder direkt den Namen von Uncle Sam, dem Maskottchen des imperialen Hegemonen trägt, ist wohl die Art meines Vaters, dem iranischen Regime die Zunge herauszustrecken.

Sam lebt, wie mein Vater, erst seit einigen Monaten wieder in Deutschland. Er hat seine Kindheit im Iran verbracht, zu Hause wurde persisch gesprochen, aber weiter über Satellit

ARD und Super RTL geguckt, weshalb Sams Deutsch erstaunlich gut ist. Seit Kurzem hört er auch noch deutschen Hip-Hop, sodass seine Sprache manchmal zu einem Hybrid zwischen Eltern-, Kinderserien- und Rapdeutsch wird. Ich öffne seine Nachrichten.

Nick kannst du heute Besuch bekommen?

Gibt ein Problem

Antworte bitte

Digger Nick

Hatte Streit mit Baba

Ist ernst

Bin weggelaufen

Sitze bei Starbucks für Internet, hab kein Guthaben mehr und weiß nicht was ich machen soll

Kann ich dich sehen?

Mache mich jetz auf den Weg zu dir

Komme 15.15 an

Dazu eine Nachricht meines Vaters:

Nick, ruf mich bitte an, sobald du das hier siehst.
Papa

Ich gucke auf die Zeitanzeige, es ist 15 Uhr. Ich schicke meinem Vater eine Nachricht, dass Sam in Sicherheit ist und gehe zum Einlass, wo ich meinen kleinen Bruder kurz später in seiner Bomberjacke um die Ecke biegen sehe. Hände in den Jackentaschen trottet er in meine Richtung. Seine Augen sind verweint, er ist ein Häufchen Elend, und ihn nicht umarmen zu dürfen, als er näherkommt und zu mir aufschaut, löst einen stechenden Schmerz in meiner Brust aus. Sobald er in Reichweite ist, erkläre ich, warum ich ihn nicht in meine Arme schließen kann und zeige dabei auf den Wächter an der Rezeption, der uns misstrauisch beäugt.

»Setz dich erst mal hin«, sage ich zu Sam und reiche ihm eine Flasche Wasser, die ich von der Station habe mitgehen lassen. Sam trinkt und wischt sich die Augen mit dem Ärmel ab. Er will stärker sein, als er ist. Mehrmals setzt er mit dem Sprechen an, bricht aber weinend wieder ab und schüttelt den Kopf. Irgendwann sagt er:

»Ich kann das einfach nicht mehr. Dieser Stress. Nick, ich bin siebzehn Jahre alt und Maman und Baba behandeln mich als wäre ich zwölf. Jeden Tag muss ich um zehn zu Hause sein. Immer bin ich der Lellek, der von Partys abhauen muss, bevor sie überhaupt anfangen.«

Immer wenn Sam über ernste Dinge mit mir redet, guckt er auf den Boden. Das hat zum einen mit seinem eingeprägten Ur-Respekt vor dem großen Bruder zu tun, zum anderen aber mit seiner absoluten jugendlichen Ratlosigkeit. Ein Gefühl, als hätte es noch nie einen Menschen auf dieser Erde gegeben, den ein schlimmeres Schicksal als das eigene ereilt hat. Die diffuse, für ihn noch ungreifbare Ahnung, dass der eigene Abgrund hinter jeder Ecke lauern kann, jetzt, wo sich die heile Kinderwelt auflöst.

Aus Selbstschutz vergessen Erwachsene diese Emotionen nach einiger Zeit, wohl um die eigene Verletzlichkeit zu verstecken. Aber aus Sams Augen und seinem Mund strömen sie jetzt.

»Ich will endlich ein bisschen was erleben, weißt du? Muss ja nicht direkt auf Koks und MDMA Absturz schieben oder so, aber zumindest einfach mal in nen Club gehen, ohne Schiss zu haben, dass Papa dann direkt wieder ausrastet. Im Iran hab ich ständig irgendwas unternommen – aber seit wir wieder hier sind, denkt er, dass mich dieses *freie Deutschland* irgendwie verführt oder so. Nick, ich schwöre, ich hab im Iran mehr Frauen geklärt als hier.«

Da war wieder sein Rapdeutsch. Er bemerkt meinen Blick.

»Du weißt, was ich meine.«

Ich nicke und überlege kurz. ›Ratschläge sind auch Schläge‹ hat meine Mutter früher zu mir gesagt, wenn meine Besserwisserei wieder ausuferte. Ich versuche es anders.

»Kennst du Babas Geschichte, als er nach Deutschland gekommen ist?«, frage ich Sam.

»Nee, darüber erzählt er nie. Wieso?«

Das stimmt. Auch ich kenne die Erzählungen nur aus zweiter Hand. Von meiner Mutter, von Onkeln und Tanten, die von einem Mann erzählen, der meinem Vater kaum noch ähnelt.

»Kennst du die Geschichte mit den Plastikschlüsseln?«

Sam schüttelt den Kopf, ich suche den Anfang der Geschichte und lande im Jahr 1980.

»Während des Iran-Irak-Kriegs, weißt du? Als der Krieg für den Iran fast schon verloren schien, haben die Ayatollahs ihren größten Trumpf ausgespielt: ihre zahlenmäßige Überlegenheit. Jeder junge Mann, egal wie kampfunerfahren, wurde an die Grenze gekarrt. Das Problem war, dass das zu erobernde Gebiet, das strategisch extrem wichtig lag, mit Tretminen übersät war. Was also tun?

Den Gotteskriegern kommt eine Idee. Bei einer feierlichen Zeremonie wurden den Jungsoldaten kleine Ketten umgehängt, an denen ein Plastikschlüssel befestigt war. Vorne auf einer pompösen Bühne stand ein Geistlicher und erzählte den Jungrekruten, die größtenteils noch zur Schule gingen und noch nie in ihren Leben eine Waffe in der Hand gehalten haben, dass dieser Schlüssel, den sie jetzt um den Hals trugen, das Tor zum Paradies öffnen würde. Sie müssten also keine Angst vor dem Tod haben. In den nächsten Tagen starben Abertausende von ihnen, weil sie mitten ins Minenfeld geschickt wurden.

Onkel Afshin war bei einer dieser Zeremonien und er glaubte dem Prediger kein Wort. In der nächsten Nacht ist er aus der Kaserne geflohen und über die Berge desertiert, ins Ungewisse.

Baba ist ihm kurz später hinterher, da war er 16, ein Jahr jünger als du jetzt. Die beiden sind erst in die Türkei, dann nach Deutschland, Oma kam kurz später mit dem kleinen Onkel Armin nach und bereitete alles für die Ankunft von Opa vor. Wohnung, Möbel, Schule für die Kinder. Alles war angerichtet, damit das Familienoberhaupt wieder seine Position einnehmen konnte und dann ... Dann starb Opa plötzlich an einem Herzinfarkt und hinterließ ein riesiges Loch in der Familie.

Onkel Afshin hätte damals als ältester Sohn theoretisch die Führung übernehmen müssen, aber weil er halt lieber kiffte und Gedichte schrieb, fiel die Aufgabe Baba zu, der mit sechzehn Jahren von einem Tag auf den nächsten die Last einer ganzen Familie auf seinen Schultern trug. Als Halbwaise, Kriegsflüchtling, in einem fremden Land, dessen Sprache er nicht verstand.

Vom ganzen Kriegs- und Fluchttrauma, das er wahrscheinlich noch obendrauf erlitten hat mal ganz zu schweigen, aber kannst du dir vorstellen, was das mit einem Menschen macht? Auf einmal so mit dem Rücken zur Wand zu stehen?

Baba hat die Aufgabe auf jeden Fall angenommen. Hat den Kopf unten gehalten und seit dem Tag seiner Einbürgerung wie ein Wahnsinniger geackert. Erst im Pizzaladen, dann als Taxifahrer, nebenher studiert und irgendwann dann mit seinem bisschen Ersparten eine Firma aufgemacht. Es wurde von ihm verlangt und er, er hat sich seinen Platz in der Gesellschaft buchstäblich erarbeitet. Alles hintenangestellt, bis seine Haut von Stresspickeln übersät war, dabei Freunde scheitern gesehen, Familienmitglieder verloren und von den Kartoffeln trotzdem abfällig angeguckt, wenn er mit seinem BMW vorfuhr. Und deshalb verlangt er jetzt von uns, dass wir dasselbe tun.«

Sam schweigt lange, während er das Etikett der Wasserflasche abkratzt und in die Ferne guckt. Es fühlt sich komisch an, diese Geschichte zu teilen, die ich eigentlich immer mir selbst erzähle, wenn mein Vater sich wieder wie ein Arschloch benimmt und ich sein Verhalten vor mir selbst entschuldigen will. Fühlt es sich so an, ein großer Bruder zu sein? Den jüngeren Geschwistern die Denkarbeit zu ersparen und sie direkt mit den Ergebnissen und Überzeugungen zu versorgen, mit denen man sich vor den gemeinsamen Eltern schützt?

Irgendwann löst Sam seinen Blick vom Boden.

»Ich weiß nicht, wie man das in seiner Sprache sagt, aber – ich will mein eigener Mensch sein. Ich check schon, was du sagst, aber Baba – der verwechselt sein Leben mit meinem. Nick, wir sind keine Flüchtlinge mehr, ich will einfach nur ein normaler Jugendlicher sein, der ab und zu Scheiße baut. Weißt du, ich bin vor nem halben Jahr einmal betrunken mit dem Fahrrad hingefallen, hatte ne kleine Wunde auf der Wange. Und er tut immer noch so, als hätte ich jemanden mit dem Auto überfahren oder so. Erwähnt es jeeeeeden Tag. Und dann sagt er, dass so nichts aus meinem Studium wird und aus mir sowieso nicht, als ob ich mit Abi nicht schon genug Stress hab. Diese verfickten Erwartungen. Seit Corona angefangen hat, sitzen wir eh seit Monaten nur miteinander zu Hause rum, ich schwöre, ich ticke da aus! Ich will einfach nur mit Freunden rumhängen, bisschen Bier trinken und Shisha rauchen, warum ist das zu viel verlangt?«

Seine Stimme bricht, er holt kurz Luft und nimmt einen Schluck, dann setzt er wieder an.

»Ich checke einfach nicht ... Was ist denn falsch mit mir? Ich will Maman und Baba ja nicht wehtun und normal schäme ich mich übertrieben, dass ich weggelaufen bin und so, aber weißt du, Baba hört mir nie zu, nie! Der mag den Klang von seiner eigenen Stimme zu sehr, ist ein richtiger Hodscha geworden in letzter Zeit. Man, ich brauche aber nicht noch einen Prediger, davon hab ich in der Schule schon genug. Ich brauche jemanden, der mir zuhört... Ganz ehrlich, du hast Glück, dass du hier drin bist.«

Kurze Stille. Dann sage ich:

»Ich würde dir ja gerne anbieten, hier zu schlafen, aber ich glaube dafür müsstest du paar Leute davon überzeugen, dass du nicht mehr ganz dicht bist.«

»Bruder, ganz im Ernst, so fühle ich mich auch.«

Es ist komisch, von seinem eigenen Bruder ›Bruder‹ genannt zu werden, aber darauf weise ich ihn ein anderes Mal hin. Was ich ihm eigentlich sagen will, wird ihm aber auch nicht helfen.

Unsere Familie hat ein Trauma erlebt. Das Trauma der Flucht, das Trauma des toten Vaters. Diese beiden Traumata wurden nie aufgelöst und treffen jetzt auf den Schmerz der Pubertät. Auf das grausame Erwachen aus der Kindheit, das Realisieren von so vielem, was falsch, was nicht Recht ist. Auf das Einfordern und das Stoßen an der Sattheit der Welt. Das alles erlebt Sam geballt im selben Moment. Die kompromisslose Wut, das Nicht-einverstanden-Sein. Die Enttäuschung darüber, dass nicht jedes Unrecht einfach angesprochen werden muss und sich dann schon jemand darum kümmert.

»Lass dir das nicht stutzen«, will ich ihm sagen.

»Leg weiter Feuer, Sam, sonst wirst du dich irgendwann über die Kälte wundern. Sie wollen das nicht von dir. Natürlich wollen sie das nicht. Sie wollen jemanden, der tut, was sie sagen und sie dankbar anlächelt, wenn man ihm ein Leckerli gibt. Sie wollen Hunde. Sie wollen Hunde und kriegen Wölfe.«

»Das ist jetzt vielleicht nicht das, was du hören willst«, sage ich stattdessen.

»Aber ich kann dein Problem nicht für dich lösen. Das kann keiner. Ich kann nur für dich da sein. Und ich kann dir versprechen, dass ich immer für dich da sein und dir zuhören werde. Und ich rede mal mit Papa über das Ganze.«

»Danke, Nick.« Kurze Stille. »Und, wie geht's dir so?«

»Ich bin in der Klapse, was glaubst du, wie's mir geht?!«

Zum ersten Mal lacht Sam ein bisschen, und als der Wächter kurz wegguckt, wuschele ich ihm schnell durch seine schönen schwarzen Locken.

45

Sarah kam und ging.

Gestern saß eine junge Frau mit beim Abendessen, die am Mittag noch nicht da war. Wir haben sie begrüßt, nach ihrem Namen gefragt, sind mit ihr zusammen ins Aufenthaltszimmer und Calle fiel direkt mit der Tür ins Haus.

»Na, welche Schraube ist bei dir logger?«

Er hätte es nicht fragen müssen, hätte er sich Sarah richtig angeguckt. Ihr linkes Auge war noch leicht grün verfärbt, an ihrem Hals schlängelten sich Rötungen in der Größe einer Männerhand. Hätte er nicht gefragt, hätten wir ihre Antwort nicht gehört und uns klüger verhalten können.

»Ich hab schon wieder meinen Freund provoziert, glaub, irgendwas ist falsch bei mir, ich rede immer so viel Scheiße, bis er irgendwann wütend wird.«

Auf diesen Satz folgen Details, wie er sie vom Bett gezogen, gegen die Wand gedrückt, wie sie versucht hat, seine Hand von ihrem Hals wegzuzerren, immer und immer wieder mit letzter Kraft, bis er irgendwann losließ. Wie sie minutenlang röchelte und er, als sie sich zu ihm umdrehte, weinte. Wie er dann ganz klein dasaß und sich entschuldigte und wie sie meinte, erkannt zu haben, dass dieser arme schwache Mann doch nur Liebe bräuchte, dass sie ihn ändern könne und sie schuld sei an seiner Wut, dass sie ihm nicht genug Liebe geben könne. Deshalb sei sie nun hier, um ein bisschen Zeit allein zu haben, um zu lernen, nicht mehr so anstrengend zu sein.

Bei ihrem Fazit schaffen wir es nicht mehr, stillzusitzen und zuzuhören. Unsere Stimmen überschlagen sich und prasseln auf sie ein:

»Wie bidde? Man, dein Magger ist krank!«, ruft Calle empört.

»Komplett. Der hätte dich umbringen können Sarah!«, faucht Eidin.

»Maus –« Helen bricht kurz ab, in ihrer Stimme mischen sich Mitleid und Horror vor dem Gehörten.

»Dass du jetzt von dem Typen weg bist, ist, glaube ich, ein guter erster Schritt. Aber das geht echt alles überhaupt gar nicht. Wirklich.«

Ich stimme mit ein, sage dasselbe mit anderen Worten, weil es mir nicht in den Sinn kommt, dass Sarah diese Ratschläge schon zigmal gehört hat, ohne dass sie eine Wirkung entfaltet hätten.

»… du musst dich wirklich ganz schnell von dem Typen trennen«, beende ich meine Rede.

Sarah guckt zu Boden, erhebt dann mit letztem Stolz den Kopf und schaut uns an.

»Ja. Das sagen mir alle. Aber … ihr kennt ihn einfach nicht, wie ich ihn kenne. Und wenn ihr sehen würdet, wie er mir jetzt schreibt! Ganz lieb ist er da.«

»Du schreibst immer noch mit ihm?!« Eidin bebt vor Wut.

»Warum? Worauf wartest du? Dass er dir irgendwann den Schädel einschlägt?« Helen berührt Eidin sanft am Arm, um ihn zu beruhigen. Sarah ist kurz still, hat nicht damit gerechnet, an ihrem ersten Tag so was von den eigenen Mitpatient*innen zu hören. Sie rudert, sucht nach Worten und einem Ausweg.

»Nein. Ihr habt ja recht. Es ist nur … Ich liebe ihn halt. Und er liebt mich auch, das weiß ich.«

Calle und ich gucken uns an und schütteln den Kopf. Kurz herrscht Stille. Dann atmet er laut durch und sagt:

»Die Liebe macht manchma verrüggtn Kram mitm Kopf. Kenn ich. Naja, jetz bissu ja ersma bei uns ne? Hier bissu auf jedn Fall sicher.«

Nach einer Verschnaufpause, in der keiner so wirklich weiß, wie es nach diesem unbefriedigenden Ende weitergehen soll, erhebt Calle wieder seine Stimme und sagt:

»So, genuch Aufregung für heude, Mensch ärger dich nich oder wa?«

Zwei Tage später sitzt Sarah auf zwei gepackten Koffern vor ihrer Zimmertür. Auf dem Weg zum Teeholen gehe ich an ihr vorbei und frage sie, ob sie die Station wechselt.

»Ja, quasi. Ich fahr wieder heim, David holt mich gleich ab.«

»Wie bitte?«

»Ich hab gestern ganz lange mit ihm telefoniert und er hat sich immer wieder entschuldigt. Und die hier drinnen wissen ja auch nicht, was mit mir falsch ist. Vier Tage warte ich jetzt, zwei davon komplett isoliert. Wie sollen die mir denn helfen können, wenn man hier nur einmal pro Woche mit nem Psychologen reden kann?«

»Sarah, bitte. Gib dem noch ein bisschen Zeit.«

»Ich hab in den letzten Tagen alles einmal gehört: ADHS, Depressionen, Borderline ... Die raten doch nur rum und stopfen mich dann mit irgendwelchen Medikamenten voll! Ich hab gestern wirklich, wirklich lange mit David geredet, der hat sich geändert, ich schwör's dir, und er meinte auch, dass das hier drinnen nicht gut für mich ist. Und bevor ich mich von euch therapieren lasse ...«

Dann steht sie auf, umarmt mich plötzlich und doll und zieht ihre Koffer in Richtung Ausgang.

Stunden später liege ich wach auf meinem Bett, während Calle die Zigarettendrehmaschine angeschmissen hat und fröhlich pfeifend am Fließband Tabak in Papier hüllt.

Ich versuche, eine Version der Realität zu finden, in der wir Sarah hätten helfen können. In der wir vorsichtiger gewesen wären. Ich weiß aber auch, dass es daran nicht lag.

Eine der schwersten Übungen in der Klinik ist, dass du lernen musst, die Balance zwischen Unterordnung und Selbstbestimmung zu finden. Natürlich musst du auf dich selbst achten und darauf aufpassen, dass du nicht zu irgendeiner Patientennummer wirst. Du musst das Personal an deine Existenz erinnern, auch wenn es dir schwerfällt, sie selbst anzuerkennen. Du musst für dich selbst einstehen, hast aber gleichzeitig keine andere Wahl, als dein Vertrauen blind in Menschen zu legen, die du nicht kennst, deren Art dir vielleicht nicht gefällt und die dir ab und an sogar Gründe liefern, ihre Kompetenz anzuzweifeln.

Dazu brauchst du Überwindung, weil es dein Innerstes berührt, wenn du gesagt bekommst, dass andere deine Lage gerade besser einschätzen können. Dass sie vielleicht sogar deinen eigenen Körper besser kennen, obwohl du knapp 30 Jahre mehr Kennenlernzeit hattest. Das fühlt sich an wie ein Schlag ins Gesicht, in die Magengrube, an die Schläfe. Wenn du dann so in Selbstmitleid auf dem Boden kauernd aber ganz ehrlich bist – du hast dich doch seit Jahren nicht mehr wirklich um dich selbst, um deinen Körper gekümmert, oder? Du hörst ihm doch schon lange nicht mehr zu.

Gib Verantwortung ab. Es ist okay, wenn dich das alles überfordert. Niemand verlangt von dir, dass es das nicht tut und niemand hier wird dir sagen, dass du kein Recht auf deine Schmerzen hast. Aber hör damit auf, alles sofort und alleine lösen zu wollen. Nur weil du denkst, dass du dich selbst in diese Situation gebracht hast, bist du nicht dazu verdammt, auch selbst wieder herauszufinden. Deine Gedanken benutzen deinen Stolz gegen dich und ein Blick auf den Hagebuttentee in deiner Hand verrät dir, dass ein Gefühl wie Stolz hier völlig fehl am Platz ist.

46

schwer schwer schwer schwer schwer schwer träge träge träge leer leer *traurig* schwer schwer schwer weinen leer leer leer leer leer verwirrt verwirrt weinen weinen weinen weinen **schwindelig panik** panik *atmen* zählen fünf atmen atmen leer leer leer leer leer leer leer zählen vier schwer weinen zählen drei hoffnungslos hoffnungslos hoffnungslos **hoffnungslos hoffnungslos** zählen zwei zählen eins

Ich wünschte, die Zeit wäre weniger unzuverlässig, vielleicht würde sie mich dann weniger deprimieren. Es ist nicht leicht, an eine Heilung zu glauben, wenn mir niemand einen Rahmen dafür geben kann. Das gehört doch dazu, wenn etwas im Körper kaputt geht: eine Einschätzung, wie lange es dauern wird, bis der Bruch/der Riss/der Schmerz heilt. Wochen, Monate, Jahre. Mein Kopf aber verhält sich wie ein bockiger Teenager, lässt sich nicht in die Karten schauen und teilt niemandem seine Zukunftspläne mit. Ich hätte nicht gedacht, dass ich mir noch mal meinen Knöchelbruch zurückwünschen würde, der mich zwar drei Monate lang an Krücken fesselte und das Blut in meinen Zehen zum Kochen brachte, gleichzeitig aber ein klares Ablaufdatum hatte, das mir noch am Tag der Operation mitgeteilt wurde.

In meinem Optimierungswahn gefangen, machte ich auch diese Zwangspause nutzbar, wobei ich Einsteigerzeitvertreibe wie *Sprache lernen* oder *den Lebenswillen auf Social Media verlieren* übersprang und auf eine Goldader stieß: Mit einer eigens hierfür eingerichteten Mailadresse nahm ich online an Tausenden Gewinnspielen teil, wofür ich in den Folgemonaten mit einem Grill, einem Fahrrad und einer Mikrowelle belohnt wurde. Ich verkaufte sie direkt – du kriegst den Jungen aus dem Basar, aber den Basar nicht aus dem Jungen.

Hier und heute ist kein Basar. Hier ist nicht mal Wochenmarkt. Hier bin ich allein in meinem Zimmer, weil Calle ein Krisengespräch mit seiner »Madame« führt. Hier öffnet sich langsam die Terrassentür. Hier spüre ich ein kurzes Stechen, eine kleine Rhythmusverschiebung im Herzschlag, während zwei meiner Gedanken lässig in das Zimmer hereinstolziert kommen. Mit ihnen eine kalte Welle, die mich unter die Decke, an die Wandseite meines Bettes fliehen lässt, wo ich den ungebetenen Gästen den Rücken zuwende.

Depressionen haben kein Verfallsdatum. Sie kommen in Wellen, gehen in Wellen. Mit etwas Pech gehen sie gar nicht.

Hinter mir werden Zigaretten angezündet, Ringe aus Rauch in die Luft geblasen, ertönt das Schnalzen eines Mundes, der sich schmatzend zu einem breiten Grinsen formt.

»Kinderkram«, tönt er abschätzig und spuckt dabei in Richtung der Narbe, die ich auf meinem linken Knöchel trage.

weinen weinen weinen weinen weinen weinen weinen weinen weinen weinen weinen weinen weinen weinen weinen weinen **angst angst** weinen weinen weinen weinen weinen weinen weinen weinen weinen weinen weinen weinen weinen weinen weinen weinen weinen weinen weinen

47

Bei der *Depressivengruppe mit Bernd dem Sozialarbeiter*, zu der Helen und Eidin kichernd etwas zu spät kommen, warten viele Gesichter, die ich noch nie gesehen habe. Gegenüber der Tür nestelt eine Frau unruhig an ihren Fingern herum, wegen ihrer getönten Haare und der Dauerwelle schätze ich sie auf ungefähr Ende vierzig, durch ihre leicht zerfledderte Kleidung wirkt sie aber deutlich älter. Als wir sie begrüßen, nickt sie, zwingt sich zu einem kurzen Lächeln. Bernd setzt sich, lehnt sich betont entspannt nach hinten und legt die Hände an seinen Hinterkopf.

»Wie einige von Ihnen vielleicht wissen: Das hier ist ne ganz zwanglose Gruppe. Sie können einfach alle Fragen stellen, die sich zu Ihrer Krankheit vielleicht so angehäuft haben.«

Da sich mal wieder keiner von uns so recht traut, den ersten Schritt zu machen, und ich nicht weiß, wo ich anfangen soll, bleibt es lange still. Dann hört die Neue kurz auf, an ihrer Hand zu kratzen, hebt langsam ihren Arm und sagt mit schwacher Stimme:

»Ich wollte fragen … ob Depressionen vererbbar sind.«

Bernd kommt schwungvoll nach vorne, er weiß sofort eine Antwort und scheint darüber erfreut zu sein, auch wenn er diesen Stolz direkt überspielt, um seriös zu wirken.

»Das *können* sie sein, ja. Die Chance, selbst depressiv zu werden, wenn Verwandte ersten Grades, also die Eltern, depressiv sind, liegt bei circa 15 Prozent.«

Die Neue nickt wieder und lässt langsam den Kopf nach unten sinken. Helen hebt ihre Hand leicht.

»Was würden Sie raten, wie lang soll man nach dem Aufenthalt hier noch Pause machen, bevor man wieder arbeiten geht?«

»Naja, Sie müssen bedenken, dass Sie noch nicht wieder gesund sind, nur weil Sie uns verlassen.«

»Na, das hört man gerne«, flüstert Eidin. Helen nickt stirnrunzelnd.

»Stellen Sie sich das mal mit folgendem Bild vor«, beginnt Bernd. »Versuchen Sie mal, Ihre Hände zusammenzufalten. Welcher Daumen ist oben? Der linke oder der rechte?«

Wir probieren es. Rechts.

»So, und jetzt versuchen Sie mal, Ihre Hände so zusammenzufalten, dass der jeweils andere Daumen oben ist. Wie fühlt sich das an? Wie schwer fällt es Ihnen, wie ungewohnt ist es für Sie, die Hände so zusammenzufalten und auch für eine Weile so gefaltet zu lassen? Irgendwie unangenehm, oder? Diese Umgewöhnung mal zehntausend, das ist so in etwa die Leistung, die ihr Kopf gerade jeden Tag erbringen muss, während Sie Ihr Leben neu ordnen. Seien Sie also bitte ein wenig nachsichtig mit ihm. Noch Fragen?«

Helen schaut auf ihre Hände und verzieht den Mund zu einem kleinen Schmollen, als wäre sie von ihren Fingern enttäuscht und diese eigentlich schuld an ihrer Lage. Wieder fällt der Raum in Stille zurück, auch ich bin noch mit meinen Fingern beschäftigt und habe ein wenig Angst, die Stimme zu erheben. Wenn ich hier etwas sage, gibt es keinen ›Freund‹, den ich schützend vor mich stellen kann. Jeder wüsste, dass es um mein eigenes reales Leiden geht. Und von vielen hier im Raum kenne ich gerade mal die Zimmernummer.

Da nach einer kurzen Pause keine weiteren Wortmeldungen von uns kommen, übernimmt Bernd die Gesprächsleitung und fragt uns konkret nach Verhaltensweisen, die wir selbst bei uns seit Ausbruch unserer Krankheit beobachtet haben.

Er zählt mit seinen großen Sozialarbeiterfingern mit, während sich Teilnehmer*innen wie in der Schule melden und Antworten geben. Erster Finger: Rückzug aus dem Sozialleben. Zweiter Finger: Verlust von Freude an Dingen, die früher Spaß gemacht haben. Dritter und vierter Finger: Lustlosigkeit und Antriebsschwäche. Fünf: Verlust von Selbstvertrauen. Als Bernd fragt, ob wir für einen der Punkte Beispiele aus unserem Leben haben, hebt Eidin die Hand:

»Finger eins und fünf, glaube ich. Also – ich finde es extrem nervig, mit meiner Mutter über meine Depression zu sprechen. Habe damit inzwischen komplett aufgehört. Weil die mir bestenfalls mit irgendwelchen Tipps kommt, die ihr helfen, wenn sie traurig ist – und dabei versteht sie einfach nicht, dass wir von verschiedenen Dingen reden. Ich bin nicht traurig, ich bin auch nicht ein bisschen schlecht gelaunt, ich bin krank, oder? Dass sie das nicht checkt, tut weh und nimmt mir ehrlich gesagt jede Lust, Zeit mit ihr zu verbringen. Und gleichzeitig schäme ich mich irgendwie dafür, so dünnhäutig zu sein, dass ich nicht mal damit klarkomme, dass meine Mutter mir Tipps gibt.«

Bernd nickt und ballt jetzt, als hätte er nur auf Eidins Wortmeldung gewartet, alle fünf Finger zu einer Faust zusammen. Als er gerade zu einer Antwort ansetzt, beginnt es in der gegenüberliegenden Ecke laut zu schluchzen. Die Frau, die die Fragerunde eröffnet hatte, schaut Eidin mit glasig-zitternden Augen an, dabei wackeln ihre Schultern, als würde etwas in ihrem Körper panisch einen Weg nach draußen suchen.

»Tut mir leid. Ich … ich weiß, dass du das nicht so meinst, aber …«, fängt sie mit brüchiger Stimme an, schluckt kurz, macht eine Pause und atmet dann tief ein.

»Mein Sohn ist fünfzehn und hat jetzt auch so erste depressive Anzeichen. Das tut mir als Mutter wirklich so unendlich weh, weil – weil ich mich so schuldig fühle. Weil ich ihn ja angesteckt habe. Ich würde so gerne seinen ganzen Schmerz auf mich nehmen –« Dann bricht sie ab und weint. Wir alle verstehen sie, schweigen aber, nicken höchstens leicht. Hoffend darauf, dass unsere Mütter sich nicht dieselben Vorwürfe machen. Bernds sonore Stimme erklingt:

»Frau Reich. Es gibt nicht den einen Grund dafür, warum Menschen depressiv werden. Jeder Leidensweg ist unterschiedlich und ich wette, dass Ihr Sohn Ihnen auch nicht allzu dankbar wäre, wenn Sie ihn gar nicht erst auf die Welt gebracht hätten.«

Frau Reich, die jetzt auch einen Namen trägt, schenkt Bernd ein kleines Lächeln, das er aufmunternd erwidert.

»Sehen Sie, Depressionen sind eine zweiseitige ›Medaille‹: Ja, da gibt es einmal die sogenannte *neurobiologische* Seite, zu der die rein körperlichen Aspekte gehören, zum Beispiel genetische Faktoren, wie vielleicht bei ihrem Sohn. *Aber* auch eine Veränderung auf der Stresshormonachse oder ein Ungleichgewicht der Botenstoffe in bestimmten Hirnregionen können körperliche Auslöser sein. So. Und da können Sie schonmal gar nichts für. Und dann ist da aber auch noch die ganze *psychosoziale* Seite, dazu gehören zum Beispiel traumatische Erlebnisse, schwerwiegende Verluste, chronische Überlastung und und und. Hunderte Dinge, die Sie höchstwahrscheinlich gar nicht hätten beeinflussen können! In den allerseltensten Fällen gibt es den *einen* Grund für eine Depression, meist handelt es sich um eine Mischung von verschiedensten dieser Faktoren. Bitte kommen Sie also von dem Gedanken weg, Sie seien schuld an der Depression Ihres Sohnes.«

Bernd schaut die Neue eindringlich an, man merkt, dass er diese Rede nicht zum ersten Mal gehalten hat und dass es ihm ernst ist. Wieder nickt sie.

Zum Abschluss will Bernd uns noch etwas ›mitgeben‹. »Das klingt jetzt erst mal nach nicht allzu viel, aber: Ein geregelter Tagesablauf ist tatsächlich es-sen-ziell für die Bekämpfung von Depressionen. Was auch immer auf Ihrem täglichen Plan steht, Hauptsache nicht liegen bleiben! Egal wie sehr Sie auch glauben, dass Sie das jetzt brauchen, da versucht Ihr Hirn, Sie auszutricksen. Aufstehen.«

Eine weitere Art, auf die mein Kopf mich zu betrügen versucht. Der versucht noch, dem Gesagten zu widersprechen, gleichzeitig merkt etwas in mir, dass Bernd recht hat. Entwickle ich gerade einen Zweitkopf, der meinen Erstkopf beobachten, übertrumpfen kann? Checke kurz meinen Hals, bisher wächst hier nichts Neues.

Wir verabschieden uns von Bernd, der uns im Gegenzug freundlich lächelnd für unsere Zeit dankt.

»Du, Zeit haben wir hier jede Menge, bedien dich gerne wieder«, sagt Eidin. Helen lacht kurz laut auf und während wir zurück in Richtung der Zimmer gehen, schreibe ich eine Nachricht an meine Mutter und frage sie, wie es ihr so geht.

48

Ich habe die Depression meiner Mutter nie als solche verstanden. Ja, ich wurde öfter spontan zu Verwandten gebracht, und an vielen Tagen zog sich meine Mutter für mehrere Stunden in ihr Bett zurück, aber ich hielt das immer für normal, so wie ein Kind alles in seinem Leben für normal hält. Scheidung ist normal. Mutter-Kind-Kur ist normal. Knirschschiene ist normal. Familientherapie ist normal. Tränen sind normal. Nie Geld haben ist normal. Tabletten sind normal. Dass Mama keinen Antrieb hat, ist normal. Bis die Konfrontation mit dem Andersartigen diese Annahme bröckeln lässt.

Wenn ich meine Kindheit mit dem vergleiche, was manche Freund*innen durchlebt haben, scheine ich mit meiner Mutter einen absoluten Glückstreffer gelandet zu haben. Ja, es war nervig, zwischen zwei Eltern zu pendeln. Ja, ich war immer ein bisschen neidisch, wenn ich bei Kindern zu Besuch war und in ihrer Kommode Männer- *und* Frauenschuhe standen. Nein, ich wollte nie, dass meine Mutter meinen Vater wieder zurücknimmt, weil ich merkte, wie wenig das passte. Sie sind ohneeinander glücklicher geworden, als sie es miteinander waren, wieso darüber wütend sein?

Wütend eher über die Stöcke, die uns in Briefform zwischen die Speichen geworfen wurden. Wenn meine Mutter wieder einen von ihnen öffnete und das Symbol unserer Heimatstadt auf dem Briefkopf zu sehen war, rutschten unsere Mägen gleichzeitig ein paar Zentimeter tiefer. Immer wurde etwas verlangt, was wir nicht hatten. Immer mussten wir auf eine freundliche Ansprechperson beim Amt hoffen, wenn ich mir wünschte, auf Klassenfahrt mitgehen zu dürfen. Immer war meine Mutter die letzten Tage des Monats angespannt, wurde das Essen karger und die Frequenz ihrer Bettaufenthalte erhöhte sich.

Einmal stahl ich mich zu ihr ins Bett und sagte ihr, dass sie nicht traurig darüber sein müsse, dass wir kein Geld hatten. Sie sagte, dass es andersherum sei: Dass wir kein Geld hätten, weil sie so traurig war. Ich verstand den Unterschied nicht, sagte nichts, drückte mich stattdessen noch fester an sie.

Vielleicht fehlt es mir an Vorstellungsvermögen, aber ich wüsste nicht, mit wem ich meine Kindheit tauschen wollen würde. Auf keinen Fall mit *ihm*, der mir besonders häufig im Kulturkosmos begegnet, der von sein Alnaturaeltern nur mit Vollkornnudeln und Leistungsdruck gefüttert wurde und nie mitreden kann, wenn man sich über Kinderserien unterhält, die im *Fernseher* liefen, auf den *Privatkanälen*. Er hatte Dinkel, ich hatte Digimon. Er hatte Vivaldi, ich hatte Viva. Meine Mutter teilte sich die Kindesbetreuung mit unserem Fernseher, studierte nebenher und war, seit ich denken kann, meine beste Freundin. Wir saßen oft gemütlich zusammen auf der Couch und aßen Schoko-Crossies, während wir gemeinsam Trash-TV schauten. Mit jedem Problem konnte ich zu ihr kommen, als Sozialpädagogin fiel ihr das Zuhören leicht. Als frenetische Astrologin und Homöopathin fiel ihr das Hilfreiche-Ratschläge-Geben leider schwerer, meist lag das eigentliche Problem im rückläufigen Merkur und die Heilung in Globuli.

Wenn ich weinend in ihren Armen lag und mich dafür schämte, die Schmerzen nicht einfach runterschlucken zu können wie meine männlichen Vorbilder im Fernsehen und mein Vater es taten, streichelte sie mir den Rücken, flüsterte, dass alles in Ordnung sei und sagte leise ihren Lieblingsspruch, mit dem sie mir das Recht auf Traurigkeit gab: »Tränen sind das Blut der Seele.«

Sie wurde zu meinem Felsen, der manchmal stundenlang einfach nur da lag, an den ich mich aber immer lehnen konnte und aus dessen Geröll ich Mauern baute, die mich vor fremden Winden schützten.

Als ich eines Tages während einer Vorlesung einen Anruf von meinem Stiefvater bekam, dass meine Mutter in eine psychiatrische Klinik eingeliefert worden war, liefen plötzlich dicke Risse über meine Mauerwände und drohten, sie zum Einsturz zu bringen. Der Fels konnte nicht länger Fels sein.

Ich wollte sie besuchen. Und tat es erst nach mehreren Tagen. Scham hielt mich davon ab, zu ihr zu fahren, und wurde mit jedem Tag schlimmer. Mein Magen fiel mir bis unter die Oberschenkel und ließ nur das Gefühl der Schuld in meinem Bauch zurück. Ich schämte mich dafür, wie ich sie mein Leben lang mit meinen eigenen Problemen beladen und dabei vergessen hatte, auch auf sie zu achten. Dass ich ihre Krankheit nie wirklich anerkannt hatte, weil es nicht in meinen Kopf ging, dass mit Mamas Gesundheit etwas nicht stimmen könnte. Dass da etwas eben nicht ›normal‹ ist.

Dass ich meine Mauer auch um sie herum hätte bauen sollen. Als ich mich schließlich überwand und sie in der Klinik sah, fing ich sofort einen Streit mit ihr an, weil sie rauchte. Ich werde oft wütend, wenn ich nicht weiter weiß – meine Pädagoginnenmutter nennt das »niedrige Frustrationstoleranz«.

Nach meinem Besuch, den wir trotz Streit mit einer Umarmung beendeten, fuhr ich stumm mit der U-Bahn nach Hause und beschloss, meiner Mutter fortan weniger von meinen Sorgen und nur noch von all dem Guten, das mir widerfahren würde, zu erzählen. Endlich wollte ich auch Fels für sie sein. Wenn sie an mich dachte, sollte sie sich keine Sorgen machen müssen, nur Stolz empfinden und mir lächelnd dabei zusehen, wie ich die gemeinsame Mauer um uns in die Höhe zog.

»Sag mal, Nick?« Eidin läuft während einer Rudelrunde ein paar Schritte schneller, um mit mir gleichzuziehen, steckt beide Hände in seine Jackentaschen, senkt die Stimme und schaut mich ernst an.

»Weiß bei dir eigentlich jemand *da draußen*, warum du wirklich hier bist?«, fragt er so leise, dass nur ich ihn hören kann. Es ist das erste Mal, dass Eidin mich auf unsere gemeinsame Krankheit anspricht.

Die Wochen vor meiner Einlieferung habe ich meine Diagnose immer wieder, fast stolz, in Gesprächen erwähnt, um meinen Freund*innen eine vage Idee davon zu geben, was in meinem Kopf abging. Da waren endlich Worte – und dann auch noch von einem Arzt unterzeichnet – die das auszudrücken schienen, was ich bisher nur in Tränenform pressen konnte.

»Um ehrlich zu sein, wissen es fast alle«, antworte ich Eidin in gleicher Lautstärke.

»Krass. Wirklich?? Ich hab's bisher erst einem einzigen Freund erzählt. Nicht mal meine Eltern ahnen, was grad wirklich bei mir abgeht«, platzt es aus ihm heraus. Ich nicke.

»Jo, mein Baba war auch nie wirklich Ansprechpartner für so was.«

»Wünschst du dir auch manchmal, einfach ganz normaler Alman zu sein? Und nicht irgendwelche Gifs von Suren geschickt zu bekommen, wenn's dir schlecht geht?«

»Meine Familie ist vor den Ayatollahs geflohen, bei uns sind Suren nicht so das Ding.«

»Digger, bei uns Türken ja eigentlich auch nicht. Dafür hat Atatürk ja gekämpft, weißt du? Aber meine Mutter und ihre Schwester hier– Junge. Denken, ein Nazar macht dreißig Jahre Kopffick wieder gut. Ist ja auch lieb und so, aber–« Plötzlich senkt er seine Stimme.

»Ach, am meisten nervt mich eigentlich, wie die anderen reagieren, wenn ich ihnen von meiner Familie erzähl. Weil für die sind das dann wieder nur paar Kanacken, die nicht über ihre Gefühle reden können. Die checken nicht, was da alles hintersteht. Und– Ich check ja, dass ich's nicht besser mach, wenn ich's geheim halte, aber ... Aber ich weiß irgendwie auch nicht, was ich sonst tun soll.« Er schaut mich fragend an, ich weiche seinem Blick aus.

»Das tut mir leid«, antworte ich. Dann herrscht ein paar Meter lang Stille. Da diese aber nach wie vor mein Erzfeind ist, ergreife ich schnell das Wort:

»Tut es wirklich. Und. Also. Ich will dir jetzt auch überhaupt nicht vorschreiben, wie du mit deiner Krankheit umzugehen hast, ne? Ist für jeden ja was anderes, aber ... bei allem Shit, den unsere Eltern durchgemacht haben: Wir sind nun mal *krank*. Das macht doch sowieso schon keinen Spaß, was gerade bei uns los ist. Und ob vor unseren Migraeltern oder vor irgendwem sonst– Ich checke nicht, warum ich mich dafür auch noch schämen und das Ganze geheim halten sollte. Klar, ich hab auch nicht unbedingt Lust, mit nem Schild um den Hals herumzulaufen, auf dem *depressiv lol* steht, aber–«

Ich unterbreche mich selbst und schaue in Eidins Gesicht, um mich zu vergewissern, dass ich hier gerade nicht totalen Stuss rede. Weil ich mir komisch in dieser neuen Rolle vorkomme, Ratschläge zu erteilen über diesen Zustand, der mich selbst jeden Tag aufs Neue mit einer unerwarteten Ohrfeige begrüßt. Eidin schaut mich verstehend an, wartet noch kurz ab, ob ich den Satz beenden will, merkt dann aber, dass ich eigentlich ausgesprochen hatte.

»Hast vielleicht recht«, sagt er, schaut wieder nach vorn und zündet sich eine Zigarette an, während mir durch seine Reaktion, seine Akzeptanz meiner Worte bewusst wird, dass ich ihm gegenüber wohl einen unfairen Feldvorteil habe.

Ich habe unsere Krankheit nicht als Fremde kennengelernt, ich habe sie über Jahre beobachtet, wenn sie meine Mutter heimsuchte, auch wenn sie damals noch keinen Namen trug. Außergewöhnlich oder schambehaftet war sie für mich nie.

Als ich meine Diagnose bekam, war meine Mutter die Erste, die ich anrief.

»Rate mal, welches deiner Kinder depressiv ist!«, trällerte ich ihr entgegen und sie lachte, was alles war, was ich in dem Moment wirklich brauchte. Ich erzählte ihr, dass ich von der Diagnose erleichtert war, weil eine Depression zumindest die Täler der letzten Jahre erklärte.

»Was denn für Täler?«

»Ah. Ja. Es gibt da vielleicht ein paar Sachen, die ich dir erzählen muss.«

»Nick. Das kann doch nicht wahr sein. Ich sitze hier seit Monaten und wundere mich, weil in deinem Horoskop eigentlich schon seit Ewigkeiten zu sehen ist, dass du mitten in einer Krise steckst! Und jedes Mal wenn du anrufst oder ich dich sehe, erzählst du nur von deinen Heldentaten. Warum sagst du denn nichts?«

»Hm ja, vielleicht weil's mehr Spaß macht, von Heldentaten zu erzählen. Über Traurigkeit kann ich eh nicht gut sprechen. Vielleicht schreibe ich irgendwann mal ein Buch drüber.«

Es war kurz still in der Leitung, dann sagte meine Mutter mit einem seltenen Ernst in ihrer Stimme.

»Nick, ich bin für dich da, wenn es dir schlecht geht, das weißt du, oder?«

»Natürlich, Mama«, log ich. Zu diesem Zeitpunkt lag ihr Zusammenbruch schon mehrere Jahre zurück und obwohl es ihr längst wieder gut ging, hatte ich mich daran gewöhnt, meine Probleme mit mir selbst auszumachen. Auch wenn sie nie darum gebeten hatte.

Das erste Gespräch, das wir wieder genauso offen führten wie damals vor dem Fernseher, passierte in den Folgestunden am Telefon. Zwar ohne Schoko-Crossies, aber dafür auch ohne Globuli.

49

Weil Calle mir einen Hotspot legt, kann ich zum Tagesabschluss endlich wieder ein Spiel vom HSV gucken. Liege bäuchlings auf meinem Bett und knabbere nebenher wie automatisiert eine ganze Tafel Schokolade. Vom Sertralin bekomme ich mehrmals am Tag einen unkontrollierbaren Heißhunger auf Süßigkeiten, oder zumindest passt es mir sehr in den Kram, dass ich meine Völlerei auf das Medikament schieben kann. Das Spiel ist furchtbar, Aufbaupässe landen direkt beim Gegner und der HSV bettelt mal wieder ums Gegentor. Wahrscheinlich trägt mein Lieblingsclub auch seinen Anteil an meiner Depression.

Der einst so große Hamburger Sportverein, dem ich unglücklicherweise als Kind die ewige Treue geschworen habe, hat seine glorreichen Zeiten leider längst hinter sich. Nach einer traumatischen Saison vor etwas über zehn Jahren, in der eine Papierkugel das Schicksal einer Stadt entschied, wechselte mein Verein häufiger den Trainer als die Trikots und tuckerte gradlinig in Richtung Bedeutungslosigkeit und Mittelmaß, bevor er dann in einem traurigen Höhepunkt aus der 1. Bundesliga abstieg. Das war insbesondere tragisch, weil der HSV bis dato das einzige Gründungsmitglied der höchsten deutschen Fußballliga war, das nie in die zweite Liga runtermusste, weshalb er auch »der Dino« genannt wurde. Aus jenem Grund hielt der HSV sich einen adipösen, blauen Dinosaurier in Vereinsfarben als Maskottchen, um jene große Errungenschaft zu zelebrieren, nie die *aller*schlechtesten gewesen zu sein. Ebenjener Dinosaurier hüpft auch heute noch in Liga zwei bei Heimspielen an der Seitenlinie des Feldes umher und versucht mit Elan und kostenlosen T-Shirts die Sinnlosigkeit seiner eigenen Existenz wettzumachen.

Der jahrelange Absturz des Vereins brachte schlauere Menschen als mich zu dem Entschluss, die Spiele, deren Qualität Woche für Woche abnahm, nicht weiter live zu verfolgen. Ich dagegen legte Arbeitsschichten so um, dass ich pünktlich zu Anstoß vor dem Laptop sitzen und den Grottenkick mitverfolgen konnte, der sich zuverlässig darbot. Und es tat gut. Während um mich herum die Welt im Affentempo weiterraste, saß ich für neunzig Minuten entschleunigt-gelassen auf meinem Allerwertesten und hakte mich an diesem einen Anker in meinem Leben fest: Auch wenn alles auf Erden im Wandel ist, der HSV wird zuverlässig gleich scheiße spielen.

Die elf Spieler in roten Hosen, denen ich jetzt dabei zusehe, wie sie meine Erwartung standesgemäß erfüllen, indem sie gegen den Tabellenletzten in Rückstand geraten, werden jäh in ihrem Tun unterbrochen, als Calle aufgeregt ins Zimmer geplatzt kommt.

»Du Nick, Helen geht das überhaupt nich gut. Is zusammgebrochn. Hab sie zu den Krankenschwessern gebracht, aber kannsu bidde au nomma kommen?«

Mit hochrotem Kopf, gesenkten Augen und nassen Wangen sitzt Helen vorm Schwesternzimmer. Ihre Pupillen schimmern wässrig, Eidin sitzt neben ihr und streichelt ihr langsam den gebeugten Rücken.

Zum ersten Mal seit Tagen fallen wieder Wolfstränen auf den Klinikboden und es bleibt ein paar Minuten still. Dann setzt Helen an, erzählt mit verstopfter Nase davon, wie der Spruch von Bernd übers ›nicht gesund entlassen werden‹ sie im Kern verunsichert hat, wie kurz danach die Gedanken losgingen, ihr Puls in die Höhe geschnellt ist und sie beim Spazieren auf einmal dasselbe Kribbeln in Gesicht und Armen gespürt hat wie bei ihrer letzten Panikattacke.

Angst. Angst davor, gebrochen zu sein. Angst davor, gebrochen zu bleiben. Angst, dass all die Pläne, die man sich für das eigene Leben zurechtgelegt hatte, zerstört sind. Weil man nicht mehr zu ihnen fähig ist, nie wieder zu ihnen zurückkehren kann und jeder das auch sieht. Erbärmlich, es überhaupt zu versuchen, besonders vor den Augen aller anderen, die das ja checken, die ja mit einem Blick erkennen können, dass man nicht gut genug ist. Dass man das alles nicht schafft, nicht schaffen kann, nie wieder schaffen wird. Dass es nach der Entlassung hier nur eine Frage der Zeit ist, bis man wieder auffliegt, aufgedeckt von einem Wildfremden, der es sieht, dich verrät und wieder zurückschickt, weil man dir jeden Versuch verwehren sollte, wieder Kontrolle über dein Leben zu erlangen. Und ohne diese Kontrolle, bist du da überhaupt noch ein Mensch? Oder gibst du nur vor, einer zu sein?

Angst vor den enttäuschten Blicken der Freunde. Angst, einfach nicht gut genug zu sein. Angst, dass es das jetzt war. Helen kann irgendwann kurz Luft holen und sich selbst unterbrechen. Setzt dann wieder an.

»Merkwürdigerweise ging es mir die letzten Tage ja wirklich gut und … deshalb hat's mich dann, glaube ich, umso mehr fertig gemacht, als das alles so auf einmal und so schnell wieder zurückgekommen ist, aus dem Nichts! Wo ich mich schon fast geheilt gefühlt hab. Wann hört diese ganze Scheiße endlich auf?!«, ruft sie laut und drückt den Kopf zwischen ihre Knie, während Eidin erst zu ihr und dann hilflos zu uns schaut.

Die Insel Sertralin liegt nicht nur in einer anderen Zeitzone, auf ihr sind die Gesetze über den Lauf der Zeit aufgehoben. Weil die hier nicht linear verläuft, sondern in Wellen. Der

Deich, auf den wir uns gerettet haben, den wir jetzt entlangbalancieren, ist gewunden, führt uns zeitweise mehrere Kilometer in die falsche Richtung und gerade, wenn du dich in Sicherheit wähnst und den Ausblick genießt, wächst in deinem Rücken die Welle bedrohlich an, kracht über den Deich, spült dich von hinten um und reißt dich zurück ins Meer.

Ich nehme Helen in den Arm, und während meine Schulter feucht wird, sage ich ihr, dass alles in Ordnung ist, wir für sie da sind und sie bei uns keine Sorgen zu haben braucht. Dass auch sie wieder gesund wird, dass das alles hier Teil ihrer Gesundung ist. Sätze, von denen ich denke, dass sie mir selbst vielleicht helfen würden. Sie nickt und weil immer wieder Pfleger*innen und Patient*innen an uns vorbeilaufen, bringen Calle und ich Helen und Eidin fürs Erste zu uns ins Zimmer.

Kurz später ist Mädelsabend. Wir essen gemeinsam von meiner Schokolade, erzählen von verflossenen Liebschaften und bemerken, dass Helen und ich beide die Angewohnheit haben, aus Angst sofort wegzurennen, wenn sich der Partner oder die Partnerin nicht direkt als perfekt herausstellt. Eidin fragt, ganz beiläufig, wie man Helen diese Angst denn nehmen kann. Der Blick, den sie ihm zurückgibt, ist voller Liebe.

»Ich hab mal Japanologie studiert …«, sagt Eidin irgendwann zu unser aller Erstaunen.

»Jaja, und direkt wieder aufgehört. Hab halt damals voll viel Anime geguckt, aber das war irgendwie kein Prüfungsfach. Viel hab ich da nicht mitgenommen, aber habt ihr mal von Kintsugi gehört?«

»Ki-wa?«, fragt Calle.

»Kintsugi. Das ist so ne japanische Technik, bei der man gebrochene Vasen oder Schalen mit Goldlack kittet. Dadurch ist das wieder zusammengesetzte Objekt dann wertvoller als das zuvor Ungebrochene, versteht ihr? Bisschen wie wir.«

Wir grinsen breit und Calle klopft Eidin stark auf die Schulter.

»Digger, was ne Story. Lieb ich, erzähl ich meiner Madame.«

Wir tauschen weiter Liebesgeschichten aus und ich erzähle dem Rudel das erste Mal von IHR. Die perfekt schien, bei der ich nicht laufen wollte.

Wir reden über geheime Ziele, Hoffnungen und merken, dass wir überhaupt wieder so etwas wie Ziele und Hoffnungen haben. Für Helen sage ich aufmunternde Dinge, die ich selbst nicht wirklich glaube, aber seit wann ist mein depressiver Müllschädel schon der Gradmesser.

»Dieser Bernd ist trotzdem ein Bastard«, sagt sie, während sie ihre Nase schnäuzt und wir lachen. Im Hintergrund schießt der HSV gerade das Führungstor in der Nachspielzeit und gewinnt kurz später das Spiel. Vielleicht passieren doch noch Wunder.

50

weinen weinen weinen weinen wut wut wut wut wut wut wut SIE enttäuschung enttäuschung enttäuschung enttäuschung traurig traurig **wut** traurig **wut** wut trotz trotz trotz trotz trotz trotz trotz trotz trotz trotz trotz stolz trotz wut kraft wut wut kraft kraft

Es ist kein Zeichen von Schwäche, mir einzugestehen, dass ich ein Problem habe. Ich bin nicht weniger wert, weil ich Probleme habe. Ich darf offen sagen, dass ich ein Problem habe und dass es mir schlecht geht. Ich darf andere Menschen an meinen Problemen teilhaben lassen. Es darf mir schlecht gehen. Freund*innen, die das nicht einsehen, sind keine Freund*innen.

Ich darf traurig sein. Die Traurigkeit darf wiederkommen. Ich darf ihr als Freund begegnen, nicht als Untergebener. Sich aus dem Klammergriff der Depression zu lösen, bedeutet vielleicht nicht den Einzug ins Nirvana. Traurigkeit ist ein normaler, menschlicher Zustand, er gehört zum Leben dazu und muss nicht von mir bekämpft werden. Meine Traurigkeit darf existieren. Ich darf andere in meine Traurigkeit miteinbeziehen. Ich muss mich nicht zum Weinen zurückziehen. Ich muss meine Tränen nicht verstecken. Es darf Tränen auch in den Gesichtern meiner Mitmenschen geben, nicht nur auf Wangen in Filmen und Serien.

Ich darf weinen.

Ich darf mich danach so fühlen, als ob sich etwas gelöst hat.

Ich darf mich Problemen allein stellen, aber:

Ich darf auch nach Hilfe fragen.

Ich darf absagen.

Ich darf sagen, dass ich nicht mehr kann.

Ich darf scheitern.

Ich muss nicht alles können.

Ich bin nicht mehr wert, wenn ich mehr kann.

Ich darf etwas tun, einfach weil es mir Spaß macht.

Ich darf etwas tun, ohne darauf zu gucken, was es zum Produkt hat oder wie dieses Produkt mich weiterbringen kann.

Ich darf mir Auszeiten nehmen.

Ich darf auf mich hören.

Ich darf schwach sein.

51

Sitze mit gebührendem Abstand und trotz leichtem Nieselregen mit meiner Mutter auf einer Bank vor dem Eingang der Klinik. Sie reicht mir eine Tüte mit gewaschenen Klamotten. Die Dame am Einlass wacht über uns mit Argusaugen, denen aber entgeht, dass unter den Klamotten ein Nudelsalat von Rewe versteckt ist, dessen Einfuhr in die Klinik wegen eventueller Kontamination eigentlich hoch illegal ist, weil: nicht originalverpackt sondern von der Salattheke. Meine Mutter, die Schmugglerin. Deutsche Pablo Escobar.

Wir reden über das HSV-Spiel und als ich sie nach einer Kleinigkeit frage, schaut sie mich länger an, ohne mir zu antworten. Schnell huschen ihre Augen über mein Gesicht und landen dann auf meinen.

»Nick, ich finde, man merkt es richtig. Ich weiß nicht, was passiert ist, aber du hast in diese Dunkelheit, in die du gehüllt warst, wie mit einer Nadel ein Loch gestochen. Ein Loch, durch das Licht dringt.«

Ich möchte ihr zustimmen, sage aber, dass ich das Gefühl habe, dass das Loch jederzeit wieder mit einem fetten Streifen Panzertape zugeklebt werden könnte und ich deshalb nicht zu früh davon sprechen will, dass es mir ›besser‹ oder sogar ›gut‹ geht.

»Das erwartet auch niemand von dir. Ich will dir nur sagen, dass du den schwersten, den ersten Schritt gegangen bist und du jetzt nur versuchen musst, diese kleine Lichtquelle nach und nach zu vergrößern, selbst wenn es immer nur ein paar Millimeter sind. Versuch einfach jeden Tag, das Loch ein bisschen mehr aufzukratzen, okay? Und wenn du es mal einen Tag lang nicht schaffst oder sogar das Gefühl hast, dass es wieder zusammenwächst, ist das auch nicht schlimm. Wichtig ist, dass du es weiter versuchst.«

Ich nicke stumm und schaue sie an, diese Person, die die einzige da draußen zu sein scheint, die aufgrund ihrer eigenen Krankheit wirklich weiß, worunter ich leide. Allein ihr zuliebe will ich alles daransetzen, diesen Nadelstich auszuweiten, bis ich irgendwann komplett in Licht gebadet bin.

52

»Wie, du brauchst nen Therapeuten? Sag das doch, ich kenn jemanden, der noch Plätze hat.«

Entgeistert schaue ich Helen an, die gerade so tut, als wäre es normal, dass sie übers Wasser laufen kann.

»Einen Therapeuten? Einen echten Therapeuten so mit echter Therapie und echten freien Therapieplätzen?«, frage ich nach, nur um sicherzugehen, dass mein Kopf mir gerade keinen Streich gespielt hat.

»Ich weiß jetzt nicht, was ein ›echter‹ Therapeut für dich ist, aber: Ja. Mein Vater hat den vor ein paar Monaten beim Wandern kennengelernt.«

So, meine Damen und Herren, da haben wir also die Antwort darauf, wie man in Deutschland einen Therapieplatz findet. *Wandern* wäre die Lösung gewesen.

»Jedenfalls hat er seit ein paar Monaten auch diese kassenärztliche Zulassung, also muss man nicht mal privatversichert sein. Seitdem bin ich da auch«, sagt Helen, immer noch mit einer Beiläufigkeit in der Stimme, die die lebensverändernden Folgen des eben Gesagten völlig verkennt.

»Du– sorry, wenn ich jetzt grad 'n bisschen direkt bin ... aber kannst du mir bitte sofort seine Nummer geben?«, platzt es aus mir heraus.

Zehn Minuten später ist es geschehen. Die Nadel im Heuhaufen ist entdeckt, der heilige Gral inklusive Bernsteinzimmer geborgen.

Sehr geehrter Herr Sadeghi,

Vielen Dank für Ihren heutigen Anruf. Hiermit bestätige ich den Termin für ein Kennenlerngespräch, dem eine ambulante Therapie in meiner Praxis folgen kann.

Mit freundlichen Grüßen

Dr. Marcel Gutfeld

Genau so steht es schwarz auf weiß in der Bestätigungs-E-Mail auf meinem Handy. Wieder und wieder lese ich diese wunderschönen dreiunddreißig Worte. Als ich Eidin von meinem Glück erzähle, zückt auch dieser hektisch sein Handy und kommt kurz später mit einem fetten Grinsen im Gesicht zu Helen und mir zurück, worauf wir drei uns erst gegenseitig abklatschten, dann aber doch außerhalb des Blickfeldes der Pfleger*innen für eine Millisekunde umarmen. Es tut wahnsinnig gut.

Echte Umarmungen mit Vollkörperkontakt sind hier nach wie vor tabu, auch innerhalb der Klinik sind die Patient*innen dazu angehalten, *wo immer möglich einen Gesundheitsabstand von anderthalb Metern zueinander zu wahren*, wie es auf einem laminierten Dekret in der Durchgangsesshalle heißt. Bei gemeinsamen Spielen wurden wir bereits mehrmals von Pfleger*innen darauf hingewiesen, »den Abstand zu wahren«, was aufgrund unserer Isoliertheit und der negativen Coronatests natürlich komplett unsinnig ist, aber dennoch zur Enthaltsamkeit in Sachen Berührungen untereinander beigetragen hat. Neben der Tatsache, dass die Deutschen im Allgemeinen ein eher distanzierteres Volk sind, hat der Virus manchen von uns noch zusätzlich eingeprägt, dass die Körper der anderen zuallererst eine Gefahr sein könnten. Das Ergebnis ist ein stilles Misstrauen.

Die deutsche Kühle saß auch vorher schon so tief, dass selbst ein zu langes Händeschütteln bei manchen bereits als sexueller Akt galt. Da die andere Hälfte meiner Gene aber aus einer extrem kontakt-, küsschen- und berührungsfreudigen Region kommt, haben die letzten Wochen einen akuten Körperkontaktmangel bei mir ausgelöst, den ich immer deutlicher zu spüren bekomme.

Ich beschließe daher: Sobald ich hier raus bin, wird alles und jeder so lang in den Arm genommen, wie der gute Anstand es erlaubt und dann noch ein bisschen mehr. Selbst wenn ich dabei meine negativen Coronatestergebnisse um den Hals tragen muss.

Ich erzähle dem Wolfsrudel beim nächsten Spaziergang von meinen Umarmungsplänen und stoße zu meiner Überraschung auf große Zustimmung, scheinbar sind wir hier doch alle ziemlich ausgetrocknet, was Zuneigung angeht.

»Das Ding is, ich weiß, dass ich hier bin, um auch ma ganz alleine wieder so 'n büschn stabil zu werden und so. Aber das is einfach hammerschwierich, wenn man nichma wen zum schmuusen hat!«, sagt Calle. Helen und Eidin reagieren kurz nicht, schauen einander nur verstohlen an.

»Ich find Nicks Plan gut«, stimmt Helen dann mit ein, während Calle Fahrt aufnimmt.

»Was is so 'n Mensch schon, wenn er niemand zum schmusen hat? Ich sach euch eins: Ich wär zu gar nix zu gebrauchen. Ich hol mir vielleicht nochma Erlaubnis bei der Madame, weil die hats ja so 'n büschn mit der Eifersucht, aber dann, wenn wir hier ersma raus sin, dann wird umarmt was das Zeuch hält. Un irgenwann is dann die ganze Welt so weich, wie wir die brauchen!«

»Samtene Revolution!«, rufe ich, bin wohl aber mit meinen Geschichtswitzen ans falsche Publikum geraten, weil die drei anderen nur ernst zustimmend nicken.

Da die Klinik zum Hauptziel hat, *ihre Patient*innen zu stabilisieren und eine Anschlussversorgung zu klären*, ist der

Fakt, dass Eidin und ich einen Therapieplatz gefunden haben, der Anfang vom Ende unserer gemeinsamen Zeit. In einigen Tagen werden die Jungwölfe den Bau verlassen, was einen Schwall aus Vorfreude durch mich fahren lässt, den ich bis in die Fingerspitzen fühle. Gleichzeitig spüre ich aber auch ein Kribbeln in meinem Herz. Dem Gefühl folgend schaue ich mich um und sehe die schützenden Klinikmauern, die mich seit meiner Ankunft zwar vor körperlicher Nähe, aber auch von vielem Unerwünschten abgeschirmt haben.

Das Kribbeln wird intensiver, als Eidin und mir am nächsten Morgen ein kahl geschorener Oberarzt gegenübersitzt. Gemeinsam wurden wir in den Besprechungsraum gerufen, wo mein behandelnder Arzt bereits auf uns wartete und aufstand, als wir den Raum betraten.

»Ich weiß, wir haben uns länger nicht gesehen, aber Ihre Werte hatte ich die ganze Zeit im Blick!«, sagte er und grinste dabei breit. In dieser Sekunde schritt der Oberarzt in das Zimmer, zwei Assistenten flankierten ihn wie Möwen einen Fischkutter. Nach all der Zeit in seinem Königreich sehe ich den obersten Vorsitzenden der Klinik, der sich an das Kopfende des Tisches setzt, erst in unsere Akten schaut und dann auf uns.

»Eine ambulante Lösung der nächste logische Schritt«, sagt er gemächlich. Kein ›Hallo‹ oder ›gut gemacht‹. Mein behandelnder Arzt tut sein Bestes, die Kälte seines Vorgesetzten auszugleichen, indem er immer wieder meinen Blick sucht und mir mit beiden Augen zuzwinkert.

»Deshalb ist diese so schnell wie möglich einzuleiten«, fährt der Oberarzt fort. Kein Wunder, dass er Arzt und nicht Romancier geworden ist und auch wenn er recht hat, hat Logik allein noch kein Herz überzeugt. Da aber weder Eidin noch ich diejenigen beneiden, die wie Oscar ein Langzeitquartier in der Klinik aufschlagen müssen – und auch weil ich wirklich, wirklich kein Gemüseschnitzel mehr sehen kann – fällt uns die Entscheidung letztlich leicht. In wenigen Tagen wird die Welt weich gemacht.

53

Kurz vor Mitternacht. Calle schläft tief und fest und sein Schnarchen füllt den Raum, entkommt durch die Terrassentür, die heute wegen der Sommerhitze offen bleiben darf. Schallt von dort in den Hof. Unsere Beziehung gleicht der eines alten Ehepaars, wenn ich wieder merke, wie sehr Calles Schnarchen Teil meiner Einschlafroutine geworden ist. Ich fühle mich aufgehoben in seiner Nähe, schließe meine Augen und träume schon halb, als mein Handy vibriert. Nachricht von Victoria.

Kannst du reden? Mir geht es überhaupt nicht gut.

Ich denke an das Versprechen an meine Mutter, mich auf mich selbst zu konzentrieren, und schreibe trotzdem:

Klar. Ruf an. Bevor ich durch die Terrassentür nach draußen husche.

Victoria weint. Ich kann sie kaum verstehen. Sie entschuldigt sich immer wieder, ich sage ihr, dass es nichts gibt, für das sie sich entschuldigen muss, dass sie alles rauslassen kann, wenn sie das braucht. Sie braucht es definitiv und so sinkt mein Herz immer tiefer, während ihr Weinen zu Schluchzen wird.

Nach einigen Minuten beruhigt sie sich so weit, dass sie wieder ganze Worte sprechen kann. Ich frage sie nach dem Grund für Nachricht und Tränen und sie erzählt, dass ihre Cousine sie nicht gefragt habe, ob sie mit ihr zusammen zum Tennisunterricht fahren möchte.

Eine an Banalität kaum zu überbietende Lappalie, die aber an einer Wunde kratzt, die bei Victoria schon länger blutet. Eine Wunde, hinter der sich ein tief klaffendes Gefühl der Wertlosigkeit versteckt. Victoria erzählt mir, dass ihr Kopf sie immer wieder von dem Gedanken überzeugen will, dass sie keine Freunde habe, hässlich sei, sich übernehme und dass der Grund für das Scheitern all ihrer Beziehungen der simple Fakt sei, dass sie es einfach nicht wert ist, geliebt zu werden.

Es tut weh, diesen Menschen, der mir so am Herz liegt, in dieser Art von sich selbst sprechen zu hören und zu wissen, dass ich ihr, über ein offenes Ohr hinaus, nicht werde helfen, keine Heilung, nicht mal eine Umarmung werde anbieten können. Victoria *da draußen* und ich *hier drinnen*, viele hundert Kilometer und eine Klinikmauer liegen zwischen uns. Ich bemerke, wie mein Hinterkopf damit beginnt, sich Möglichkeiten auszudenken, aus der Klinik auszubüchsen, ein Auto zu mieten und zu Victoria zu fahren. Unterstützung erhält mein Hinterkopf aus allen Ecken meines Körpers. Egal, wie unmöglich es gerade scheint, ich will einen Weg finden, sie zumindest in die Arme zu schließen. Einfach nur so dazustehen, in gegenseitigem Verständnis. Ihr klarzumachen, was für ein besonderer Mensch sie ist, dass sie in jedem einzelnen Punkt ihres Selbstbildes falsch liegt, dass sie eine starke, intelligente, lustige, schöne Frau ist.

Aber während mein Hinterkopf noch hastig die Kosten seines Plans zusammenrechnet, ist meine Entscheidung plötzlich gefallen. Ich bleibe. Natürlich bleibe ich. Weil ich verstehe, was sie sucht. Dass sie von mir etwas haben möchte, das ich ihr nicht geben kann, das niemand ihr wird geben können, egal wie viele nächtliche SMS sie verschickt. Das weiß ich, weil es mir genauso geht. Und plötzlich bin ich trotz der hundert Kilometer und der Mauer direkt in Victorias Kopf.

Victoria, Calle, Eidin, Helen und ich. Wir sind alle auf der Suche nach einem rettenden Gefühl, das wir diffus ›Liebe‹ nennen. Wir wollen den Disney-Moment, in dem das Puzzlestück, nach dem wir unser Leben lang auf der Jagd sind, endlich in Form unseres Partners oder unserer Partnerin vor uns steht und uns vollständig macht. Das ist Teil des Schmerzes, den SIE in mir ihr auslöst. Dass ich von ihr erwartet habe, SIE sei dieses letzte, gold glitzernde Teil, das perfekt zu mir passt und die Leere in meinem Herzen restlos ausfüllt.

Seit ich denken kann, wird mir in größter Regelmäßigkeit klargemacht, dass ich meine *Partnerin* finden muss. *Soulmate*. Dass es da draußen jemanden gibt, der all meine Makel für liebenswürdig hält, mich auf eine neue Ebene des Daseins heben kann, sodass ich fortan nie wieder allein durch die Tundra werde trotten müssen. Nur noch mit rosa Brille, Amorflügeln und federndem Schritt, heimwärts zur Geliebten. Und warum sich gegen diese Vorstellung auflehnen? Wenn sie doch so schön ist. So wunderschön, dass sie seit Jahrzehnten der Realität wacker die Stirn bietet, an der sie immer wieder zerschellt.

But love is not the answer. Nicht so.

Solange wir Suchenden es nicht schaffen, auch ohne Puzzlestück klarzukommen, wenn wir immer wieder ins Außen flüchten, wenn es uns schlecht geht, dann bekämpfen unsere Liebschaften nur die Symptome des Urschmerzes, an dem wir leiden. Der vielleicht in unserer Kindheit gesät wurde, der sich aber auch schon durch unseren Stammbaum gefressen hat und dessen Bekämpfung in unserer Hand liegt. Jetzt in meiner. Hole dafür die Schrotflinte heraus und lade sie mit zwei Kugeln:

Ich bin auch ohne Partnerin etwas wert. Ich bin auch dann etwas wert, wenn es mir niemand sagt.

Und trotzdem sitze ich spätnachts in einer abgeschotteten Ecke des Klinikgeländes und drücke den Hörer an mein verschwitztes Ohr. Weil die Puzzleteilsuche eine verführerische Wärme spendet. Uns das Gefühl gibt, nicht vollkommen allein mit unserem Kampf und auf dieser Welt zu sein. Deshalb versuche ich, der gerade in einer Nervenklinik stationiert ist, Seelsorger für Victoria zu spielen, weil ich, wie bei IHR, wieder gehofft hatte, dass sie mein Ticket hier raus sein würde, dass wir uns gegenseitig würden helfen können, weil nur der Gebrochene die Gebrochene wirklich erkennt. Aber wie soll man jemanden vor dem Ertrinken retten, wenn man selbst kaum schwimmen kann.

Ich kann mir das alles logisch herleiten und weiß, dass mich auch dieses Telefonat nicht aus der Tundra herausführen wird ... aber aller Logik zum Trotz hüpft mein Herz kurz auf, als Victoria nach einer knappen Stunde endlich ein bisschen lacht, weil ich sie kurz mit etwas Galgenhumor aus ihrem Nebel herausholen konnte. Und irgendwie kribbelt es dann doch, wenn sie meinen Namen sagt, während das Schwarz des Himmels langsam zu einem dunklen Blau wird.

54

Immerhin sind die Alpträume kürzer, wenn man kaum schläft. Mein Nacken ist verkrampft und hart wie Stein, manchmal erwische ich mich dabei, wie meine angespannten Schultern bis zu den Ohren hochgezogen sind. Die Knirschschiene tut zwar ihren nächtlichen Dienst und schont meine Zähne, verhindert aber nicht den Muskelkater im Kiefer.

Zumindest hat die Sonne endlich verstanden, dass sie eigentlich gerade Hochsaison haben sollte und entschuldigt ihr bisheriges Fehlen mit doppelt intensiven Strahlen. Das Rudel macht deshalb heute Strandtag – auf der Terrasse, auf Bänken und im Gras liegend. Als wir unsere Shirts ausziehen, strahlt Calles weißer Bauch fast heller als die Sonne über uns. In meiner Nase mischen sich Sonnencreme und Schweiß, LoFi HipHop kommt aus einer Bluetooth-Box und ganz kurz kehrt richtiger Urlaub in die Klinik ein.

Meine Lider wiegen Tonnen, deshalb schließe ich die Augen, atme ein und wieder aus, denke über die letzten Tage und Wochen nach, über die Nachrichten meiner Freund*innen, über mein Malen-nach-Zahlen-Kunstwerk, über die Zukunft des Wolfsrudels nach unserer Entlassung. Plötzlich reiße ich die Augen auf. Ich klatsche dem dösenden Calle auf den Arm.

»Calle. Calle! Ich habe gerade nachgedacht!«

»Äh. Herzlichn Glückwunsch?«, sagt er sarkastisch, während er die Augenbraue hochzieht.

»Nein, nein! Du verstehst mich nicht! Ich habe gerade einfach so, ganz ohne Podcast, Nintendo oder irgendwas, einfach dagelegen und zum allerersten Mal seit Wochen einfach. Nur. Nachgedacht. Mit Augen zu! Über das, was ich wollte! Keine Einmischung von irgendwem, keine Panik, keine Dunkelheit, nur so geordnete-Gedanken-mäßig. Ich hatte richtig die Kontrolle über meinen Kopf!«

Calle schaut mich leicht verwirrt an, hebt dann aber doch seine Hand.

»Korrekt, digger.«

Glücklich klatsche ich seine Hand ab und schaue umher. Ich sehe Helen und Eidin, die auffällig nah nebeneinander liegen, miteinander flüstern und kichern, Ogün, der über den Tisch gelehnt seine Zigarette raucht, mein zusammengeknülltes T-Shirt, den Rasen, das Loch in der Dunkelheit, das wieder ein paar Zentimeter breiter wird.

Nachdem wir von Tommi dem Krankenpfleger mit Nachdruck darum gebeten wurden, uns wieder anzuziehen und die Musik auszumachen, um die anderen Patient*innen nicht zu stören, sitzen wir mit unseren Wasserflaschen am Tisch im Durchgangsesszimmer und unterhalten uns leise und mit anderthalb Meter Abstand. Soll bloß keiner vergessen, dass das hier immer noch eine Psychiatrie ist und kein Ort zum Wohlfühlen oder so. Ich nippe an meiner Flasche, habe ausnahmsweise eine mit Kohlensäure genommen, heute bin ich mal ganz flippig. Höre Helen zu, die mit einem genervten Blick aus dem Fenster erzählt, dass sie seit gestern wieder angefangen hat zu zittern.

»Ich glaube– nein, ich weiß: Ich hab wahnsinnigen Schiss vor zu Hause«, sagt sie.

»Hier drinnen muss ich mich ja nur so um mich selbst kümmern und sogar das ist mir an manchen Tagen zu viel. Aber jetzt so, wo ihr beide bald wieder nach Hause geht – zu Hause hab ich dann halt auch wieder meine Mutter, das Essen und die Wohnung und … Ich weiß nicht … Ich bezweifle, dass ich das packe …«

Sie macht eine kurze Pause, hebt dann wieder die Stimme an:

»Auf der anderen Seite kann ich ja auch nicht ewig hierbleiben, ne? Kann ja nicht sein. Wir sind hier inzwischen die Dienstältesten, habt ihr das mal bemerkt?«

Tatsächlich. Als ich die Gesichter vom Frühstück durchgehe, sind da nur noch Patient*innen, die nach uns hergekommen sind. Alle anderen wurden entweder wie Oscar auf eine andere Station verlegt, wie Jesper nach Hause geschickt oder wie Thorsten auf Spezialmission ins Amazonasgebiet berufen.

»Ist halt irgendwie die Wahl des geringeren Übels, ne?«, sagt Eidin. Kurz wundere ich mich, denn seitdem sein Entlassungstermin feststeht, ist er deutlich zurückhaltender geworden und verbringt den Großteil der Rudelzeit schweigend.

»Ich mein, klar, sicherer ist es hier. Bei mir zu Hause, da wartet halt niemand, ist jetzt auch nicht das Geilste. Aber ... ich glaub– ich glaub, ich bin immer noch lieber in der ›unsicheren‹ Freiheit als hier in so nem goldenen Käfig. Vom Ding her bisschen wie bei Truman Show. Und sobald du weißt, wann du rauskommst, sagst du mir Bescheid. Dann miete ich nen fetten BMW und wir fahren zusammen an die Ostsee!«

Wenn ich höre, dass es für Helen und Eidin außerhalb der Klinikmauern keinen richtigen Ort gibt, an dem sie sich sicher und aufgehoben fühlen, schäme ich mich ein bisschen für mein Glück, in ein unterstützendes Umfeld entlassen zu werden.

Ich höre den Klagen der anderen zu und nicke nur, verheimliche die Zuversicht, die seit einigen Tagen in mir wächst, weil sie gegen den Kodex des Rudels zu verstoßen scheint. Unsere Gruppe ist entstanden, weil wir eben keine Zuversicht, keine Hoffnung mehr hatten, nur noch einander. Und jetzt, wo langsam das ›echte‹ Leben wieder an der Tür klopft, fühlt es sich wie Verrat an, auch nur in Richtung Ausgang zu blicken.

»Jou. Ich werd ja eh ers ne gude Woche nach euch beiden entlassen, dann sin die sechs Wochen auch fast rum, in denen ich Krankengeld bekomm. Die koste ich noch schöyn aus, das sach ich euch aber. Und dann geht's zurück ans Band«, sagt Calle und mischt im letzten Satz Stolz mit in die Stimme.

»Ihr könn mir auch einfach noch büschn länger Gesellschaft leisten, wenn ihr euch noch nich so ganz bereit für da draußen fühlt!«, bietet er mit einem schelmischen Grinsen an. Helen lächelt zurück, schüttelt dann aber so energisch den Kopf, dass ihre Haare sich von hinter den Ohren lösen.

»Nee, ich glaube ich muss da jetzt einfach durch. Nächste Woche vielleicht, wer weiß, wie's mir dann geht.«

Eidin nickt zustimmend.

»Und wenn's nicht klappt, treffen wir uns einfach alle nächstes Jahr wieder hier. Drei Tage jeden Sommer Klapsenfestival, wie wär's?«

Wir stimmen lachend zu, stoßen mit den Wasserflaschen an, überlegen uns, welche passenden Bands wir so für unser Festival anfragen könnten, und einigen uns auf *Die Ärzte* als Headliner und *Disturbed* als Opening Act.

55

Ein Grund, warum es mich ins Theater gezogen hat, war das Rituelle, das mich von Anfang an begeistert hat. Menschen brauchen Rituale, um sich die Welt um sie herum greifbarer zu machen, sie zu ordnen und den eigenen Platz in ihr einzunehmen. Einstudierte Abläufe ermöglichen uns reglementierte soziale Interaktion, die uns zu einem unantastbaren Teil einer, *unserer* Gemeinschaft werden lässt. In dieser Tradition ist auch hier in der Klinik das gemeinsame Essen zu einem Ritual geworden – wenn auch etwas trauriger. Fünf Minuten vor der penibel pünktlichen ›Fütterung‹ erklingt hier der erste Lockruf in Form des metallischen Scheppverns eines silbernen Rollwagens, der im Stechschritt in das Durchgangsesszimmer gefahren wird. Er enthält die verblichenen-grünen Plastikschalen, in denen sich unsere vorgefertigten Rationen befinden. Da uns die Person oder Maschine, die für die Zubereitung des Futters zuständig war, für immer verborgen und die Rolle des Gastgebers somit unausgefüllt bleibt, feiern wir eine der seltenen Zeremonien, in der es ausnahmsweise nur eine Rolle gibt. In unserem Fall: ›psychisch Kranke mit Hunger‹.

Wir beginnen mit einer nüchtern-besorgten Einschätzung des Essens, bei der der Kreativität der Hungernden keine Grenzen gesetzt sind. Beispielreaktionen reichen von

»Gott riecht das furchtbar«

über »Was IST das?«

bis hin zu:

»Ja, Mensch. Hab auf einmal keinen Hunger mehr.«

Der sakrale Moment, an dem der befüllte Teller beim gemeinsamen Essen in Reichweite der Eingeladenen gelangt, wird von entsetzten Blicken zu den Mitleidenden begleitet, die diese mit faltiger Stirn erwidern und zur nächsten Person werfen. Auf diese Blickrochade folgt traditionell ein besiegtes Lachen, wahlweise kann an dieser Stelle auch ein flotter Boomer-Spruch über mein fleischloses Essverhalten fallen.

Ein sarkastisches »Guten Appetit« beschließt das Vorspiel, wird mit Schnaufen beantwortet, dann wird die ›Kost‹ möglichst schnell in Richtung Magen katapultiert, bevor die Geschmackssinne merken, was ihnen gerade zugemutet wird.

Dem zum Trotz gibt uns all das ein Gefühl von Gemeinschaft und das auf eine Art, wie es kein gemeinsames Essen im Wohnzimmer von Freund*innen hätte schaffen können. Weil hier durch unsere Rollen Entspannung in das Gefühlschaos einkehren kann.

Außerdem wird im Durchgangsessraum endlich auch miteinander gesprochen: Wir haben die eiserne Stille, die hier zu Beginn meines Aufenthalts noch herrschte, gemeinschaftlich durchbrochen und unterhalten uns laut scherzend miteinander. Unsere Tische haben wir nebeneinandergestellt und damit eine lange Tafel gebaut, was Tommi etwas pedantisch aus Brandschutzbedenken nicht ganz so witzig fand. Wir lachen trotzdem laut, lachen wie Kinder, wenn Helen ihr Gesicht unter Schmerzen verzieht, wenn sie vom Schweinesteak probiert, dessen Farbe und Konsistenz an Mörtel erinnert.

Ich muss daran denken, wie ich noch vor einigen Wochen von der tonlosen Schwere dieses Raumes eingeschüchtert war und hoffe, dass sich die Neuankömmlinge, von denen es in den letzten Tagen immer mehr gibt, durch unser Rumgealbere vielleicht etwas wohler fühlen.

Der Mensch braucht andere Menschen für sein Glück. Seiner Verlorenheit im All kann er nichts gegenübersetzen, sie ist ein Teil von ihm. Das Ritual aber kann mehrere dieser Verlorenen zusammenführen, ihnen kurz die Last der Suche von den Schultern nehmen und sie zur Ruhe kommen lassen. Sie können einander von ihren erfolglosen Versuchen berichten, das Universum begreifen und durchqueren zu wollen und mit etwas Glück ergänzen sich die Berichte sogar, dann öffnen sich für ein paar Sekunden die Seelen dieser Suchenden und lassen sie miteinander lachen oder weinen und vergessen, wonach sie überhaupt auf der Suche waren.

56

Eidin verlässt uns morgen, deshalb sitzen wir abends im Aufenthaltsraum und spielen ein letztes Entscheidungsmatch Mensch-ärgere-Dich-nicht. Soweit möglich verbünden wir uns als kleines Abschiedsgeschenk gegen Eidin, schließlich kann der sich morgen mit richtigem Essen trösten, während ich das Mehl der *weißen Soße* schon auf der Zunge habe. Nach der ersten Runde, die Calle gewinnt, gehen wir zusammen vor die Tür, um eine zu rauchen.

»Die vorvorletzte gemeinsame! Vor der vorletzten heute und der letzten morgen«, sagt Eidin und atmet grinsend den beruhigenden Rauch ein, als ich einige Meter weiter reflektierendes Blaulicht sehe. Kurz später kommt ein Polizeiwagen an uns vorbeigefahren, der tonlos einen Krankentransport eskortiert. Keine Sirene, nur Blaulicht. Vier Köpfe folgen dem Konvoi, der aus unserem Sichtfeld und um die Ecke zur Aufnahme abbiegt. Unsere Pupillen weiten sich vor Neugier, unsere feixenden Münder aber schließen sich plötzlich, als kurz nach dem Sterben der Motoren der gellende Schrei einer Frau ertönt.

»NEIN NEIN NEIN!«, hallt es durch das Gelände. In der gequält krächzenden Stimme mischen sich Verzweiflung und Wut. Dann folgen ein paar längere Sätze, aus denen nur einzelne Worte bis zu uns durchdringen: »Bibel«, »einsperren«, »umbringen«, bis zwischen uns und dem unsichtbaren Körper eine Tür ins Schloss fällt, sodass wir sie nur noch gedämpft hören. Wir schauen einander an, in den Blicken Mitleid, Angst und die Dankbarkeit, dass das da keiner von uns ist.

Zurück am Tisch hören wir weiter die dumpfen Schreie, zu

denen jetzt Schläge gegen das Gemäuer gekommen sind, die die Wände zittern lassen. Nach einigen Minuten macht Calle stumm die Tür in Richtung Flur zu, was die Stimme weiter von uns wegdrückt. Keiner sagt etwas, auch wenn ich fragen möchte, ob die anderen die Stimme ebenfalls wiedererkennen, oder ob sie nur genauso klingt wie die von Frau Reich, der Mutter aus der Depressivengruppe.

Als wir zwei Stunden später unsere Nachtmedizin abholen, hört man noch immer die durchdringenden Schreie. Jetzt sind da kaum noch Verzweiflung oder Hilflosigkeit, nur noch Hass trieft durch die Mauern. Ein starker Motor. Franzi die Krankenschwester an der Medizintheke sucht uns in größter Ruhe unsere Rationen aus, gibt mir meinen Baldrian. Wir drücken ihr unser Mitleid für ihre harte Arbeit aus, sie zuckt die Schultern.

»Ach die … Joa, entschuldigen Sie bitte, das geht jetzt die Nacht über wahrscheinlich so weiter. Ich hör das schon gar nicht mehr.«

Noch stundenlang beben die Wände, liegen wir mit offenen Augen stumm nebeneinander, im Ohr das Gift, das sich durch die Stimme Bahn bricht. Im Kopf aber die erschreckende Langeweile, mit der Franzi die Schreie abtat, die inzwischen wie von einem Tier zu kommen scheinen und mit der Nacht langsam schwächer werden, bis sie irgendwann verstummen.

57

Auf dem Flur vor unserer Zimmertür stehen seit heute Feldbetten. Der Virus testet unsere Gesellschaft, testet auch die Kapazitäten der Klinik, die langsam überschritten zu sein scheinen. Die Berliner Feuerwehr meldet einen Rekord, noch nie musste sie innerhalb eines Monats so oft wegen ›Selbststrangulation‹ ausrücken.

Immer wieder, wenn ich allein an einem der Gemeinschaftsorte sitze, setzen sich Menschen zu mir, deren Namen ich nicht kenne, die für mich bloß eine Zimmernummer mit Gesicht sind und mir, ohne mein Zutun, ihre Lebensgeschichte erzählen. Nie sind diese aufbauend, immer Horror.

Hatice hat zwei Vergewaltigungen mitbekommen. Danielas Sohn spricht seit sieben Jahren nicht mehr mit ihr. Mike wurde von seinem Vater halb totgeschlagen.

Manchmal kommt es mir vor, als würden wir hier Heiße Kartoffel spielen und jeder wäre darauf versessen, seinen emotionalen Ballast so schnell wie möglich bei jemand anderem abzuladen. Ich sitze da, nicke, brumme ab und zu ein mitfühlendes »Hmhm«, hoffe auf ein baldiges Ende der Geschichte und darauf, dass nicht gleich das nächste, schreckliche Kapitel folgt. Und dann folgt es trotzdem. Mir bleibt nichts außer Kopfschütteln, das Gesicht verziehen, das »Oh Gott« und das »Wie furchtbar«. Die anfängliche Erleichterung darüber, dass es hier Geschichten gibt, die genauso gebrochen sind wie die eigene, und das daraus wachsende Verständnis für das Gegenüber weicht langsam der Anstrengung durch Überfrachtung. Weil stets noch ein Container an Grausamkeiten darauf wartet, verladen zu werden, auch wenn es längst keinen Platz mehr im Laderaum gibt und das Schiff langsam gefährlich ins Wanken kommt.

Sitze heulend in meinem Zimmer, die Welle schwappt zurück. Den ganzen Tag über mit benebeltem Kopf in Begleitung meiner Gedanken die Stationen abgelaufen, allen voran der besiegt geglaubte Gedanken des »Wozu«. Er schreitet mit stolzer Brust voraus, verkündet unter Trompeten die Rückkehr der Sinnlosigkeit aller Dinge. Der Schmerz des Zurückschwappens brennt am meisten dort, wo man schon fest daran geglaubt hatte, die Wellen besiegt zu haben. Jetzt steht man plötzlich doch klatschnass und tropfend da und wird frierend eines Besseren belehrt. Rückschlag ins Gesicht.

Ausgerechnet heute Telefonate, die mich fragen, was ich denn alles machen will, wenn ich erst mal hier raus bin. Mein Gedanke sitzt auf meiner Brust, schaut mir hämisch lächelnd in die Augen, wenn ich zur Antwort ansetzen will. Lässt jeden Impuls ersticken, verbietet mir, an ein Morgen zu denken. Ich stimme ihm zu, gehe den Fragen aus dem Weg, und der Gedanke lächelt über beide Wangen, auf seinen Armen stellen sich die Haare auf und seine Pupillen weiten sich, wenn er merkt, wie die Unsicherheit Überhand gewinnt. Sie nährt ihn, lässt ihn wachsen. Ich kann ihm davon nie genug geben.

Ich halte mich mit letzter Kraft davon ab, am Telefon loszuheulen. Verstelle mich. »So schlimm ist es gar nicht« und so. Maske auf. »Voll das schöne Wetter auch.«

Was ich machen möchte? Eigentlich nur liegen. Ewig liegen, wenn überhaupt. Eigentlich nicht mal das. Gar nichts möchte ich. Gar nichts sein. Ein Wille ist da nirgends zu finden. Vorschläge jagen mir Angst ein. Bitte zwingt mich nicht aus meinem Bett heraus. Wie kann ich an eine Zukunft denken, wenn selbst das Jetzt schon viel zu viel für mich ist.

Klopfe kurz bei der Therapeutin, die mir ganze fünf Minuten einräumen kann. Habe danach eine neue Methode des Umgangs mit meiner Zukunftsangst und schreibe eine Liste:

Dinge, auf die ich mich freue:
meine Freund*innen
meine Familie
Fußball
Videospiele
Kochen.

Will die Liste gerade erweitern, da schiebt mein Gedanke, ohne dass ich es will, eine andere Liste zu mir herüber.

Dinge, die mir Angst einjagen:
zu versagen
ein Nichtsnutz zu sein
keine Karriere zu machen
nur Sohn zu bleiben
Einsamkeit
nie wieder heil zu werden.

leer leer leer leer leer leer leer leer leer leer leer leer leer leer
leer leer leer leer leer leer leer leer leer leer leer leer leer leer
leer leer leer leer leer leer leer leer leer leer leer leer leer leer
leer leer leer leer leer leer leer *traurig* leer leer leer leer leer leer
leer leer leer leer leer leer leer leer *traurig* leer leer leer leer leer
leer leer leer leer leer leer leer leer leer leer leer leer leer leer
leer leer leer leer leer leer leer leer leer leer leer leer leer leer
leer leer leer leer leer leer leer leer leer leer leer leer leer leer
leer leer leer leer leer leer leer leer leer leer leer leer leer leer
leer leer leer leer leer leer leer leer leer leer leer leer leer *traurig*
leer leer leer leer leer leer leer leer leer leer leer leer leer leer
traurig leer leer leer leer leer leer leer leer leer leer leer leer leer
leer leer leer leer leer leer leer leer leer leer leer leer

58

Das ganze Rudel trottet in der Mittagshitze zum Eingang, um Eidin zu verabschieden, für den ich mein bestes Fakelächeln aufsetze. Er hat es sich verdient. Wir tragen Sommerklamotten, Unterhemden und Flip-Flops, nur Oscar, der extra von seiner Station gekommen ist, trägt noch immer, oder schon wieder, seinen beigen Lieblingspullover. Calle und ich schleppen Eidins Sachen in großen, blauen Ikea-Tüten, wenn man uns so von außen sieht, könnte man denken, wir wären eine Gruppe von Freund*innen, die sich zum Strand aufmachen.

Helen, Calle und ich umarmen Eidin illegalerweise zum Abschied mit unserer ersten großen Rudelumarmung, die trotz ihrer Kürze extrem guttut. Dann schießen wir noch schnell ein Gruppenfoto, obwohl auch Aufnahmen auf dem Klinikgelände eigentlich streng verboten sind. Wir sehen auf dem Bild tatsächlich ein bisschen aus wie auf Jugendfreizeit – sogar Oscar steht einen Tacken näher an uns dran als sonst. Am Eingang wartet Eidins Vater auf ihn, in feinster Papamanier trägt er eine Fahrradfahrersonnenbrille und Polohemd, hat die Hände in die Hüften gestemmt und lehnt sich beim Winken leicht zurück. Eidin grinst, als er ihn sieht.

»Na dann. Baut mal keine Scheiße so auf die letzten Meter!«, sagt er und dreht sich in Richtung Ausgang. Da läuft Helen drei Schritte auf ihn zu, dreht ihn um und umarmt ihn mit voller Kraft. Sie halten einander mehrere Minuten lang fest, weinen, tauschen geflüsterte Worte aus und als die Umarmung sich löst, küssen sie sich. Dann nickt Helen ihm zu und er dreht sich langsam um, während sie zu uns zurückkommt.

»Ach, jetzt tut mal nicht so überrascht«, sagt sie lächelnd. Eidin übertritt die Klinikgrenze, ist offiziell entlassen und darf von seinem Vater in den Arm genommen werden. Helen legt ihren Ellenbogen auf meine Schulter, in ihrem Gesicht steht etwas, das ich nicht lesen kann. Gemeinsam winken wir Eidin zu, der mühsam die Scheibe vom Beifahrersitz runterkurbelt, ein letztes Mal zurückwinkt und bei müde aufheulenden Motorengeräuschen zwischen den Kastanien verschwindet.

»Da warens nur noch drei«, sagt Calle.

Ein paar Stunden später sitzen wir im Gemeinschaftsraum und spielen wieder Mensch-ärgere-Dich-nicht, nur dass ab heute die grünen Figuren ungeliebt in der Kiste zurückbleiben. Wir malen uns aus, was Eidin wohl gerade macht oder isst.

»Was gönnt ihr euch als Allerallererstes, wenn ihr wieder in Freiheit seid?«, fragt Calle.

»Pizza. Gar keine Frage«, sage ich prompt.

»Und du, Helen?«

Helen antwortet nicht, starrt stattdessen erst an uns vorbei, dann zu Boden und fängt kurz später an zu weinen.

Überrascht schauen Calle und ich uns an, setzen uns näher an sie heran, ich streichle leicht ihren linken Arm. Sie atmet tief ein.

»Ich kann das nicht. Ich kann das alles nicht. Ich kann da doch nicht raus und so tun, als wäre ich wieder normal. Seit Tagen schlafe ich nicht richtig und mein Herz rast schon, wenn ich nur daran denke, neben meiner Mutter im Auto zu sitzen. Ich schaffe das auf keinen Fall!«, stößt es aus ihr heraus.

»Alles okay, Helen, niemand zwingt dich, diese Woche zu

gehen. Wir können auch mit den Schwestern reden. Du gehst erst, wenn du dich damit wohlfühlst.«

»Und wenn ich mich nie wieder richtig wohlfühle? Wenn ich jetzt auch so wie Oscar werde und den Rest meines Lebens in dieser Scheißklinik verbringe?! Man, ich sitze hier jetzt seit über einem Monat, aber meinem verkackten blöden Schädel ist das scheißegal, der tut so, als wäre alles wie immer und kommt einfach nicht klar, egal wie viele verfickte Aufmerksamkeitsübungen und Gesprächsgruppen ich mitmache! Das ändert doch nichts dran, dass ich allein bin! Jetzt ist Eidin weg, Nick, du haust als nächstes ab, und du bist dann auch wieder bei deiner Freundin, Calle. Ist ja auch toll für euch. Aber ich– ich hab dann niemanden mehr. Und bleib hier für immer.«

Als sie aufsteht, steigt mit ihr eine riesige Welle empor, die sie aus dem Raum trägt und zurück in ihr Zimmer spült.

59

enttäuscht enttäuscht enttäuscht enttäuscht *leer leer leer leer leer* weinen weinen leer leer traurig traurig *SIE* weinen weinen weinen weinen weinen weinen **SIE SIE** panik panik panik angst angst angst weinen weinen weinen **SIE** weinen **SIE** wut wut wut wut weinen weinen weinen wut wut

Das Schwert, das am tiefsten sticht, erzählt von einer Erfahrung. Davon, dass SIE mich gesehen hat, wie ich wirklich war. Dass SIE mich trotzdem für liebenswürdig hielt. Dass SIE mich auf eine Art und Weise verstand, wie ich es selbst kaum konnte, und dass die Tore zum Himmel sich öffneten, wenn sie mich umarmte.

Sie hat in meinen Armen geweint, ich in ihren. Keiner von uns auf der Suche gewesen, die ersten Male nur Spaß, beide nur eine*r von vielen. Dann liegt sie irgendwann in meinem Bett und will nicht aufstehen. Will gar nicht mehr aufstehen, sagt sie. Kann es nicht. Sind also einfach liegen geblieben, haben viel geredet und noch mehr geschwiegen, in ihrer Sprache ist es einfach, über Gefühle zu schweigen.

Nur auf Zeit. Die Gewissheit, dass ich nur Gast, wo sie zu Hause. Dort gab es keine Perspektive für mich, deshalb noch weniger für uns.

Zuerst ihr Versprechen, mitzukommen. Dann ihr Zweifel. Die Bedrohung meines Landes im Winter, dessen Sprache sie nicht spricht. Weit weg von Freund*innen und Familie, allein mit einem Mann, der sich selbst doch auch zu viel. Wenn ich darüber nachdenke, kann ich es ihr kaum vorwerfen.

Die letzten Wochen zusammen die schönsten unserer beider Leben, sie selbst sagte es immer wieder.

Sogar das Land um uns herum fing Feuer. Bettete die Stadt in Sepiafarben, gab uns eine passende Filmkulisse für unsere Tragödie. Rauch und Staub in der Luft, die Welt verschwindet im Nebel. Nur noch sichtbar, was um dich herum. Um uns nur wir. Die Hitze zog uns die Klamotten aus, ließ uns stundenlang im Bett liegen und Lieder erfinden, um unserem Glück eine Melodie zu geben. Noch nie so wenig an Zukunft gedacht. Noch nie so wenig daran geglaubt, dass es überhaupt jemals wieder etwas anderes geben wird.

Erinnerung an das Gefühl, sie verraten zu haben, als ich gegangen bin. Gegangen aus einem Land, das für Menschen wie sie und mich keinen Platz hat. Mein Betrug war, an ein Nachher zu denken, als es Zeit selbst nicht hätte geben dürfen.

Als Tausende Kilometer zwischen uns lagen, entschloss sie, dass ich es nicht mehr wert war, von ihr geliebt zu werden. Per Messenger kamen Nachrichten an, deren Worte so unterkühlt waren, so ohne Zuneigung. Aus denen ich kleine Fetzen herausbiss und immer wieder ausspuckte, weil sie sich komplett konträr zu allem anhörten, was je aus ihrem Mund gekommen war. Ihre Worte, egal wie firm gesprochen, hatten immer auch ein Augenzwinkern. Eine Hintertür. Jetzt statt der Hintertür eine Mauer aus Gewissheit. Gewissheit, dass da nichts an mir ist, dass sie noch liebt. So wenig, dass sie nichts mehr von mir hören möchte – meine Nachrichten beantwortet sie mit Stille.

Der Messenger klopft mir auf die Schulter, schreibt in hellem grau *Gesehen* unter meine Rettungsversuche und will mir schonend klarmachen, dass ich hier nichts mehr zu erwarten habe. Geh heim, Junge. Sie hat es nicht übersehen, sie hat dir einfach nichts mehr zu sagen.

Der Chatverlauf seit Wochen nur noch in einer Farbe, die

Nachrichten reichen von ausformuliertem Brief zu verzweifeltem Hilferuf. Jede mit rasendem Herzen geschrieben. Keine beantwortet.

Wenn ich mit gemeinsamen Freunden über sie rede, fällt immer wieder das Wort ›Selbstschutz‹, mit dem mir ihr Verhalten erklärt werden soll. Ich selbst schaffe es nicht, ihr das zuzugestehen. Will sauer auf sie sein, will enttäuscht sein, will wütend sein und ihr die Schuld geben. Schaffe es nicht.

Denke an ihre Tabletten. Denke an den Moment, als wir zusammen darüber gelacht haben, als wir die Packungsbeilage lasen und merkten, dass ihre Dosierung eigentlich zu einem Mann mit dem doppelten ihres Gewichts passte. Denke jetzt, dass daher ein Teil meiner Wut kommt, weil das kleine Stück Weiß es ihr ermöglicht hat, unsere Liebe zu vergessen. Deshalb gib auch du alles, Sertralin. Gib mir den traumlosen tiefen Schlaf, gib mir die Schere, mit der ich das Band zu ihr zerschneide. Für sie hast du es auch getan, also hilf mir gefälligst.

Ich stieg in ein Flugzeug, das den Himmel brach. Mit ihm den Rauch, den Staub und das Davor.

60

Ich sitze im Büro der Therapeutin und erstatte ihr den wöchentlichen Bericht über meinen Zustand, draußen ballert der Regen mit voller Wucht gegen die Scheiben.

»Jeder Morgen ist eine Aufgabe. Ist gefühlt nur noch die Einhaltung eines Versprechens, das ich bereue, gegeben zu haben, ist nur noch das Ankommen in Routinen«, sage ich matt. Die Maske ist abgelegt, ich spreche ohne Rücksicht. »Bis zu meiner Entlassung bleibt nicht viel Zeit– ist das jetzt das Ende, das neue Ich? Eintrainiertes, deprimiertes Aufstehen, einfach weil ich muss?«

Auf meine Worte folgt Stille, die Therapeutin guckt mich fragend an. Überfordert vielleicht. Habe keine Lust mehr, den lieben Patienten zu spielen, darauf zu achten, wie ich wirke. Ich schüttle den Kopf.

»Egal. Ich habe gelesen, dass man den eigenen Kopf austrickst, wenn man sich zum Lächeln zwingt. Dass er dann denkt, man sei tatsächlich glücklich ... Wissen Sie was? Ich glaube, dass das auch für Menschen um einen herum funktioniert. Wenn man ständig grinst, auch ohne jeglichen Grund, muss man sich nicht mehr rechtfertigen. Und wenn man niemandem von seiner Depression erzählt, hat man sie dann überhaupt noch? Und wenn ich nicht mehr jeden Tag heule, bin ich dann überhaupt noch depressiv?«

Leere. Das ist keine Traurigkeit, keine Überforderung, keine Verzweiflung. Das ist bodenlose Leere. Das Negative wurde vom Sertralin hinauskomplimentiert und hat eine riesige, klaffende Lücke hinterlassen. »Viel Spaß beim Auffüllen!«

hat es noch gerufen, während es sich den Blaumann auszog und gegen die Wand pfefferte. Jetzt ist da niemand mehr, nichts mehr, nur diese unendliche Leere, die jeden Impuls schon im Entstehen erdrückt. Warum aufstehen, warum überhaupt etwas? Ich stehe wie außerhalb meines Körpers und frage mich, was zur Hölle das alles soll. Ich glaube nicht mehr an den Moment, in dem alles gut wird. Glaube an gar nichts mehr, nicht an den Erfolg, nicht an das Problem des Misserfolgs.

Angst war bisher ein guter Treibstoff, ist allgemein ein wichtiger Antrieb in unserer Gesellschaft. »Tu es, oder willst du sein wie *die*? Behandelt werden wie *die*?« Wobei *die* immer neu definiert werden kann. Ausländer, Arbeitslose, Schmarotzer, Obdachlose, was halt gerade im Trend ist. Hauptsache nicht abrutschen, Hauptsache nicht unten ankommen. Ich aber liege hier unten am Meeresboden, alle Viere ausgestreckt, und sehe keinen Anlass, irgendeine Karriere- oder sonstige Leiter zu nutzen, um wieder hochzukommen. Habe keine Angst mehr vor nichts. Das Gute an rock bottom ist, dass es nicht mehr tiefer geht. Das Boot ist gesunken, liegen geblieben, und macht keine Anstalten, sich in Bewegung zu setzen – bräuchte vielleicht Kohle, aber auch die ist völlig durchnässt und der Maschinenraum so weit entfernt.

Die Therapeutin schaut zufrieden, als ich ihr sage, dass es mir langsam wieder so wie vor meinem Zusammenbruch geht.

»Na, das ist doch super! Sie wieder lebensfähig zu bekommen, ist ja unser Ziel hier.«

Super sagt sie.

Und meint es ernst.

Ich spüre, wie sich meine Hände zu Fäusten ballen.

Nichts ist hier super. Gar nichts. Und wenn es das Ziel war, mich ›wieder lebensfähig‹ zu bekommen, kann ich gerne auf die Medaille beim Zieleinlauf verzichten. Ich will nicht ›lebensfähig‹ gemacht werden, ich will ein komplett neues Leben und kriege Magenkrämpfe, wenn ich mir vorstelle, dass alles wieder so wird wie früher. Mein Leben vor dem Zusammenbruch hat doch überhaupt erst zu meinem Zusammenbruch geführt. Es gibt kein ›Früher‹, nach dem ich mich sehne, ganz im Gegenteil. So wie früher darf es nie wieder werden.

Die Grundpfeiler meiner letzten Jahre waren das Ertragenmüssen und das Aushalten. Bloß noch ein klein wenig mehr schlucken, bald ist das Ziel erreicht. Halt noch ein wenig durch, da, gleich hinter dem Horizont, da ist es soweit, da wartet das Glück, nur noch ein paar Kilometer.

Das Problem war nur, dass sich die Ziellinie immer wieder verschob.

Wenn ich mein eigenes Geld verdiene, DANN bin ich glücklich.

Hm, nicht? Ah!

Wenn ich mein Studium abgeschlossen habe, DANN bin ich glücklich.

Auch nicht. Okay, ehm –

Wenn ich von meinem Beruf Leben kann –

Nichts.

Nichts, das sich wie Glück anfühlt.

Das mit der Karotte über dem Kopf hat lange genug funktioniert ... Der Trick ist ausgelutscht, und ich will einfach nicht mehr wie ein gottverdammter Esel behandelt werden, warum checkt das hier niemand?!

Stille im Raum. Ich weiß nicht, wie viel von meinen Gedanken ich gerade laut geäußert habe.

»Patient kommt von Patience«, sagt die Therapeutin und setzt dabei einen derart bedeutenden Blick auf, als hätte sie gerade Gandhis Mutter gefickt. Ich könnte schreien. Weil ich all diese Kalenderspruchweisheiten satthabe. Schreien, weil ich einfach nicht mehr warten will. Ich habe jedes Gefühl dafür verloren, wie viel Zeit hier drinnen vergangen ist, es könnten Wochen, Monate oder Jahre sein. Zeit ist relativ, wenn jeder Tag dem nächsten gleicht. Ich will nicht hören, dass ich geduldig sein muss. Ich will endlich Antworten haben. Wo hört meine Depression auf und wo fängt die Welt an? Ab welchem Punkt sollte es als Krankheit gelten, *nicht* depressiv zu sein? Wie kann man nicht depressiv werden bei all dem da draußen, wie kann man so kalt, so egoistisch sein, dass einen das nicht wahnsinnig macht? Und ist es das Ziel, mich genauso abzustumpfen??

Wenn dem so ist, dann hier die Wahrheit: So will ich nicht werden. Ich will nicht werden wie *Ihr*. Und ich bin nicht hier, um mir meine Wut abzutrainieren.

»Es gibt unterschiedliche Arten, mit Problemen umzugehen«, sagt die die Psychotherapeutin und rattert daraufhin irgendeine Methode runter, die nach irgendjemandem benannt ist. Sie steht auf.

»Zunächst wäre da aber der Wahrnehmungsfilter.«

Sie fängt an, die fünf Sinne auf einem Flipchart aufzuschreiben, das sie mit einem Handgriff hinter einem Schrank hervorgeholt hat.

Hören Riechen Schmecken Sehen Tasten. Ich wollte Therapie, ich bekam Sesamstraße.

»Der Wahrnehmungsfilter bewertet die Dinge, die wir wahrnehmen.«

+, - und 0 schreibt sie mit dickem, schwarzem Edding unter die eingekreisten Sinne.

»Wir selbst entscheiden darüber, ob wir die Dinge als etwas Positives oder Negatives aufnehmen oder ob sie uns egal sind. Ihr Ziel, Herr Sadeghi, muss es jetzt sein, ganz oft von Minus auf Plus zu kommen. Wenn Sie zum Beispiel im Stau stehen, sind Sie da genervt?«

Sie macht eine Pause und schaut mich mit großen Augen an. Von der Sesamstraße bin ich nun teleportiert in eine bekackte Frage-Antwort-Kindersendung.

»… Ja.«

»Also Minus. Aber davon lässt sich der Stau ja nicht in Luft auflösen, nicht wahr?«

Sie wartet erneut und schaut mich an. Sie wartet ernsthaft darauf, dass ich Nein sage. Guckt mich fragend an und fordert mich stumm dazu auf, dass ich ihr auch mein letztes Stück Selbstachtung überlasse. Alles klar, was soll's. Nimm. »Nein.«

»Genau! Nein, tut es nicht. Sie könnten also stattdessen einfach die Situation akzeptieren und über etwas Positives nachdenken. Jaja. Über Dinge, für die Sie dankbar sind, zum Beispiel!«

Positive Thinking, das soll jetzt die Antwort sein? Das ist ihrer Meinung nach ernsthaft des Rätsels Lösung? Dass ich mich einfach mit der Realität abfinden soll? Ich kann nicht mehr. Der Status quo als beste aller Welten, das Privileg tropft aus jeder Pore dieses Gesprächs und ein Blick auf die Uhr verrät, dass ich mir diesen Schwachsinn noch dreißig Minuten lang werde anhören müssen, außer …

»Oh aua, fuck!«

Ich kneife die Augen zusammen und halte meine rechte Hand über den Bauch, während ich mich mit der anderen am Stuhl festhalte und laut winsele.

»Alles in Ordnung bei Ihnen?«

»Ja … Nein. Mir wird gerade auf einmal extrem übel … Wahr– … scheinlich die Tabletten– Ich– Ich glaube, es ist besser, wenn wir das hier jetzt abbrechen.«

»Oh weh, jaja, natürlich! Ehm. Kann ich Ihnen irgendwie helfen?«, stammelt die Therapeutin sichtlich besorgt.

»Nein, schon gut, vielleicht übergebe ich mich gleich, aber das ist normalerweise nach ein paar Stunden wieder weg«, keuche ich, vornübergebeugt, während ich mich mit entschuldigenden Gesten in Richtung Tür bewege.

»Oh. Dann wünsche ich Ihnen eine gute Besserung. Wir können den Rest der Stunde auch auf später diese Woche verschieben.«

»Ja, voll. Ich komme auf Sie zu. Einen schönen Tag noch«, kommt es wie mit letztem Atem aus mir heraus, bevor ich die Tür von außen schließe und mein Magen plötzlich eine Zauberheilung erlebt.

Siehst du, Papa, war die Theaterausbildung doch zu etwas gut.

61

Das Profil, das Sie suchen, existiert nicht mehr oder wurde gelöscht.

Kann nicht mehr auf IHR Profil zugreifen, leihe mir Calles Handy. Von seinem Account aus funktioniert es noch. Also blockiert. Aua.

traurig traurig traurig traurig traurig traurig traurig leer leer leer leer leer traurig traurig leer leer leer leer leer leer leer leer leer leer **SIE SIE** weinen weinen weinen weinen weinen leer leer leer leer leer leer leer leer leer *weinen weinen weinen* **wut** schwäche weinen weinen leer leer leer trauer leer leer leer leer trauer leer

62

Es gibt keinen Fortschritt, wenn es kein Ziel mehr gibt. Nur noch reflexhaft abgespulte Bewegungen in Gott weiß welche Richtung, ein Langlauf durch die Wüste, um dich herum nichts als Sand, du erinnerst dich nicht mehr, wie du hierhergekommen bist, wo du zuletzt warst, wo es enden soll, ob es jemals enden wird, während die Sonne, die an ihrem stärksten Punkt steht, deine Stirn in Schweiß legt und du weißt, dass du nicht mehr lange so wirst weiterlaufen können und immer häufiger gezwungen bist, Pausen einzulegen, manchmal dauern sie Stunden, aber jedes Mal, wenn du in den Himmel blickst, steht die Sonne weiter unverändert an exakt gleicher Stelle und manchmal, wenn auch immer seltener, glaubst du noch, in der Ferne eine Oase zu erkennen, obwohl du längst weißt, dass sie nicht existiert, trotzdem läufst du auf sie zu, was bleibt dir auch übrig, und bist kaum noch traurig, wenn sie vor deinen Augen wieder zu heißer Luft wird und dir erneut nur rotgelbe Sandkörner bleiben, die sich um deine nackten Füße schmiegen und dich bei jedem Schritt einladen, bei ihnen zu verweilen und dich zwischen ihnen zusammenzurollen, zu schlafen wie ein Hund.

Deine Klamotten kleben an dir. Der Sand klebt an dir. Deine Gedanken kleben aneinander. Lösen sich nicht. Wie Kaugummi ziehen sich die Tage. Zieht sich dein Körper. Ziehen sich mühsam die Sätze. Die aus deinem Mund kriechen. Träge. Als würden sie niemals herauskommen wollen. Als wollten sie wieder in deine trockene Kehle zurückwandern. Zurück in deinen Bauch. Sie haben wohl recht. Sie sehen keinen Grund, sich dieser Welt auszusetzen. Bleiben einfach in dir drin. Noch kämpfst du. Presst sie mit aller Gewalt aus dir heraus. Spuckst sie mit letzter Kraft vor dir auf den Boden. Du probierst es wieder. Sammelst den letzten Rest aus deiner Mundhöhle. Spuckst aus. Jetzt liegt da ein Haufen nasser Wörter im Sand. Schaut dich genervt an. Fragt, was dir das jetzt gebracht hat. Du hast keine Antwort. Musst dir vor ihm eingestehen, dich geirrt zu haben. Wozu sprechen, wenn das Tun keinen Sinn mehr hat. Wozu tun, wenn das Sein seinen Wert verliert.

Du hörst also auf. Zu sprechen. Zu tun. Zu sein. Bereitest stattdessen deinen Gedanken ein Bett aus Stille und Sand. Lädst sie ein. Sie haben es sich verdient.

Morgen geht der Krieg vielleicht weiter, aber heute seid ihr eins. Überlass ihnen die Nacht, schenk ihnen Wein ein, bis sich ihre Lippen färben, und dann lass dich von ihnen küssen, ihnen, die dich so gut kennen, wie es niemand sonst tut. Deren Kuss vertraut ist. Schmieg dich an sie, denn in der Wüste wird es Nacht, und wer nachts allein ist, für den wird die Sonne nicht wieder aufgehen.

63

Dead-Cat-Bounce.

Stille Leere, in der Tränen aus dem Augenwinkel über die Wange und in die Ohren laufen. Stehe nicht auf. Sage nichts. Finde keine Worte mehr dafür. Kann nichts, will nichts. Will nichts wollen. Nichts hat einen Wert, SIE hat ihn den Dingen genommen. An der Terrassentür läuft der Regen das Glas herunter.

Nach der Wüste kam SIE. Lag draußen auf der Terrasse, habe eine Decke geholt und SIE zugedeckt, SIE hat kurz die Augen geöffnet, mich gesehen und sich abgewendet.

Will mich nicht anstrengen, will kein Verständnis für IHRE Seite, will, dass es IHR schlecht geht. Wünsche IHR das Pech an den Hals, will nicht, dass SIE IHR Leben zufrieden weiterführen darf. Hebe mich zum Mittagessen das erste Mal aus dem Bett und überfresse mich maßlos, um zumindest kurz etwas anderes zu fühlen. Wabernder Druck auf Bauch und Hals. Möchte alles auskotzen, SIE auskotzen, drei Tage lang schlafen, glücklich und hungrig wieder aufwachen. Stattdessen liege ich wieder im Bett, jetzt mit Magenkrämpfen und Sodbrennen, und sage Calle zum dritten Mal, dass er sich keine Sorgen machen muss. Fünf Dinge, die ich sehe: schwarz, keinen Ausweg, keinen Sinn, es nicht ein, SIE. Fünf Dinge, die ich höre: Vogelgesang von draußen, als wäre die Welt in Ordnung – ich schaue raus, und als wollten sie mich persönlich verarschen, führen zwei Schwalben einen Paarungstanz auf. Höre in der Ferne vorbeirauschende Autos, die ihre Insassen zur nächsten sinnlosen Aufgabe bringen. Höre auf.

Mache das Handy an und höre Musik, in der Menschen mich anschreien. Zumindest dabei regt sich etwas in mir. Menschen sollten viel häufiger schreien. Ich kann nicht glauben, dass nicht jeder Mensch auf der Welt zumindest einmal am Tag aus tiefstem Halse losschreien möchte. Alles aus dem Magen aufstoßen, durch die Kehle herauswürgen und an diese verfickte Erde zurückgeben, die es ihm mit dem Trichter reingezwängt hat. Würde mich gerne komplett entleeren und all den Dreck, all den Teer aus mir herausholen, der zentnerschwer auf meiner Seele liegt.

Würde gerne Alkohol trinken. Nicht mit Genuss, sondern aggressiv. Alles wegsaufen. Die Welle aufsaufen und die Kontrolle verlieren, es mir im Delirium bequem machen. Darf ich aber nicht. Darf ich auch gar nicht wollen, sonst sind die Kittel enttäuscht von mir, schauen mich besorgt an, ob ich denn nichts gelernt habe, wo das denn nun wieder herkomme. Spreche es deshalb gar nicht erst aus, sage nichts, kappe mich davon ab, etwas sagen zu wollen, etwas fühlen zu wollen.

Meine Gedanken haben während des letzten Waffenstillstands ihr Arsenal erneuert. Kombinieren jetzt Patronen aus Schwäche und Scham, deren Explosion wie ein Bombenteppich keinen Zentimeter meines Kopfes auslassen. Zerstören jede aufkeimende Hoffnung und hinterlassen das große Nichts. Besprühen es danach mit Verzweiflung, damit hier nie wieder etwas wächst.

Und ich? Ich kann ihnen nichts entgegensetzen. Nichts mehr tragen, nichts mehr geben, nicht mal mehr ertragen, kann nur noch abgeben und habe nichts, nichts, das sich für einen Gegenschlag eignen würde. Bin eine völlig entwertete Aktie auf dem Weltmarkt, die jeden Tag neue Tiefstwerte erreicht, bloß abstoßen, alle raus, das wird nichts mehr.

Dead-Cat-Bounce nennt man das, wenn ein Wertpapier nach einem Absturz ganz kurz hochgeht, nur um dann weiter abzustürzen.

Even a dead cat will bounce – if it is dropped from high enough.

64

leer leer leer leer leer leer leer leer leer leer leer leer leer leer leer leer leer leer leer leer leer leer leer traurig traurig **SIE** traurig traurig weinen traurig wut wut wut weinen **wut** lachen **wut** weinen weinen wut wut leer wut leer traurig traurig wut traurig weinen traurig wut weinen weinen atmen atmen atmen atmen kurzer Aufwind

Britney hat 2007 überlebt, dann schaffe ich das hier auch irgendwie. Schaffe es aus dem Bett ins Badezimmer und stelle den Rasierer auf seine niedrigste Stufe. Rötliche Barthaare fallen in das Waschbecken, tut mir leid Opa, ich brauche Befreiung, und wenn es nur von meiner Gesichtsbehaarung ist.

Es ist ein skurriler Gedanke, dass vor mir Hunderte Menschen gelebt haben, von denen ich direkt abstamme. Nach meinem Urgroßvater weiß ich überhaupt nichts mehr darüber, wer diese Personen waren, denen ich mein Leben verdanke, was vielleicht auch besser so ist, wenn ich bedenke, was für eine Last das auf meinen depressiven Schultern wäre. Wahrscheinlich hat meine Urururururururgroßmutter die Pest überlebt, und ich sitze hier und habe heute Morgen geheult, als mir beim Zähneputzen die Zahnpasta runtergefallen ist. Verbuche es schon als Erfolg, dass ich heute nach mehrtägiger Pause zumindest wieder auf einen Rudelspaziergang mitgehe.

Die Spaziergänge sind weniger geworden, seit unsere Entlassungen näher rücken, und Eidin fehlt, Helen und ich haben dem armen Calle abwechselnd abgesagt. Da heute aber eine pralle Sonne den Regen der letzten Tage verscheucht hat und in meinem Hirn gähnende Leere herrscht, als ich nach einer Ausrede suche, trinke ich auf Calles Nachfrage noch schnell meinen lauwarmen Hagebuttentee aus und gehe mal wieder mit dem hinterbliebenen Rest des Rudels auf Rundgang.

»Eine Hitze is das, unerträglich ...«, kommentiert Calle die 24 Grad, die seinem teigigen Norddeutschenkörper wie Wüstentemperaturen vorkommen müssen. Er schaut uns hoffnungsvoll an, Helen und ich aber schaffen es nicht, unsere Masken für ihn aufzusetzen und antworten mit Schweigen.

»Huiuiui, Stimmung is auch am Brodeln, ich merk das schon«, sagt Calle und hebt entschuldigend beide Hände.

Dass Helen kaum noch die Station verlässt, liegt neben ihrer zurückschwappenden Welle auch an Ulli, ihrem kindgebliebenen ›Fan‹ von der anderen Station. Ulli hat inzwischen leider den Bezug zur Realität verloren und so reicht es ihm nicht länger, Helen für ein paar Minuten mit Fragen zu überhäufen. Vor einigen Tagen saß Ulli acht Stunden lang auf einem Stein vor der Station und hat auf Helen gewartet, um ihr einen Heiratsantrag zu machen. Zum fünften Mal. Diesmal mit Blumen, von denen niemand weiß, wo er sie herhatte. Helen sitzt in der Bredouille, muss Ulli abweisen und vor sich selbst schützen, hat aber gleichzeitig Angst davor, dem Personal Bescheid zu geben, weil Ulli dann wieder auf die Geschlossene müsste.

»Ist aber vielleicht echt die humanere Lösung«, sage ich zu ihr und sie nickt. Bei unerwiderter Liebe bin ich quasi Fachmann.

Es ist egal, wie lange man nicht mehr an den Rundgängen teilgenommen hat, weil sich auf diesem Gelände sowieso nichts ändert, niemals ändern wird und alles noch in vielen hundert Jahren genau so auf uns warten wird, wie wir es hinterlassen haben. Der Stillstand ist das zentrale Element dieses Ortes, der angehaltene Gang der Zeit, das Nichtgeschehen und damit auch die Verlässlichkeit. Wir könnten uns in unseren nächsten Leben hier wiedertreffen, der Rhododendron stünde noch an genau derselben Stelle und seine Blätter würden auf denselben Millimeter gleichgestutzten Rasen fallen. Ich bemerke, dass wir nie jemandem begegnet sind, der als Landschaftsgärtner für den immer gleichen Zustand des Grüns verantwortlich ist. Ihm gehört eine Medaille verliehen für die penible Genauigkeit, mit der er seines Amtes waltet, hier setzt jemand alles daran, dem so konträren Tempo außerhalb der Klinikmauern Paroli zu bieten, als könne das Band der Zeit mit einer Gartenschere durchtrennt werden.

»Ich spüre richtig, wie das Draußen an mir reißt«, denke ich laut und zwei Köpfe drehen sich in meine Richtung.

»Da draußen passiert so viel. Viel zu viel, alles auf einmal und gegeneinander. Und das– das zieht mich erst in die eine Richtung und dann auf einmal wieder zurück. Verlangt etwas von mir. Hier drinnen … Hier passiert gefühlt gar nichts, wisst ihr? So, so wenig. So wenig, dass es mich am Anfang gelangweilt hat, aber dafür konnte ich zum ersten Mal einfach mal ein bisschen *sein*. Wisst ihr was ich meine? *Sein* und … mit Menschen reden, die auch einfach mal … *sind.*«

»Naja–« Calle hebt eine Augenbraue.

»Chilliger is das hier drin, aufjeden, aber ich find die Frage is dann doch, was das überhaupt heiß, zu *sein*, weißu? Weil das is ja hier drin numal auch nich wirklich *sein*, das is ja nich das wahre Leben. Zu Leben gehörn die Probleme ja dazu. Die eignen oder die von denen, die man liebt.«

Ich lasse seine Sätze kurz auf mich wirken und nicke

dann. Aus Calles Mund klingen Worte ehrlich, er sagt das nicht nur so vor sich hin, sondern weil er es wirklich glaubt. Und ich merke, dass ich nach den Rückschlägen der letzten Tage zum ersten Mal seit Ewigkeiten wieder das Gefühl habe, gedanklich an etwas dran zu sein.

Keiner im Rudel hat eine Antwort darauf, was der Sinn des Lebens ist. Natürlich nicht. Aber zumindest sind wir hier in der Lage, uns die Frage danach ehrlich und ungetrübt zu stellen – und sind damit schon einen großen Schritt weiter als viele Menschen *da draußen*. Wir können in Ruhe atmen, in den Himmel schauen und dann auf uns zurück. Und das verdanken wir der Langeweile. Erst die Entschleunigung hat es uns ermöglicht, Abstand von allem zu nehmen, in Ruhe auf unser gewohntes Leben zu blicken und bestenfalls zu erkennen, woraus es besteht, was an ihm lebenswert ist und was uns unglücklich macht. Neben all den Dingen, die wir hier schmerzlich vermissen (die sich schneller und schmerzlicher bemerkbar gemacht haben), sind wir auch fast all das los, was uns Stress bereitet hat. Sachen, um die wir nie aktiv gebeten hatten, die sich trotzdem irgendwann in unser Leben eingeschlichen haben, anfangs vielleicht noch als Ausnahme, aber irgendwann als Routine. Die wir nicht mehr hinterfragt haben, weil sie stumm Teil von uns geworden sind, bis wir gar nicht mehr merkten, dass sie da waren. Ich habe mir nie wirklich die Frage gestellt, ob es mir gut geht. Weil ich meine Antwort in die Zukunft verlagert habe. Das Glück sollte irgendwann kommen, das würde es bestimmt. Ich müsste nur noch ein paar Jahre lang Scheiße fressen.

In der Klinik sind all diese Störsender weit entfernt und räumlich von uns getrennt. Zwar kratzen sie immer wieder von außen an der Scheibe, aber wir fangen an, zu erkennen, dass sie kein fester Bestandteil unseres Lebens sein müssen.

Sie sind Entscheidungen. Wir haben deshalb die Möglichkeit, unser Leben zu betrachten und uns zu entscheiden. Zu sagen, dass wir genug Scheiße gefressen haben, bis oben hin voll damit sind und erkennen: Das funktioniert so nicht.

Gut, vielleicht wissen wir noch nicht, wie es stattdessen laufen soll, aber immerhin erkennen wir, dass der Kaiser keine Kleider trägt, sagen es laut, und wenn man eine Wahrheit einmal ausgesprochen hat, kann man sie nicht mehr vergessen machen.

Auch wenn unser Alltag da draußen sein Bestes tut, um uns von der Frage nach dem Sinn abzuhalten, indem er uns dauerhaft ablenkt mit der Bewältigung des Alltäglichen, mit dem Strampeln, dem Hauptsache-nicht-untergehen: Jetzt, mit der Kraft des Stillstands, hat sich diese eine große Frage endlich in den Vordergrund gekämpft. Wahrscheinlich wird es noch lange dauern, bis wir sie dann auch werden beantworten können. Wahrscheinlich sieht die Antwort auf die Frage auch für jede*n von uns anders aus, sodass wir nicht mal voneinander abschreiben können. Aber wir haben etwas, das niemand sonst hat: Zeit. Meine Vorfahren würden mich darum beneiden.

65

Auf dem Klinikgelände gibt es einen Briefkasten, auf dem *Briefe an Gott* steht. Ich habe den allmächtigen Allerbarmer diesen Kasten zwar noch nie leeren sehen, aber der Gute hat ja tagsüber auch jede Menge zu tun und kommt wahrscheinlich immer erst nachts vorbei, wenn wir schon Ausgangssperre haben.

Ich muss sagen, dass ich trotz anfänglicher Skepsis positiv davon überrascht bin, was für eine geringe Rolle die Kirche und der Glaube hier in der Klinik spielen, nur einmal hat jemand versucht, mich zu konvertieren und das war ein Insasse, der mich als seinen Jünger rekrutieren wollte. Er war dabei auch eigentlich auf einem ganz guten Weg, bis er lauthals erklärte, dass man, um die Erleuchtung zu erlangen, Bremsenreiniger trinken müsse:

»Die Warnhinweise kleben *Die Da Oben* nur auf die Packung, um uns klein zu halten!«

Abgesehen von diesem kleinen Intermezzo hat sich Gott aus meinem Leben hier fein herausgehalten, und bei so viel Contenance halte ich es irgendwie für angebracht, ihm zumindest einen Brief zukommen zu lassen. Vielleicht haben die Christ*innen ja doch recht, dann nutze ich den Brief vor Petrus für meine Sache.

Lieber Gott,
erst mal großen Respekt fürs Erschaffen aller Dinge. Danke auch für Lionel Messi und 2pac, für Billie Eilish und Karl Marx. Top Kreationen.

Bevor das Ganze hier aber in arge Lobhudelei ausartet, komme ich direkt zu meinem Anliegen. Wenn ich nämlich eine Sache von all den Dokumentationen über superberühmte Leute (zu denen ich dich zählen würde) gelernt habe, dann, dass ein Haufen Ja-Sager den Stars nie guttut. Und da deine Fans sich ja sogar unironisch als deine Schafe/Herde bezeichnen, wirst du es mir vielleicht danken, wenn ich stattdessen ehrlich spreche.

Du, ich glaube, dass bei mir ein paar Stellschrauben locker geworden sind. Mein Kopf ist irgendwie *kaputt,* habe ich das Gefühl. Es tut mir leid, dass ich dir das nicht besser erklären kann, das ist Teil des Problems. Ich kann dir auch nicht sagen, wie viel davon schon ab Werk kaputt war oder ob ich mich auf eine Art und Weise verhalten habe, die zur Fehlfunktion geführt hat. Aber ich kann mir irgendwie nicht vorstellen, dass du dir die menschliche Psyche so vorgestellt hast, wie sie bei mir funktioniert.

Ich habe oft das Gefühl, anders zu sein als alle anderen. Irgendwie ... gebrochen. Ich fühle mich wie eine wiederaufladbare Batterie, bei der die Anschlussstelle defekt ist, durch die deshalb einfach kein Strom mehr fließt, die keinerlei Energie speichern kann. Das ist *eigentlich-wollen,* aber *nicht-mehr-können*, das ist keine Faulheit, das ist *die Hände für den Nachschlag ausstrecken, aber der Topf ist leer und da gibt es niemanden, der ihn wieder auffüllt.*

Ein Folgeproblem der oben geschilderten Fehlfunktion ist, dass ich nicht weiß, wofür ich hier bin. Ich fühle häufig eine unendliche Einsamkeit. Ich weiß nicht, zu wem ich gehöre.

Ich bin so dumm, ich weiß nicht mal, wer ich bin.

Weiß nur, wer ich mit IHR war.

Sie. Trotz allem ... Danke für *sie*. Danke dafür, dass ich so sehr lieben durfte. Ich fange langsam an, eine Dankbarkeit zu spüren auch für den Schmerz, den *sie* in mir ausgelöst hat. Weil es nur so ein Tief geben konnte, wenn es vorher ein

Hoch gab, und weil das vielleicht einfach Leben bedeutet. Oder? War das die Idee, als du das alles hier erschaffen hast? Falls ja, könntest du mir vielleicht beim nächsten Sturz eine Matratze bereitlegen? Weil ich nicht weiß, ob ich einen so harten Aufprall noch mal schaffe.

Und gleichzeitig ... Wäre es gierig, mir zu wünschen, dass ich irgendwann noch mal so lieben darf? Dass du mir *noch* jemanden schickst? Nächstes Mal passe ich auch besser auf – auf mich selbst und auf die neue Person. Versprochen.

Und was *sie* angeht... Gib mir noch ein paar Monate, vielleicht kann ich *ihr* dann jemanden wünschen, der *sie* glücklich macht.

Bis dahin: Wäre es vielleicht im Rahmen des Möglichen, meine kaputten Teile auszutauschen? Einfach nachts, während ich schlafe, wie die Zahnfee? Notfalls auch nur mit örtlicher Betäubung, damit es nicht ganz so wehtut.

Ich weiß, dein Terminkalender ist wahrscheinlich ziemlich voll, aber ich dachte mir, du hättest vielleicht Lust, meinen Fall als kleine Fingerübung anzunehmen. Du hast ja wahrscheinlich mitbekommen, wie verzweifelt ich bin, deshalb bitte ich dich geradeheraus: Könntest du bitte bitte meinen Kopf wieder heil machen?

Danke im Voraus.

GaLieGrü
Dein Nick

P.S.: Wenn es dich wirklich geben sollte, könntest du zum Beweis bitte den HSV Meister werden lassen?

Lol Spaß

P.P.S.: Also außer du hast da Lust drauf ...

66

In der Klinik geht seit einigen Tagen das Gerücht um, dass die Coronamaßnahmen gelockert werden und wir deshalb bald vielleicht richtig echten Besuch mit Umarmen und allem Drum und Dran empfangen können. Mir fällt auf, dass ich meinen Vater seit meiner Einlieferung nicht mehr gesehen habe, obwohl ich ihm vor Wochen versprochen hatte, Bescheid zu geben, wenn er vorbeikommen kann. Suche in mir nach Gründen, finde und entkräfte sie direkt selbst.

Salaam Baba, wir können heute eine Stunde Besuch kriegen, willst du vielleicht vorbeikommen?

Hallo Nick, ich werde um 16 Uhr da sein.
Papa

Für meinen Iranervater grenzt es an Körperverletzung, mich zur Begrüßung nicht küssen zu dürfen. Ich rieche sein Parfum schon eine Minute, bevor er mir gegenübersteht, es ist mit Tabakrauch gemischt.

»Hast du wieder mit Zigaretten angefangen, Baba?«

»Ja … so eine Scheiße. Zehn Jahre habe ich nicht geraucht!«

»Du hast dir doch jeden Tag ne Shisha gegönnt.«

»Shisha ist nicht Rauchen, Nick, der Teer wird vom Wasser filtriert. Diese Studien, dass Shisha so schädlich ist, wurden von Tabaklobby gefälscht.«

Es gibt keinen Grund, hier eine Diskussion anzufangen, also grinse ich nur und wir gehen gemeinsam zur Bank. Mein

Vater trägt ein kariertes Hemd von Ralph Lauren, unter seinem Hemdärmel lugt ein wenig von seiner rauen, braunen Haut hervor, die aus Stressgründen seit einigen Jahren von einem Ausschlag geziert wird, der von seinen tiefschwarzen Armhaaren wie eine überkämmte Glatze halb verdeckt wird.

»Na du, wie geht's, wie steht's?«, fragt er mich.

»Mal so, mal so, die letzten Tage wieder ein bisschen schlechter. Dir?«

»Ach ja, kann mich nicht beklagen du. Diese ganze Aufregung mit Sam war selbstverständlich nicht positiv, aber das–« Er macht eine kleine Pause und sucht nach dem richtigen Wort.

»Sozusagen, das vergeht ja auch und wir haben uns alle wieder vertragen.«

Ich merke sofort wieder, wie schwer es meinem Vater fällt, mit mir zu sprechen. Nicht nur in diesem Moment, sondern immer, wobei die Umstände es ihm sicher nicht leichter machen. Mein Vater und ich teilen uns keine Selbstverständlichkeit in der Sprache, so wie wir uns seine schwarzen Armhaare nicht teilen.

»Ich kann es nicht vollständig nachvollziehen, weißt du, warum, wenn es gibt keinen Anlass, verhält sich Sam in diese Richtung? Es gibt es doch wirklich keinen akzeptablen Grund.«

Sobald seine Zunge das heimische Persisch verlässt, sobald sie sich der grausamen Definiertheit der deutschen Sprache beugen muss und die Konsonanten härter werden, geht eine Anspannung durch den Körper meines Vaters, als wäre er in einer Gefahrensituation.

»Aufgrund der Tatsache, dass wir uns wieder an Deutschland gewöhnen müssen, verhält es sich natürlich so, dass manche Sachen noch etwas schwerer fallen, ne? Selbstverständlich muss er sich umgewöhnen. Aber ihr habt hier doch alles, was ihr braucht.«

Seine Angestrengtheit lässt ihn gestochene Worte sprechen, die kein Vater der Welt seinem Sohn gegenüber nutzen würde. Ich glaube, dass das ein Teil seines Selbstverständnisses ist, dass er lieber gestochen als gebrochen sprechen möchte, auch wenn das bedeutet, mit größtem Ernst Ausdrücke wie ›aufgrund der Tatsache‹ in Gesprächen wie diesem hier zu benutzen und sich damit emotional von mir und dem Moment zu entfernen. Ich erwische mich dabei, wie ich mir wünsche, dass er so schön mit mir spricht, wie er es auf Persisch tut, dass er vielleicht seine Sprachen ineinanderfließen lässt, dem so faden Deutsch die Ahnung einer persischen Melodie gibt, sich diese Sprache so formt, wie er sie braucht und sie sich zum Diener macht.

Früher hat er das noch getan, mein Lieblingssatz ist bei einem Streit aus ihm herausgekommen, als mein Vater aus Mangel an Argumenten resigniert an seiner Shisha zog und sagte:

»Meine Meinung, deine Deinung!«

Genial. Wahrscheinlich hat er aber die schmunzelnden Blicke gemerkt, die andere Muttersprachler*innen und ich ihm in ebenjenen Momenten zuwarfen. Vielleicht haben diese Blicke ihn verletzt, und obwohl sie liebevoll gemeint waren, kamen sie eben doch von oben herab und brachten ihn dazu, seine beiden Sprachen strikt voneinander zu trennen, besseres Deutsch sprechen zu wollen als die Deutschen selbst, und dicke Metallstäbe zwischen das Deutsche und das Persische zu ziehen.

Aber das bin doch ich, Papa. Diese Mischung. Warum trägst du sie nicht mit Stolz?

Stattdessen verhakt er sich gerade wieder an irgendeinem Begriff – heißt es Achtsamkeit oder Achtsamheit –, greift in den Sack und zieht daraus Wortendungen hervor, wirft sie wieder hinein, in der Hoffnung, die richtige zu erwischen, und wird dabei immer angespannter, weil er seinen Gedanken nicht verlieren will. Der Gedanke selbst wartet und wartet und schaut ungeduldig auf die Uhr, will einfach ausgesprochen werden, egal ob mit keit oder heit.

»Ist doch scheißegal, Papa«, höre ich mich plötzlich sagen.

»Wie bitte?« Erstaunt reißt mein Vater seine Augen auf und schaut mich an, als wäre er nicht sicher, ob er mich richtig verstanden hat.

»Achtsamkeit oder Achtsamheit. Ist doch scheißegal. Sag einfach. Sag einfach, was du sagen willst, ich verstehe dich schon.«

»Danke für deine Erlaubnis, aber ich möchte gerne so sprechen, wie man richtig spricht. Fängst du jetzt noch auch an wie Sam?«

»Was meinst du damit?«

»Ach, immer diese Rumgemeckere. Alles mache ich falsch. Immer gibt es eine Sache, die nicht stimmt. Meines Erachtens, weißt du woran das liegt? Weil ihr habt keine echten Probleme! Vielleicht ist das meine Schuld. Dass ich dafür gesorgt habe, dass ihr so ein Leben leben könnt. Ein Leben wie eures würde ich mir wünschen, wirklich. Also pass auf deine Worte auf.« Seine Stirn hat sich in Falten gelegt.

»Das mache ich. Auf deine und auf meine. Und weißt du was, Baba? Ich hab irgendwie keinen Bock mehr, so mit dir zu sprechen.«

Mein Vater rückt ein paar Zentimeter von mir weg und kann sich nicht ganz entscheiden, ob er schon sauer werden oder noch irritiert sein soll.

»Nick, was soll das? Wie redest du?«

»Keine Ahnung, Papa, aber– doch. Doch. Weißt du, wie ich rede? Ich glaube, ich rede zum ersten Mal so, wie ich eigentlich mit dir reden will. Baba, mir ging's die letzten Wochen richtig richtig scheiße. Nein, um ehrlich zu sein, ging's mir schon seit Jahren fucking beschissen. Und wir haben kein einziges Mal darüber gesprochen. Nie. Und selbst jetzt kommst du hierher, in die Klinik, und redest schon wieder nur von dir und deinen Vorstellungen, aber weißt du was, Baba? Ich will das nicht mehr. Ich habe keinen Bock mehr drauf, so zu tun, als wäre das normal.«

Mein Vater schaut mich verwirrt suchend an, als würde sich hinter meiner Miene sein eigentlicher Sohn verstecken. »Normal, normal. Was ist denn diese Normal, was du so gerne hättest?«, fragt er und wird dabei lauter. »Willst du werden wie die Kartoffeln? Immer so mit dem Schwanz zwischen den Beinen und rumheulen, wie fies und gemein ist die Welt doch? Willst du so einen Papa wie die?«

»Nein! Oder ja. Was weiß ich. Manchmal? Es würde ja schon reichen, dass du mir Zuneigung zeig–«

»Ich zeige dir immer so eine Menge Zunei–«

»Ein bisschen Unterstützung. Dass du mir ein einziges Mal sagst, dass du mich liebst. Dass du stolz auf mich bist?« Immer wieder bricht meine Stimme und ich versuche krampfhaft, die Tränen zurückzuhalten. Ich darf hier jetzt nicht weinen, wenn das Gespräch weitergehen soll. Ich reiße mich zusammen.

»Ich will einfach einen Vater, der mich lieb hat. Den ich lieb haben kann. Ohne dass das an Bedingungen geknüpft ist. Ohne dass ich immer genau so sein muss, wie du mich willst!« Mein Vater schüttelt den Kopf.

»Immer wollt ihr mehr und mehr und mehr. Immer will eure Generation mit Handschuhe aus Samt angefasst werden. Warum? Was ist meine Sünde? Dass ich will, dass es dir gut geht? Weil ich versuche, dir klarzumachen, dass wir hier nichts geschenkt bekommen? Ich habe ALLES für euch gemacht. Ich habe so harte Arbeit gezeigt, das könnt ihr euch gar nicht vorstellen!« In seinem Gesicht steht pure Wut. Unruhig greift er eine Zigarette aus der Packung und rollt sie in seiner Hand. Ich schnaube kurz auf.

»Darum geht es doch gar nicht. Dass du dir den Arsch aufgerissen hast, das bezweifelt niemand. Was du getan hast, ist unglaublich. Wirklich, das wissen wir alle. Ich kann mir nicht vorstellen, wie viel Leid du ertragen hast und wahrscheinlich wäre ich längst zusammengebrochen, wenn ich du wäre–«

»Natürlich wärst du das!«

Ein Stechen im Herzbereich. Ein altbekannter, tief sitzender Schmerz. Die Überzeugung, nicht genug zu sein, zu versagen. Eine Regung, die ich seit Wochen nicht gespürt habe. Ich schaue zu meinem Vater auf und blicke in die Augen der Person, die mir dieses Gefühl in die Brust gepflanzt hat. Und plötzlich wird alles kurz ganz still und hell und kribbelnd warm. Weil ich verstehe. Ich schaue ihm dabei zu, wie er sich seine Zigarette anzündet, den Rauch tief einatmet und mit vollen Wangen auspustet. Ich greife nach dem Arm meines Vaters, streichle seine raue Haut und sage:

»Weißt du was, Baba? Ist okay.«

Mir blickt die absolute Verwirrung entgegen. Wieder schüttelt er den Kopf, setzt mehrmals zum Sprechen an und sagt schließlich:

»Ich habe euch kein einziges Mal geschlagen.«

Und plötzlich sehe ich, wie seine Augen wässrig werden und rot anlaufen. Hastig dreht er sich von mir weg, zieht an seiner Zigarette und wischt sich über das Gesicht, doch der nasse Ärmel seines Hemds verrät ihn. Ich greife ihn an der Schulter und versuche, ihm in die Augen zu schauen, doch er wendet sie weiter von mir ab.

»Da hast du recht. Aber die Ansprüche sind inzwischen ein bisschen gestiegen, Baba.« Er nickt und schaut geradeaus.

»Ich habe immer gewünscht, dass meine Söhne irgendwann meine Freunde werden. Mein Vater–«

Er bricht ab und zieht noch einige Male an seiner Zigarette, bis nur der Stummel bleibt und er ihn auf dem Boden vor sich ausdrückt. Ein Luftstoß geht durch die Baumkronen über uns und vereinzelte Tropfen fallen aus den Wolken.

»Dieses deutsche Scheißwetter. Im Sommer. Ich hätte damals nach Spanien auswandern sollen, nicht hierher. Tut mir leid.«

Wir lachen kurz, dann schaut mein Vater mich an.

»Nick, dürfte ich dich etwas fragen?

»Na klar, Baba, was denn?«

»Wie sagt man. Wann bist du falsch abgebogen?«

»Wie bitte?«

»Du möchtest reden und ich möchte wissen. Was vermutest du, wann bist du in deinem Leben falsch abgebogen? Wie lange bist du schon so ... unglücklich?«

Ich schaue meinen Vater irritiert an und weiß keine Antwort. Zumindest keine, die ihn zufriedenstellen würde. Und ich weiß nicht, ob ich ihn inhaltlich oder sprachlich nicht verstehe.

»Ehm. Ich glaube, ich war schon immer so ... Schon als Kind.«

»Wirklich? Hm. Na gut. Was ich meine ... bedenke Folgendes.« Er macht eine lange Pause, nimmt mehrere tiefe Züge, legt die ersten Sätze zurecht und wagt sich dann aus der Deckung hervor.

»Ich hatte niemals das Verhältnis zu meinem Vater, das ich zu euch haben möchte. Aber einmal hat er was gesagt und daran denke ich noch heute oft. ›Das Leben, das ist wie ein Zimmer, das sich immer wieder ändert.‹ Guck mal, als kleines Baby du kommst zu der Welt und das Zimmer ist schon sehr gefüllt. Überall stehen viele Sachen, du musst von deinen Eltern alles annehmen und lernen und so was. Desto älter man aber wird, desto mehr kann man selbst die Entscheidung fällen, was man in das Zimmer überhaupt hereinpacken möchte. Das ist bei jedem Menschen verschieden, selbstverständlich. Bei mir, bei dir. Und vielleicht fühlst du dich zur jetzigen Zeit auch so, als wäre dein Zimmer ganz leer. Und ja, kann sein, ich bin deshalb manchmal auch ein bisschen härter zu euch, weil ich nicht will, dass ihr euer Zimmer falsch einräumt, aber– aber unsere Zimmer sehen wohl sehr unterschiedlich aus. Deshalb frage dich selbst mal, Nick. Was soll in dein Zimmer herein? Was sind Dinger, die dich glücklich machen?«

Ich überlege kurz.

»Zahlst du?«, frage ich dann lächelnd.

»Wenn du noch mal Medizinstudium probierst, vielleicht.«

Wir lachen und kurz später entwickelt sich wieder ein Gespräch, als würden wir in seinem Auto sitzen. Der Sprechanteil zwischen uns hat sich nach wie vor nicht verschoben, noch immer ist der Dialog eher ein Vortrag von ihm mit Zwischenrufen von mir, doch diesmal lässt mein Vater nach dem von mir Gesagten immer wieder kurze Pausen, in denen er mich anschaut, lächelt und zustimmt. Dann raucht er ein bisschen, bis ihm ein neues Thema einfällt, über das er referieren kann und während mich seine Ausführungen sonst häufig nerven oder langweilen, bin ich heute ganz dankbar dafür, ihm einfach zuhören zu können und manchmal nur so zu tun, als würde ich ihm folgen, während ich ihn anschaue und über seine Frage nachdenke, die in meinem Kopf nachhallt.

67

»Es geht jetzt darum, dass Sie langsam aber sicher ein Ding nach dem anderen wieder auf sich nehmen und dabei extrem achtsam sich selbst gegenüber sind, Herr Sadeghi.«

Dafür, dass ich ihn seit Wochen eigentlich nur durch die Gänge habe huschen sehen, legt mein behandelnder Arzt enorm viel Pathos in seine Stimme, als wäre ich ein Vogeljunges, das er vom Straßenrand aufgelesen hatte und nun freilässt. Er schaut mich bei seiner Rede mit besorgtem Blick an, wahrscheinlich hat er von meiner vorgespielten Magenkrampfattacke neulich gehört.

Auch wenn er nicht viel mehr für mich getan hat, als ein Medikament aus einer Liste auszusuchen und darauf aufzupassen, dass meine Werte im Normalbereich bleiben, bin ich glücklich darüber, ihn in meinem Team zu haben und nicke deshalb besonders intensiv, als er auf meine Zustimmung wartet.

Mit seinem Rat bleibt der Arzt in dem Bild, das Bernd der Sozialarbeiter gestern bei meiner vorerst letzten Depressivengruppe gemalt hat:

»Das Leben ist wie eine lange Wanderschaft. In den letzten Wochen war, gewissermaßen, Ihr Rucksack völlig leer. Keine Verantwortung, keine Termine. Mit so einem leeren Rucksack läuft es sich natürlich viel leichter, man wird agiler und jede einzelne Bewegung ist weniger beschwerlich. Angenehm, nicht? Bestenfalls nutzt man diese kleine Rucksack-Auszeit, um sich zu orientieren, vielleicht schon mal ein paar Meter Weg vorauszugehen und zu gucken, wohin es einen als nächstes treiben könnte. Auskundschaften, Pläne machen. Muskeln trainieren.

Nun ist es aber langsam an der Zeit, unseren Rucksack wieder zu befüllen und zu schultern. Nicht mit allem auf einmal, sondern Stück für Stück. Ganz langsam und vorsichtig können Sie Dinge hinzufügen, nur hören Sie dabei auf sich selbst. Seien Sie wachsam und gestehen Sie es sich ein, wenn es wieder zu viel wird. Denn was ist ein prall gefüllter Rucksack wert, wenn Sie ihn nicht tragen können?«

Auch hier nickte ich eifrig zustimmend. Erst später, in meinem Zimmer, machten mich meine Gedanken darauf aufmerksam, wie einschüchternd die Konsequenz aus Bernds Rucksackbild ist. Was, wenn ich das Falsche einpacke? Was, wenn ich etwas Wichtiges liegen lasse? Was, wenn ich überhaupt nicht weiß, wann diese rote Linie des ›zu viel‹ erreicht ist? Was, wenn es plötzlich zu viel ist, das Gewicht des Rucksacks mich rücklings umhaut und ich daliege wie ein Maikäfer in Rückenlage? Und wieso hilft mir hier keiner beim Rucksack einräumen, beim Zimmer befüllen?

Die letzte Frage stelle ich meinem behandelnden Arzt.

»Herr Sadeghi, auch wenn das jetzt hart klingen mag, aber– daraus besteht das Leben nun mal. Wir treffen Entscheidung, manche von ihnen sind vielleicht falsch, aber daraus lernen wir. Außerdem–«

Er blättert meine Akte durch, zeigt dann auf einen Zettel, den ich nicht sehen kann.

»Außerdem startet Ihre ambulante Verhaltenstherapie ja auch bald. Sie sind also nicht allein beim Einräumen.«

Mein Nicken wird weniger intensiv, was mein Gegenüber zu bemerken scheint. Er schließt die Mappe vorsichtig wieder und lehnt sich zu mir rüber.

»Sie sind stabil, das freut mich schon mal«, sagt mein Arzt und es kostet mich einiges an Anstrengung, nicht mit »Du auch Bruder, küsse deine Augen« zu antworten.

»Mich würde es aber noch mehr freuen, wenn wir uns hier nicht in zwei Jahren erneut begegnen würden. Und dafür braucht es eine grundlegende, nachhaltige Änderung Ihres Lebensalltags. Herr Sadeghi, Ihre Einlieferung hier war das logische Ergebnis aus der Art, wie Sie vorher gelebt haben, was Ihnen passiert ist, welche Entscheidungen Sie getroffen haben. Verstehen Sie, was ich meine? Darüber müssen Sie sich nicht grämen, im Gegenteil: Diese Erfahrungen nimmt Ihnen niemand mehr. Sie sind nicht dieselbe Person, die hier eingeliefert wurde.«

Ich nicke erneut. Den Punkt habe ich kapiert und trotz des Lehrertons, den ich heraushöre, freue ich mich, dass mich jemand in meinem Gefühl bestätigt, dass ein Zurück ins Vorher nicht das Ziel ist. Das Problem ist nur die Umsetzung.

Ich komme mir vor, als würde ich allein in einem Heißluftballon 200 Meter über dem Boden fliegen, ohne zu wissen, wie man einen Heißluftballon überhaupt steuert, während mir von unten Menschen zurufen, dass ich da doch besser mal runterkommen solle. Ja, no shit, würde ich ja gerne, aber wie?

»Lassen Sie sich Zeit. Eins nach dem anderen, Herr Sadeghi. Kommen Sie jetzt erst mal wieder zu Hause an.«

Ich würde meinem Arzt nach dieser letzten Unterredung gerne die Hand schütteln und mich maskulin mit einem kräftigen Händedruck bedanken. Das machen echte Männer doch so, oder? Ihre Gefühle und Manneskraft, ihr gesamtes Selbstbild in die Fähigkeit projizieren, ganz doll Hände drücken zu können? Corona verbietet mir diesen Versuch leider, ich lege daher mein Herz auf die Zunge und versuche beim Abschied, so viel Aufrichtigkeit wie möglich in meine Stimme zu legen, als ich ihm sage, wie dankbar ich für seine Hilfe bin. Jetzt ist er derjenige, der lächelt und dabei eifrig nickt.

Einige Stunden später sitze ich über einem weißen Blatt. In meiner Hand ist ein Kugelschreiber, dessen Ende kreisrunde

Abdrücke in meine Stirn drückt, während ich auf die leere Seite gucke und überlege:

Was kommt in meinen Rucksack, was kommt in meinen Raum? Mir fällt auf Anhieb nichts Positives ein, deshalb schreibe ich:

keine Einsamkeit.

Direkt mal eine Negation, nicht der beste Anfang. Leider weiß ich auch nicht, wie genau man sich ›keine Einsamkeit‹ ins Zimmer stellt. Was ist das Gegenteil von Einsamkeit? Geborgenheit? Zugehörigkeit? Bestand mein tiefster Schmerz darin, mich dieser zwei Gefühle sicher geglaubt und sie dann verloren zu haben? Wem kann man sich wirklich zugehörig fühlen, wo geborgen?

In der Bibel gibt es den Ausdruck, dass man sein Gegenüber ›erkennt‹, was oft als der bloße Akt des Geschlechtsverkehrs verstanden wird. Je mehr ich über meine letzten Monate nachdenke, desto mehr glaube ich, dass in diesem Erkennen etwas Größeres steckt.

Tatsächlich und ehrlich *erkannt* zu werden, sich gesehen zu fühlen, ist das intensivste aller Gefühle, bringt Millionen von Synapsen zum Explodieren. Füllt dich mit Wohligkeit und Wärme, immer begleitet von dem Wunsch, diesen einen so perfekten Moment ewig festzuhalten. Vielleicht wird dieses Gefühl deshalb mit Sex gleichgesetzt: Weil es auch hier manchmal diesen einen, goldenen Moment der Vereinigung, des Climax, des Heiligen gibt, in dem es uns kurz scheint, als würden wir mit unserem Partner verschmelzen, als wären wir endlich als das erkannt, was uns in unserem tiefsten Kern wirklich ausmacht.

Woraus bestehe ich im Kern? Bin ich die Summe der Dinge, die sich in meinem Raum finden? Oder bin ich der kleine Junge, der inmitten des leeren Raumes sitzt und die Wände anstarrt? Die Leere will gefüllt, die Liste geschrieben werden. Noch bin ich nichts. Ich streiche *keine Einsamkeit* wieder durch.

Jedes Loch kann mit irgendetwas aufgefüllt werden, das ist nicht das Problem. Nur ist es danach halt entweder Baggersee oder Jauchegrube.

68

– Familie
– Freunde
– Fußball
– Katzen
– Bücher
– Playstation
– spazieren
– Persisch
– schreiben
– Musik (hören)
– Musik (machen)
– Essen (gutes).

69

Auf meinem rechten Fuß, knapp über dem verheilten Knöchel, segelt ein Schiff.

Vor ein paar Jahren, inmitten einer Findungskrise und auf Reisen durch ein fremdes Land, bin ich auf der Hauptstraße einer heißen Stadt in den ersten Tattooladen gegangen, der nicht direkt nach Tetanusvergiftung aussah. ›A smooth sea never made a skilled sailor‹ hatte ich mir damals als Lebensabschnittsmotto gewählt und erst Jahre später gemerkt, nach was für einer Binsenweisheit es klingt, wenn man das deutsche Äquivalent hört: ›Ein Boot wird nicht für den Hafen gebaut.‹ Auf Deutsch klingen Lebensweisheiten immer altklug.

Ich tat in den Folgejahren, in Begleitung meines Schiffes, alles, um meine Gewässer bloß nicht zur Ruhe kommen zu lassen. Ich bekam Atemnot, wenn es um mich herum zu still wurde, zog von Stadt zu Stadt, von Land zu Land und bemitleidete all die Daheimgebliebenen, die sich nicht, wie ich, auf Abenteuerreise befanden. Die keine Suche betrieben nach dem Flughafen, an dem man einen Fuß auf die Landebahn setzen und plötzlich alles stimmen würde, wo sich alles leicht und richtig anfühlt. Ehrlich gesagt ging es über Mitleid hinaus, ich empfand ein wenig Verachtung für all jene, deren Reisepässen nicht langsam die Seiten ausgingen, und war etwas zu stolz auf den niemals endenden Marathon, den ich mir selbst aufbürdete.

»Kann's sein, dass du nach Atlantis suchst?«, fragte meine Mutter mich irgendwann auf einem meiner immer seltener geworden Heimatbesuche, und so wirklich hatte ich nie verstanden, was sie damit meinte. Im Gegenteil: Ich war umso mehr angespornt von der Idee, tatsächlich derjenige zu sein, der die sagenumwobene versunkene Stadt finden, bergen und neu beziehen würde.

Die Welt aber ist groß und mit jedem Land, das ich bereiste, wurde die Liste an Orten länger, die sich im Kern darin glichen, dass sie mich nicht in der Sekunde meiner Ankunft glücklich machten. Doch mein Schiff fuhr weiter, die Besatzung schwor sich, nicht eher Halt zu machen, bevor Atlantis entdeckt war, und so wurde jeder sichere Hafen unter schallendem Gelächter umfahren und mit spottenden Fingern auf die Rastenden gezeigt, während das eigene Schiffsholz langsam zu splittern begann.

Nach rastlosen Jahren ohne Pause war ich nicht auf den Sturm vorbereitet, den die Trennung von *ihr* auslöste. Er traf mich plötzlich und unerwartet, und obwohl die Crew alles tat, um den Böen und Wellen zu trotzen, so peitschte die Gischt ihnen in die Augen, nahm ihnen die Sicht, und wir rasten ohne Halt auf einen Felsen zu, der sich als robust erwies, robuster als die maroden Schiffswände es waren.

Schiffbruch. Ich habe Schiffbruch erlitten. Mein Boot liegt in tausend Stücke zerschellt über den Strand verteilt und ich liege seit Ewigkeiten irgendwo zwischen zersplitterten Holzplanken auf dem Rücken, gucke in den Himmel, werde langsam Teil der Insel, auf die ich gespült wurde. Diese Insel ist nicht Atlantis. Sie ist wieder kein Ort, an dem alles stimmt. Ganz im Gegenteil. Aber während die Paradiesvögel über mir immer engere Kreise ziehen und ich zum ersten Mal seit Jahren nichts als Ruhe um mich herum habe, fange ich endlich an, zu akzeptieren. Zu akzeptieren, dass es den einen, magischen Ort wohl tatsächlich nicht gibt. Dass die Tuscheleien der Leute stimmen, wenn auch nur bedingt: Ja, er existiert nicht – noch nicht. Ich werde ihn niemals finden können: weil ich ihn selbst erschaffen muss. Und dafür muss ich diese Insel verlassen.

All diese Gedanken haben meinen Kopf, meine Brust, meinen Körper durchquert, Spuren hinterlassen, aber noch nichts daran geändert, dass ich hier herumliege und den Algen beim Wachsen zuschaue. Weil die Erkenntnis, die sich in mir breit macht, an mein Innerstes rührt. Weil sie eine radikale Ehrlichkeit von mir verlangt und jede Ausrede, jedes Ausweichen strikt ablehnt. Erst, wenn ich mit mir selbst im Frieden bin, kann ich den Ort, den sich suche, auch finden. Er muss aus mir selbst entstehen, weil das die Gemeinsamkeit war, die alle meine Reisen teilten: Jedes Mal habe ich mich selbst mitgenommen.

Ich habe noch keine Energie, ein neues Boot zu bauen. Aber aus den Planken hier könnte man vielleicht ein Floß zimmern, das mich mit der Strömung bis zur nächsten Insel schwemmt, wo auch immer sie sein mag. Vielleicht treffe ich dort auf andere Schiffbrüchige, vielleicht erkennen sie an meiner sonnenverbrannten Haut, dass wir ein ähnliches Schicksal teilen, und vielleicht bauen wir dann ein richtiges, neues, gemeinsames Schiff, auf das wir unsere Hoffnungen laden können.

Wir werden keine Eile damit haben, in See zu stechen, wir werden das Schiff, werden uns selbst immer weiter ausbessern können. Je mehr Zeit wir in den Bau und die Reparaturen investieren, desto länger und sicherer wird es segeln.

Unser Schiff wird nicht für den Hafen gebaut und doch brauchen wir eine Werft, eine Heimat, in die wir lädiert mit salziger Haut zurückkehren können. Einen Ort, wo man uns kennt und wo wir uns geborgen fühlen.

70

leer leer leer leer leer leer angst angst angst angst angst wut **wut** lachen lachen lachen lachen wut wut wut wut wut wut wut wut wut lachen lachen lachen lachen lachen **ruhe** kopfschütteln wut wut wut wut wut wut wut wut wut wut **energie** energie energie wut wut wut wut wut wut wut wut **bewegung bewegung** wut wut wut wut wut wut wut wut wut

Get happy or die trying. Ich reiße mir die Bettdecke vom Körper, setze mir Kopfhörer auf, renne durch die Station, aus der Tür bis in den hintersten Winkel des Waldes und schreie. Schreie aus voller Kehle, dass meine Stimme bricht, höre meine Stimme nicht mehr, weil Musik so laut. Spüre, wie Wut jede einzelne Zelle meines Körpers weckt, wie diese tief Luft holen und mitschreien wollen.

»Besser du gehst deinen und ich geh mein' Weg!«, brüllt *Haftbefehl* mir entgegen und ich brülle zurück, so laut ich kann, wir kämpfen eins gegen eins, ich mache hektische Armbewegungen und schreie. Keiner meiner Gedanken ist positiv, ist versöhnlich, aber zum ersten Mal seit Ewigkeiten fühle ich wieder Energie, zum ersten Mal gehen wieder Stromschläge durch meinen Körper, wellt sich mein Arm in Gänsehaut. Ich habe ein Recht darauf, wütend zu sein, und von diesem Recht mache ich jetzt verfickt noch mal Gebrauch, ohne Scham, ohne Rücksicht, denn egal, was es ist: Wenn es dazu führt, dass endlich wieder etwas aus mir herauskommt, ist es richtig. Ich laufe durch Büsche, schlage gegen Äste, trete Laub hoch, immer wieder schreie ich mein Mantra, den Songtext,

›*Besser du gehst deinen und ich geh mein' Weg*‹, schubse *ihr* Phantom vor mir her. Will mir die Haare färben, sie ausreißen, will meine Haut verlieren und eine neue auftragen, will endlich aus diesem gottverfickten nachtschwarzen Kokon schlüpfen. Ich zerbreche, was sich mir in den Weg stellt. Will die Welt anzünden. Will sie verändern. Will nicht gehen, ohne sie verändert zu haben. Zu viel Akzeptanz. Nichts ist in Ordnung. Dicke Bäuche bilden den Chor der Gesättigten. Singen über die Welt mit liebesblinden Augen. Wollen nur ihr Stück vom Kuchen. Ich nicht. Fick den Kuchen. Keine Ruhe, bis ich weiß, wem die Bäckerei gehört. Wut. Eine Wut wie damals im Club, kurz vor all dem hier. Aber nicht mehr auf mich selbst. Kann ihre Energie nutzen. Ein Beben, das jetzt die äußersten Enden meines Körpers erreicht hat. Pulsiert wie nach dreißig Energydrinks, der Herzschlag überholt das Hirn und weiß nicht, wohin mit sich. Springe auf und ab, so hoch ich nur kann, falle hin, stehe auf, schmeiße mich wieder auf den Boden.

Gehört werden. Ich will gehört werden. Ich will gehört werden und habe es satt, zuzuhören und mein Leben in fremde Hände zu legen. Ich will nicht mehr hören, was ich muss oder sollte oder könnte. Will nicht mehr, dass die Stimmen anderer zu einem Filter werden, der vor diese meine eigene Stimme geschaltet ist. Irgendwo, tief in mir drin, vibriert etwas und ich habe es seit Jahren nicht geschafft, ihm zuzuhören. Anzuhalten. Abzubiegen. Stattdessen rollte ich stumpf geradeaus, wie auf einer Kegelbahn mit hochgeklappten Seiten. Und ich war auch noch glücklich über meinen Fortschritt. Ein Hamsterrad sieht von innen aus wie eine Karriereleiter.

Ich bin meinem Zusammenbruch dankbar. Dankbar dafür, dass ich schon jetzt zusammengebrochen bin und nicht erst in dreißig Jahren schweißgebadet aufwache, weil ich ein Leben gelebt habe, das nicht meins war. Bin meiner Traurigkeit, sogar meinen Gedanken dankbar, weil sie mir die Möglichkeit gegeben haben, innezuhalten und mich nach Ewigkeiten wieder wirklich selbst zu befragen. Ich bin dankbar für meine Wut und ich bin dankbar für den Wald, der mir als Wutladestation dient.

Kintsugi.

Dünne, goldene Adern zieren auch meinen Körper, laufen von der Schläfe in die Augen, über meinen Hals runter in die Arme bis in die Fingerspitzen. Sie leuchten hell.

71

Endlich wieder nachdenken. Einfach herumsitzen und vor mich hindenken, und zwar mit voller Kontrolle darüber, was da zwischen meinen Ohren passiert. Das Sertralin hat zwar nicht all meine Probleme einfach so gelöst, immerhin hat es aber ein paar Knoten in meinem Gehirn entwirrt und kann meine Gedanken so weit auf Abstand halten, dass ich meist nur müde lächle, wenn sie Gift in meine Richtung sprechen.

Deshalb liege ich gerade seit Stunden auf meinem Bett, schaue die Decke an, beobachte meine Gedanken und könnte mir nichts Spannenderes vorstellen. Wie eine Katze vor dem Mauseloch lauere ich und warte, welcher Gedanke als nächstes sein Glück versucht. Sobald er mit dem Kopf hervorlugt, schnappe ich ihn mir, schaue ihn an, gebe ihm einen Kuss auf die Stirn und schicke ihn zurück dahin, wo er herkam.

Helen und ich gehen heute zu zweit auf Rundgang, Calle hat einen gemeinsamen Therapietermin mit seiner Freundin, die wir weiterhin nur als ›Madame‹ kennen.

»Wie geht's dir?«, frage ich Helen.

»Nich so. Ich vermisse Eidin schon echt doll. Wir telefonieren jeden Tag, aber das ist ja nicht dasselbe. Vermisse den schon doll. Und diese Psychose von Ulli hat mich schon auch 'n bisschen fertig gemacht und …«

Helen bleibt stehen. Als ich sie angucke, huschen ihre Augen unsicher umher.

»Ich hab da mit euch noch nicht drüber geredet, aber ich glaube, ich bleib noch ein bisschen hier.«

Ich nicke kurz, überraschend kommt ihr Geständnis nicht.

»Seit diesem … Vorfall nachdem Eidin weg ist, da hat sich

bei mir ehrlich gesagt noch nicht viel getan, weißt du? Ich kriege ja schon Atemnot, wenn ich nur daran denke, meiner Mutter wieder so hinterherzuräumen, mir anhören zu müssen, warum ich keinen Freund habe und–«

Sie bricht kurz ab, macht eine kleine Pause.

»Und mich dafür rechtfertigen zu müssen, dass ich halt einfach nicht meine Schwester bin.«

»Du hast ne Schwester?«

»... hatte. Unfall.«

»Scheiße.«

Es geht ein leises Rascheln durch die Bäume. Ganz leicht, wahrscheinlich hätte ich den Windstoß gar nicht bemerkt, wenn wir einfach über Lappalien gesprochen hätten. Aber so plötzlich mit dem Tod konfrontiert, schärfen sich meine Sinne und nehmen kurz ungefiltert intensiv die Welt wahr, aus der sie so leicht scheiden können.

Am liebsten würde ich irgendeine Form von Hilfe anbieten, aber wie zur Schmerzlinderung beitragen? Auch der Wind verebbt langsam, ohne eine Antwort zu liefern. Eventuell gibt es auch nichts Schlaueres zu sagen, als:

»Das tut mir leid.«

»Danke. Schon okay. Es ist jetzt auch schon ein paar Jahre her. Weißt du, um ehrlich zu sein, dachte ich immer, ich hätte das Ganze überwunden. Vielleicht hab ich euch deshalb auch nie so davon erzählt, weil– weil ich halt auch echt nicht mehr damit gerechnet hatte, dass das was ist, was mich immer noch– keine Ahnung ... so angeht? Aber in den letzten Tagen, mit dieser Rucksackbefüllkacke von Bernd und so, da hab ich gemerkt, wie viel von dem Kram, der vorher in meinem Rucksack gesteckt hat, eigentlich nur da drin war, weil meine Mutter den da haben wollte. Man, ich hab zehn Jahre lang Ballett getanzt und eigentlich finde ich Ballett mega scheiße.«

Die letzten Worte sagt Helen mit so einer Inbrunst, dass

ich das Gefühl habe, dass sie gerade mehr mit sich selbst oder mit ihrer Mutter spricht als mit mir. Ich lächle sie an.

»Ich auch. Ich war immer zu fett für die Hebefiguren«, antworte ich. Witzesucht to the rescue.

Sie guckt auf, grinst und schüttelt den Kopf.

»Ist ja auch egal. Was ich eigentlich meine: Ich will mich hier nicht entlassen, nur weil das irgendwer von mir erwartet. Ich will hier rausgehen, wenn ich – ich selbst – wirklich das Gefühl habe, dafür bereit zu sein.«

Sie wedelt mit der rechten Hand in Richtung der Stationen.

»Und dafür brauche ich noch ein paar Tage auf unserer kleinen Insel hier.«

Ich schaue ihrer Hand hinterher und merke, wie ich beim Blick auf die Klinik direkt mehrere Gänge herunterfahre. Weil dieser Ort mir die Not abnimmt, eine schlaue Antwort zu bieten. Weil er mich als das akzeptiert, was ich gerade bin, auch wenn ich selbst noch nicht weiß, was das überhaupt ist. Helen atmet laut aus und wir setzen uns wieder in Bewegung.

»Und deshalb bleibe ich noch. Und da kann mir keiner bei helfen, auch du nicht. Also hau mal lieber schön ab zu deinen Eltern, du kleines Muttersöhnchen.«

»Öy!«

»Spaß, Spaß. Bin nur neidisch. Ne Sozialpädagogin als Mutter. Das muss so geil sein.«

»Ach, du – ist auch nicht das Allergeilste, wenn dir als Kind bei Wutausbrüchen direkt die Ursachen für deine Gefühle miterklärt werden.«

»Ah, ih. Nee, dann lob ich mir doch meine Mechanikermom, die kann wenigstens helfen, wenn die Waschmaschine muckt.«

Wir sind inzwischen fast wieder an der Station angekommen. Um das Ende des Rundgangs und damit unseres Gesprächs hinauszuzögern, werden unsere Schritte immer langsamer.

»Na, dann ist es doch beschlossene Sache. Wir behalten beide unsere Mütter, du bleibst noch ein paar Tage hier, und wenn du's fühlst, kommst du mir nach«, sage ich. Ich halte Helen die Hand hin, sie schlägt ein und wir nicken einander geschäftsmännisch zu, als mir etwas einfällt.

»Ey, du hast nie auf Calles Frage geantwortet, was du als Erstes essen willst, wenn du hier raus bist. Worauf hast du Bock, ich könnt dir was kochen und herbringen.«

Helens Augen leuchten auf.

»Oh ja! Ehm ... Also, jetzt nicht direkt was Selbstgekochtes, aber ...«

»Na, hau raus.«

»McDonalds! Bitte! So 'n richtig schönes Big-Mac-Menü mit ner Fanta! Oh warte, geht das überhaupt? Weil du und Fleisch ...«

»Meinst du, die Vegetarierpolizei erschießt mich, wenn ich zu viel von den Dämpfen einatme?«

»Was weiß ich, was eure Regeln sind«, lacht Helen und rempelt mich an.

»Keine Sorge, du kriegst deinen widerlichen Big Mac«, sage ich, remple zurück und mache ein paar Kotzgeräusche, während wir durch den Stationseingang gehen.

72

Calle und seine Freundin versuchen es noch mal miteinander. Viel hat er uns nicht über sie erzählt, nur, dass seine Wutausbrüche die Beziehung und seine eigene Gesundheit wohl öfter in Gefahr gebracht haben und der letzte Kurzschluss dermaßen ausgeartet ist, dass er kurz später eingewiesen wurde. Aus Angst vor der Antwort haben wir nie gefragt, was genau bei diesem letzten Wutausbruch passiert ist.

Zum ersten Mal seit der Gründung unserer kleinen Psychosenwohngemeinschaft sitzen Calle und ich zu zweit an unserem kleinen Einpersonenholztisch. Calle bedient mit schnellen Handgriffen die Zigarettendrehmaschine und erzählt von seinen Zukunftsplänen.

»Ich kann Madame ja jetz nich einfach allein lassen, muss mich ja büschn um die kümmern, ne?«, begründet er seine Entscheidung, »dem Ganzen noch ne Changse zu geben«, wie er es nennt. Er guckt mich bei diesen Worten nicht an, wahrscheinlich weil es ihm so leichter fällt, das starke Bild von sich aufrechtzuerhalten. Weil seine Augen verraten würden, dass sein Beschützerinstinkt nicht das einzige ist, das ihn an seine Freundin bindet.

»Außerdem wouhnen wir ja zusamm und das wär ja auch blöyd jetz, wenn man die Möbel aufteilt und jeder mühselich ne Wohnung suchen muss und so.«

»Hmhm. Aber liebst du sie?«, frage ich. Halb aus Interesse, halb weil ich das Gefühl habe, dass Calle nicht viele Menschen hat, mit denen er über dieses Thema spricht. Außerdem war er auch immer für das Rudel da, daher ist es nur fair, wenn ich mir jetzt auch mal kurz den Therapeutenkittel für ihn anziehe.

Calle guckt weiter auf seine Drehmaschine und sagt kurz nichts, lässt dann die Hände in den Schoß fallen und pult akribisch an seinen Fingernägeln, als läge die Antwort irgendwo im Dreck darunter.

»Liebe. Das ’n groußes Wort, du. Also. Aber. Ganz ehrlich, ey? Ja, ich glaub schon. Wir hamm jetz so viel zusamm aufgebaut und Madame kennt mich halt wie sonst niemand, nich mal meine Eltern und– normal is das alles nich mehr so wie am Anfang, aber ... Jaa man ey, irgenwie muss ich bei ihr halt nich immer auf cool machen, sondern kann halt nur ich selbst sein. Und ich hab Angst, dass ich das verlier!«

Jetzt schaut Calle auf. Da ist gerade nichts mehr von Anführer-Calle oder Autoknack-Calle übrig, vor mir sitzt ein zitterndes, winselndes Tier, das nichts mehr will als wieder in seinen warmen Bau zurück.

»Und wenn du sie verlierst? Was dann?«

»Wieso was dann? Was glaubsu denn? Dann wär scheiße!«

»Zumindest bis du ne Neue findest.«

»Man mir geht’s nich nur drum, eine zum bumsen zu haben. Mir geht’s drum, dass wenn ich nach Hause komm, dass da *sie* da is. Ahns du? Dass wenn mir was Gudes passiert, ich zu *ihrer* Arbeit fahren will, *sie* runterklingeln, *ihr* das erzähln und dann *ihr* glückliches Gesicht sehen will. Checksu das? Und ja man, ganz ehrlich? Manchmal will ich auch einfach der kleine Löffel sein, und bei ihr geht das halt richtig gut, sie umarmt mich dann so und sagt, dass sie mein kleiner Rucksack is und, fuck, das lieb ich halt!«

Calle schlägt auf den Tisch, steht auf und geht mit einer der gerade gedrehten Zigaretten auf die Terrasse, zündet sie an und nimmt drei tiefe Züge, bevor er wieder ausatmet. Ich folge ihm langsam raus und setze mich neben ihn. Nach einer kleinen Pause sagt er:

»Tschulligung.«

»Alles gut, digger. Und ganz ehrlich, das klingt doch schön.«

»Isses auch. Auf jedn Fall schöner als mit dir und dein Heulkrämpfen inner Klinik zu hoggen.«

»Also – wenn du willst, kann ich auch dein Rucksack sein.«

»Fick dich«, lacht Calle.

»Und wehe, du erzähls das jemand.«

73

Manchmal ist da kurz so etwas wie Hoffnung. Dann denke ich, dass *sie* gar nicht echt war, nur Teil eines Traums, dessen gierige Arme bis in den Wachzustand reichten und mich glauben ließen, es hätte *sie* wirklich gegeben. Wünschte, es wäre so. *Ihr* gesperrtes Profil gibt mir zumindest das Gefühl, es könnte so sein. Und auch wenn Verdrängung sich nicht wie die gesündeste Form der Verarbeitung anfühlt, will ich *sie* zumindest kurz, für eine Weile vergessen und *ihr* so die Macht über mich entziehen.

Ich glaube nicht, dass es noch mal eine wie *sie* geben wird. Das klingt selbstmitleidiger als es soll. Was ich meine, ist, dass das wohl etwas Gutes ist, wenn sich dieser Schmerz nicht noch mal wiederholt, wenn ich beim nächsten Mal gerüsteter bin. Ich bin, wie Ikarus, zu nah an der Sonne geflogen, meine Flügel sind geschmolzen und ich wäre fast ertrunken, doch ich habe eine zweite Chance bekommen. Zurück in die Werkstatt.

Da ich auf das *von mir gewünschte Profil* noch immer nicht zugreifen kann, verliere ich mich im wahllosen Scrollen durch die Feeds meiner Freund*innen. Jetzt, wo meine Entlassung näher rückt, kann ich das nachgekaufte Datenvolumen frei rausfeuern, bald wird mir eh wieder der unglaubliche Luxus eines W-LAN zuteil.

Dank Corona hält sich die Anzahl an Urlaubsfotos in Grenzen, trotzdem empfinde ich Neid auf die vielen Ausflüge und Gruppenbilder, die da unter meinem Daumen entlangfließen. Alle am grinsen, alle so glücklich. Calle, den ich auf seinem Bett liegend fast vergessen hatte, niest plötzlich lautstark auf. Vor Schreck lasse ich mein Handy los, sodass es mir voll in die Schnauze fällt und meine Lippe zu bluten anfängt. Ist ja okay, dann halt kein Doomscrolling. Entscheide mich stattdessen, Anlauf zu nehmen.

Koffein. Ich brauche Koffein. Geliehene Energie. Gehört nicht mir, wurde vom anderen Ende der Welt hierhergeschifft, damit ich mich heute dazu aufraffen kann, mal wieder irgendetwas zu *tun*. Schütte eine ganze Tasse Kaffee in mich hinein, ein paar Minuten später erinnere ich mich, wieso ich das seit Jahren nicht getan habe. Da beginnt mein Herz zu rasen, meine Hände zittern. Meine innerkörperliche Dopingstelle bemerkt den Missbrauch, lässt die Sirenen dröhnen und die Wachhunde von der Leine. Von der Leine gelassen aber auch ich. Auf einmal ganz ohne Musik und Wut im Bauch entsteht eine Lust darauf, etwas zu schaffen, etwas zu machen, egal was. Nicht hinterfragen, die Lust schnell dankend mitnehmen.

Ich fange mit einer To-do-Liste an. Ich liebe To-do-Listen. In der Zeit vor meinem Zusammenbruch habe ich auf meinem Handy immer wieder digitale gelbe Zettelchen mit Strichen und Aufgaben versehen, die mit *Aufstehen* anfingen. Gleich mal ein Haken zu Tagesbeginn, was für ein Start in den Tag. Jedes kleine Häkchen war ein Schulterklopfen an mich selbst: »Super haste das gemacht, Tiger. Schaffst heute mehr als jemand, der nichts machen würde.« Idee für ein neues Lebensabschnittsmotto: »Besser als nichts.«

In den nächsten zwei Stunden schicke ich mehrere Initiativbewerbungen mit Regiekonzepten an Theater in ganz Deutschland, kontaktiere Kolleg*innen in der Hoffnung auf eine Vakanz, beantworte angestaute Nachrichten und wünsche mir, ich hätte dabei einen kleinen Bluetooth-Ohrstöpsel, um meinen Businessmoves ein adäquates Äußeres zu geben. Bin so im Modus, dass ich bereit wäre, Aktien zu kaufen, wenn ich wüsste, wie Aktien funktionieren. Drifte zwar immer wieder ab und schaue minutenlang gedankenverloren aus dem Fenster, aber solange mich dabei kein Gedanke aus meinem Körper zieht, ist alles in Ordnung. Ein paar Mal ins Gesicht geklatscht und weiter mit dem nächsten Punkt, die Häkchen werden zahlreicher, mit ihnen wächst wieder der Stolz auf mich selbst.

Ein paar Stunden später telefoniere ich mit meiner Mutter, während ich mit großen Schritten das Gelände abgehe. Das Koffein wirkt immer noch, ich versuche meine Aufgekratztheit vor ihr zu verbergen und erzähle stattdessen, was ich heute alles geschafft habe. Als Antwort höre ich statt Jubelrufen nur zaghaftes Murmeln, was mich irritiert.

»Hallo? Hast du das gerade gehört? Bist du nicht stolz auf mich?«

»Natürlich bin ich stolz auf dich, aber–«

»Was denn aber? Mama – wenn ich mich mit denen gut stelle, könnte ich da vielleicht nächste Saison arbeiten.«

»Hm.«

»Wieso ›Hm‹? Was ist denn jetzt ›Hm‹?? Mama, ich passe schon auf, dass ich mich nicht übernehme.«

»Das glaube ich, aber … Nick, du weißt, dass ich dich auch liebe, wenn du kein erfolgreicher Künstler bist, oder?«

Ich schweige kurz. Bleibe stehen.

»Was hat das denn jetzt mit irgendwas zu tun?«

»Du machst es schon wieder. Hast du immer gemacht, genau wie Vater. Du koppelst deinen Selbstwert an deine Leistung. Willst wieder Superheld sein und mir von deinen Heldentaten berichten?«

»Was soll das denn je–«

»Nick, du bist in einer Nervenklinik. Niemand erwartet von dir, dass du an deiner Karriere arbeitest. Arbeiten sollst du nur an dir selbst. Wenn du das Gefühl hast, dass du wieder Lust auf Theater hast und Mails und alles, dann mach das ruhig … Aber bitte nicht, weil du denkst, dass du musst.«

Ich hasse es, wenn meine Mutter mich so durchanalysiert und dabei auch noch recht hat.

»Ja, Mama, keine Sorge, ich mach das eh nur für mich selbst«, lüge ich und lenke das Gespräch auf etwas anderes.

Auf der Liste, was so in mein Rucksackzimmer soll, steht zuerst das Wort *Familie*, woran wohl meine Mutter Schuld trägt. Ich kann mir keine Zukunft vorstellen, in der sie nicht eine Hauptrolle spielt, mein Dreh- und Angelpunkt ist. Und auch wenn fast alle großen Künstler*innen gebrochene Familienverhältnisse zu beklagen haben, muss ich gestehen, dass mir mein Schicksal wohl lieber als eine große Künstlerkarriere (inklusive Tod mit 27) ist. Meine Mutter strahlt eine Wärme aus, eine pulsierende Wärme der Sicherheit, die meinen ganzen Körper zur Ruhe kommen lässt.

Dieselbe Wärme spüre ich manchmal durch ein Lächeln auf den Lippen eines Freundes. Bei einer Umarmung, die ein klein wenig länger dauert. Bei leeren Gläsern, die wie selbstverständlich nachgefüllt werden. Beim auf Klo müssen, aber die Unterhaltung nicht verlassen wollen. Beim Teil einer Gruppe sein. Beim wertgeschätzt werden. Beim gemeinsam auf etwas hinarbeiten und, auch wenn es nicht das gewünschte Produkt zum Resultat hatte, glücklich auf die Zeit zurückschauen. Beim Verantwortung für etwas tragen, egal wie klein und scheinbar nichtig.

Das soll alles in mein Rucksackzimmer. Das alles und W-LAN.

74

Wieder von ihr geträumt. Sie stand mir plötzlich gegenüber auf dem Flur der Klinik. Wir schauten uns an, keiner sprach ein Wort und ich sah, wie ihre Augen feucht wurden. Ich trat einen Schritt auf sie zu, umarmte sie und sagte ihr, dass es mir leidtut. Spürte ihren Kopf, der auf meiner Schulter liegend nickte, sie zog mich kurz fester an sich. Dann löste sich unsere Umarmung und ganz kurz huschte ein Lächeln über unsere Lippen.

75

Der Release-Radar von Spotify spült mir mal wieder nur Scheiße in die Ohren. Jeden Freitag stürze ich in eine kleine existenzielle Krise, weil ich nicht sicher bin, ob der Algorithmus noch nicht ganz ausgereift ist oder ich wirklich ausschließlich schlechte Musik höre. Das ist wohl eine Eigenart von Raphörer*innen; dass die Hörgrenzen innerhalb des Genres extrem dick sind: Ich liebe nichts mehr als guten Rap und hasse nichts mehr als den Müll-Rap, der meinen exquisiten Geschmack nicht ganz genau trifft.

Um dem Algorithmus einen Stock in die Speichen zu werfen, mache ich eine kleine Auszeit von meinem Lieblingsgenre und stolpere dabei über meine alte Lieblingsband *Wir sind Helden*, die ich mit zwölf Jahren genial fand. Neben dem Profilbild der Gruppe erscheint ein grünes Dreieck.

Es gibt jetzt genau zwei Möglichkeiten, wie das Drücken auf Shuffle-Wiedergabe, diese Reise in die Vergangenheit ausgehen kann: Entweder es werden ein Haufen verschütteter Glücksgefühle freigesetzt oder ich schäme mich in Grund und Boden dafür, was ich früher unter geiler Musik verstanden habe, so wie neulich, als ich DJ Ötzi noch eine Chance geben wollte. Klicke auf den Button, sperre meinen Bildschirm.

Ersteres. Definitiv Ersteres. Vom musikalischen Bewegungsdrang gepackt, ziehe ich mir schnell eine Jacke über und stehle mich in Richtung Wald, während Judith Holofernes einer französischen Freundin von Trompeten begleitet das starre deutsche Flirten erklärt. Judith Holofernes. Checke jetzt erst, dass das ein Künstlername ist.

Auf einer abgelegenen Lichtung drehe ich die Lautstärke bis knapp unter den Anschlag hoch, schreie die Texte so laut wie vor über einem Jahrzehnt und, auch wenn Michael Jackson sich gerade im Grabe umdreht, doch, ich tanze. Oder mache zumindest etwas, das grob als ›Tanzen‹ bezeichnet werden könnte, poge eher hin und her, ein Einmannmoshpit.

Wir sind Helden befördern andere, längst verloren geglaubte Bands hervor, die mit ihren Gitarren meine Jugend instrumentiert haben. *System Of A Down.* An der normalen Klampfe komme ich über vier Akkorde nicht hinaus, aber die Luftgitarre ist 1A gestimmt und so knalle ich in die imaginären Seiten, als gäbe es kein Morgen. Jede einzelne Note wird von meinen Fingern erfasst und in die Umlaufbahn gewirbelt, dient als Übersetzer für all die Scheiße, die ich nicht mehr in Worte fassen kann. An meinen von den Kopfhörern bedeckten Ohren und auf meiner Stirn bildet sich ein feiner Schweißfilm, als ich über *Green Day* bei *Billy Talent* lande, die Akkorde wieder gröber und ihre Wechsel seltener werden.

Dagegen. Diese Musik, die von *Erwachsenen* als pubertär abgeschrieben wird, stellt sich dagegen. Wogegen? Scheißegal, irgendwie alles. Dass der Frontsänger inzwischen Multimillionär ist, rückt jetzt auch mal kurz in den Hintergrund, denn von diesem Rotzigen, diesem aus Prinzip Unangepassten, davon brauche ich jetzt ein Stück. Schneide es mir ab. Klebe es mir an. Und da, durch die Töne angelockt, taucht sie plötzlich zwischen den Bäumen auf, die unsichtbare Armee der Unzufriedenen, die sich nicht nur in den Gräbern, sondern auch in den Gassen und Furchen dieser Welt versteckt hält. Mein Tanz beschwört sie, lässt sie mich als einen der ihren erkennen, ihren Sohn und Bruder. Meine schwingenden Arme, mein auf- und abschlagender Kopf und meine Ferse, die immer nur kurz den Boden berührt, um dann wieder dem Himmel entgegenzufliegen. Ein Körper, der sich streckt, krümmt, auflehnt. Die Armee wird zahlreicher, immer mehr von ihnen stellen sich um mich herum auf, fangen an, mit den Füßen zu wippen und mit Fingern zu dirigieren. Bald schunkelt die Masse und einige Lieder später bebt der gesamte Wald von den Abertausenden Beinen, die immer wieder springen und landen und stampfen und irgendwann einen gemeinsamen Rhythmus bilden.

Auf dem Heimweg, außer Atem, komme ich zu *Wir sind Helden* zurück.

Die Zeit heilt alle Wunder
Wenn du sie gut verschnürst
Bind nur die Stelle gut ab
Bis du es gar nicht mehr spürst
Du weißt, ein Feuer geht aus
Wenn du es länger nicht schürst
Und du weißt, dass du besser
An alte Wunder nicht rührst

Ich fühle mich wie getragen. All diese Gedanken habe nicht nur ich. Ich bin nicht mehr allein.

76

»Nur noch zweimal, Herr Sadeghi. Heute mitgezählt!«, begrüßt mich Franzi die Krankenschwester beim morgendlichen Blutdruckmessen, das ich inzwischen fast ausblende und manchmal sogar hinter mich bringe, ohne dabei aufzuwachen. Als ich mir ein paar Minuten später den Schlaf aus den Augen reibe und auf das Datum auf meinem Handydisplay schaue, verstehe ich, dass sie recht hat. Zwei Tage, Final Countdown. Von fern höre ich Fanfaren, mache zur Feier des Tages das Fenster auf Kipp und laufe Franzi hinterher, die gerade aus der Tür geht.

»Hey!«, rufe ich ihr zu laut hinterher, sodass sie erschrickt und in Habachtstellung stehen bleibt.

»Ups. Entschuldigung. Hey«, korrigiere ich meinen Ton.

»Ja?«

»Ich wollte einmal Danke sagen. Falls wir uns nicht wiedersehen. Du warst ein bisschen für mich da, als ich mich komplett allein gefühlt habe, das vergesse ich dir nicht.«

»Ach, hab doch nur meinen Job getan.«, antwortet Franzi abwinkend.

»Kann sein … Aber dann hast du ihn da enorm gut getan. Dankeschön.«

Wir grinsen uns kurz an, dann nicke ich und gehe in mein Zimmer zurück.

Als würde ich morgen aus dem Urlaub zurück in die Heimat fliegen, gehe ich im Kopf durch, was ich noch vorbereiten muss. Ich wollte etwas Grundsätzliches an meinem Leben ändern, daran erinnere ich mich zuerst.

How do I live my life better?, frage ich Google und bekomme gesagt, mehr Wasser zu trinken und meine Inneneinrichtung aufzupeppen, indem ich Reis und Pasta in Glasbehälter fülle.

Seit mehreren Tagen herrscht Ruhe in meinem Kopf, doch ich traue dem Frieden nicht. Ich weiß, dass die Welle jederzeit zurückschwappen kann und dass meine beste Strategie dagegen bisher das Wegducken ist. Hinlegen, Untertauchen, notfalls so tief, dass es keinen Wellengang mehr gibt. Lieber noch würde ich aber einen Weg finden, die zurückschwappende Flut für immer zu besiegen, mich in eine Wassermühle zu verwandeln, die die Welle zu Strom macht. Aber wie? Die Googleergebnisse liefern keine Antworten, sind zu unpersönlich, auch Gutefrage.net hilft mit nicht mit meinem Problem weiter. War meine Frage zu unspezifisch?

Versuche *Wie fängt man sein Leben nach einem Zusammenbruch und mit Aua im Herzen wieder neu an, wenn man frisch aus der psychiatrischen Klinik entlassen wird?*, doch finde nichts. Eine russische Website will mir Herzfrequenzmesser verkaufen. Lehne ab. Öffne kurz Instagram, das mir einen schwarzen Einkaufsbeutel zeigt und fragt, ob ich aussehen möchte wie Timothée Chalamet. Tue ich ein bisschen. Aber ob es ihm besser geht?

Plötzlich Summen. Durch das gekippte Fenster hat sich eine Fliege in das Zimmer verirrt, will aber direkt wieder hinaus und knallt bei ihrem Fluchtversuch immer wieder und wieder von innen gegen das Fensterglas.

Ich lege das Handy beiseite und beginne zu akzeptieren, dass meine Suche normal ist. Dass sie zum Mensch-Sein dazugehört. Nicht nur die Klinik, auch die Fernsehsendungen, die Datingapps, die Einkaufsstraßen sind gefüllt mit Menschen, die auf der Suche sind. Vielleicht geben sie es nicht zu, vielleicht wissen sie es selbst noch nicht, man erkennt sie aber an ihrem scannenden Blick auf die Dinge, an denen sie vorbeigehen. Immer dem Glück auf den Fersen. Immer so nah dran.

Auch sie wollen, dass endlich der Tag kommt, an dem sie zufrieden aufwachen, an dem alles in Ordnung ist, sie nach nichts mehr verlangen, nichts mehr an ihrem Leben ändern wollen. Als wären auch sie ein Puzzle, dem bloß ein einziges gottverdammtes Teil fehlt, um komplett zu sein, und es ist ihre eigene Schuld, dass sie es noch nicht gefunden haben. Genau wie die Fliege machen sie immer weiter und haben dabei die ganze Zeit das Ziel vor Augen.

Ich darf nicht vergessen, dass ich in einer Welt lebe, die darauf ausgerichtet ist, mich unglücklich zu halten. Nicht aus Böswilligkeit, sondern weil ich so der beste Kunde bin: wenn ich weiter versuche, das Unglück mit dem nächsten Kauf zu stillen.

Aber alle Päckchen, die der Postbote mir an die Tür liefert, werde ich selbst tragen müssen, denn sie stellen sich zwischen mich und

77

mich selbst.

Blinzle einmal mit den Augen und mein letzter Tag in der Klinik bricht an.

Vor dem finalen Rudelspaziergang gehe ich das Gelände noch einmal allein ab und setze mich an den Fußballplatz. Mache die Augen zu und lasse alle Geräusche um mich herum auf mich wirken. Höre das Rauschen des Windes in den Bäumen, ein liebevoll erregtes Vogelpaar, Rufe von den Stationen, vorbeifahrende Autos in der Ferne, das Wummern eines Stromgenerators. Schweife kurz ab und denke an die vielen Unterhaltungen, die auf meinem Handy warten, weil ich sie neulich im Kaffeerausch begonnen habe. Sie werden dort noch etwas ausharren müssen, zum einen, weil ihre Masse mich überfordert, und zum anderen, weil ich gerade gut mit mir allein bin.

Ich habe noch immer das Gefühl, nicht so zu sein wie alle anderen. Wohl auch nicht so, wie ich gerne wäre. Vielleicht werde ich die Wellen nie besiegen; aber Naturgewalten besiegt man auch nicht, man lernt, mit ihnen zu leben. Baut Deiche. Aus Akzeptanz und Stolz vielleicht. Akzeptanz von meinem Selbst. Und Stolz darauf, dass ich trotz all der Wellen noch stehe.

Ich öffne die Augen und schrecke auf. Neben mir sitzen meine Gedanken. Schauen geradeaus, in ihrem Mundwinkel ein Grashalm, drehen sich in meine Richtung und mustern mein Gesicht.

»Lange nicht gesehen. Urlaub?«, frage ich sie, etwas leiser als ich wollte. Sie grinsen kurz, zwinkern mir zu und über ihre Augen huscht etwas, das ich nicht ganz deuten kann. Ich bin sie nicht losgeworden, aber sie scheinen gezähmt, beruhigt. Als wäre ihr Teil der Arbeit getan und der Rest nun in meinen Händen. Mit einer langsamen Bewegung hebt einer von ihnen seinen linken Arm und streicht mir die Augen wieder zu.

Ich habe Angst vor vielem da draußen. Das ist in Ordnung, Angst ist normal und entfaltet ihre Kraft nur, wenn ich sie lasse. Wenn ich an das denke, was kommt, oder das, was war. Sie bezieht sich nie auf das, was ist. Und wenn ich in mich hineinschaue, dann sind da noch Millionen andere Gefühle, die jetzt gerade stattfinden. Die ich begraben, denen ich ewig keine Aufmerksamkeit geschenkt hatte.

Ich stehe wieder auf und der Wind lässt meine Jacke flattern wie das Cape eines Superhelden. Sad-Man. Das ehrliche Befragen meiner Gedanken und die Fähigkeit, der Antwort Zeit und Raum zu lassen, das ist Superkraft, die die Klinik mir verliehen hat. Und das ganz ohne von einer radioaktiven Spinne gebissen zu werden.

Was möchte ich?

Warum möchte ich das?

Möchte das wirklich ich selbst oder erwarten andere von mir, dass ich es möchte?

Was für ein Mensch möchte ich sein?

Was für ein Leben möchte ich leben?

Die Gedanken klopfen mir auf den Rücken. Ich schaue sie an, sie nicken in Richtung Station.

78

Auf dem letzten Rudelspaziergang biegt Calle in Richtung Wald ab, will ein letztes Mal die ganz große Runde mit uns gehen und meinen Abschied damit vielleicht ein bisschen hinauszögern. Als wir an Turbo vorbeikommen, bleibt er stehen.

Sein großer Körper geht runter auf alle Viere, kneift die Augen zusammen und sucht kurz etwas im Busch, greift dann hinein und zieht eine etwas kleinere, wohl noch junge Weinbergschnecke heraus, deren Haus nicht beschriftet ist. Dann noch eine, noch eine und noch eine. Ratlos schauen Helen und ich ihm dabei zu, als Calle uns beim Gaffen erwischt und ruft:

»Dreht euch ma um!«

Wir gehorchen sofort. Ein paar Momente später hören wir, wie Calle unter Ächzen wieder aufsteht.

»So, jetz könnt ihr«, sagt er. Wir tun wie geheißen und sehen, wie Calle einen rosafarbenen Edding in der Hand hält.

»Nein!«, schreie ich. »DU warst das?!«

»Ganz ruhich.« Calle hebt die Hände hüfthoch und bedeutet mir, meine Aufregung zu zügeln, als würde ich sonst die Schnecken verscheuchen.

»Muss dich leider enttäuschn, min Jung, den Stift hat Madame mir gestern mitgebracht, weil ich sie drum gebetn hab. Aber guck ma, dachte, das wär vielleich ne schöne Art, sich zu verabschieden.«

Vor uns kriechen neben Turbo und Lämmchen vier weitere Schnecken zurück in Richtung Gebüsch. In glitzernden Lettern stehen auf ihren Häusern die Namen Nick, Helen, Calle und Eidin.

»Für Oscar hab ich jetz keine gefunden«, sagt der Künstler entschuldigend. »Aber der hat ja eh ’n büschn Schiss vor den Süßis.«

79

Am Tor steht meine Mutter. Die Umarmung mit Helen dauert so lange wie noch nie, Calle hebt mich mit beiden Armen kurz vom Boden hoch, was ich irgendwie toll finde. Oscar, der auch zum Abschied gekommen ist, winkt mir zu, ich winke zurück. Dann drehe ich mich von ihnen weg und es kostet mich alles, was ich habe, nicht wie in einem kitschigen Hollywoodfilm auf meine Mutter zuzurennen. Habe trotzdem noch ein paar km/h zu viel, als ich in ihre Arme falle, aus ihr entweicht etwas Luft, dann schließt sie mich in ihre Arme. Das ist es. Genau das.

80

Geborgenheit.

Es gibt keine Übersetzung für dieses Wort ins Englische, was vielleicht der Hauptgrund dafür ist, dass nicht schon Abermillionen Tätowierungen mit ebenjenem Schriftzug die Oberarme der Nationen zieren.

Wo fühle ich mich wohl? Wo habe ich das Gefühl, zu etwas dazuzugehören oder an etwas teilzuhaben? Welchen Ort kann ich mein Eigen nennen? Wo bin ich zu Hause?

Ich habe keine Antworten auf diese Fragen, aber ein neues Wort, das meine Liste anführt.

Epilog

»Der Umzug ist soweit geschafft. Und Sie hatten recht: Jetzt, wo in meinem Zimmer keine vollen Kartons mehr rumstehen, wird's viel mehr zu so was wie nem Zuhause.«

Herr Gutfeld nickt, antwortet aber nicht und lehnt sich ein wenig zurück. Seine grundentspannte Körperhaltung habe ich bei meiner ersten Therapiesitzung noch für Desinteresse gehalten, inzwischen wirkt sie genauso beruhigend auf mich wie das Bild, das hinter ihm hängt und einen sanft dahinströmenden Bach zeigt. Mein Therapeut und ich sitzen uns auf zwei schlichten Sesseln gegenüber, auf dem Boden zwischen uns hocken meine Gedanken und grinsen stolz, wenn ich von ihnen erzähle. Mit jeder Sitzung komme ich ihnen mehr auf die Schliche, werden sie zutraulicher und ungefährlicher.

»Ich kann langsam auch ein paar Routinen etablieren. Spazieren, lesen, so was. Und die wöchentlichen Sitzungen mit Ihnen helfen sowieso – dafür wollte ich mich bedanken.«

»Keine Ursache. Also legen Sie Ihre Skepsis gegenüber Therapeut*innen langsam ab?«, fragt Herr Gutfeld zwinkernd.

»Voll. Vielleicht war ich gegenüber der Therapeutin in der Klinik auch unfair. Ist bestimmt keine leichte Aufgabe, jedes Jahr Hunderte Schwerstfälle vorgesetzt zu bekommen und stabilisieren zu müssen. Und vielleicht hat es bei uns damals einfach zwischenmenschlich nicht gepasst. Naja.«

Eine kurze Pause entsteht, mein Therapeut schreibt einen Satz in das Heft, das meine Akte beinhaltet und schaut dann wieder zu mir auf.

»Und wie läuft es sonst so in Ihrer neuen WG?«

»Da fühle ich mich immer wohler! Meine Mitbewohner haben sich kaum verändert, die kenne ich ja noch aus Schulzeiten, und Tarek und Camille geht es super.«

»Ihren Katzen?«

»Ja, genau. Die beiden hüpfen abends immer in mein Bett. Also die Katzen, nicht die Mitbewohner.«

Er schenkt mir ein müdes Lächeln. Immerhin.

»Legen sich dann auf Beinhöhe neben mich und schlafend schnurrend ein. Wenn ich nachts aufwache, legt Tarek manchmal seine Pfote auf mein Bein, als ob er mir sagen wollen würde, dass ich keine Angst zu haben brauche, solange er da ist. Vielleicht projiziere ich das auch nur und er will sich einfach ein bisschen strecken, aber ich mag meine Variante der Wahrheit lieber.«

Beim Gedanken an meine Katzen muss ich grinsen und schäme mich direkt wieder, genau so, wie ich mich in letzter Zeit häufiger geschämt habe für die Spießigkeit, die momentan meinen Alltag bestimmt. Wenn dieses Gefühl überhandnimmt, schreien die Gedanken mich aus voller Kehle an, dass ich etwas unternehmen, das Land verlassen, mit jemand Fremden schlafen oder Drogen nehmen soll. Ich weiß, sie wollen mich schützen vor der Reihenhaushölle, und anstatt sie zu bekämpfen, danke ich ihnen für ihre Warnung. Nehme sie an der Hand und versichere ihnen, dass ich noch nicht fertig bin. Dass ich mich nicht wieder einreihen und mein Glück vertagen werde. Dass ich mehr brenne denn je, weil die Klinik mich nicht gezähmt hat, im Gegenteil. Sie hat mir neue Munition geliefert. Hat das Feuer in mir genährt, indem sie mir eine Reise ermöglichte in den schlimmsten Teil meiner selbst. Sie hat mich dort ausgesetzt und mich mir selbst überlassen. Ich ging auf die Klippe zu, stand am Abgrund, habe den Schritt gemacht und fiel und fiel und fiel und merkte, wie befreiend es sich anfühlte. Wie meine Taschen sich leerten und kaum etwas blieb. Nur das Wichtigste. Ich schmetterte auf den Boden und brach mir jeden Knochen und doch stand ich wieder auf. Ich verlor die Kontrolle über meinen Körper, gewann sie wieder, habe in fremden Augen den Schmerz und die Angst der Welt gesehen. Ich fiel, stand auf, fiel, stand auf, fiel, stand auf, fiel, stand auf und ich stehe noch immer, trage die Narben wie Orden und habe keine Angst mehr davor zu fallen. Was soll denn passieren?

Ich habe mir mein neues Leben selbst erkämpft und weigere mich, mein Glück auf eine ungreifbare, ferne Zukunft zu vertrösten. Ich habe es verdient, glücklich zu sein.

Jeden Tag sitze ich im Blaumann in meinem Rucksackzimmer und renoviere. Manchmal setzen sich Menschen dazu und wenn ich sie nach ihren Zimmern frage, bekommen die Gespräche eine Intensität und Ehrlichkeit, die ich nie kannte. Manche von ihnen lassen mich auch in ihren Abgrund schauen und ich nicke beim Anblick, höre den Erzählungen zu und agitiere leise für die Armee der Unzufriedenen.

Mein Therapeut schließt sein Heft, legt es beiseite und lehnt sich langsam zu mir vor.

»Und was würden Sie insgesamt sagen, wie es Ihnen zurzeit geht?«

»Ich glaube, es geht mir besser, aber noch nicht *zu* gut.«

Danksagung

Ich möchte mich von Herzen bei allen Menschen bedanken, ohne die dieses Buch niemals Realität geworden wäre.

Zuallererst: Danke an Tabea Pauli, die mit ihrem aufmerksamen und zugewandten Blick so viel neues Leben in diese Geschichte gehaucht hat. Dankeschön Arnt Cobbers für das Vertrauen.

Danke an Necati Öziri, Arpana Aischa Berndt und Calle Fuhr für die liebevollen Hinweise.

Danke Dir, Jana, für deinen Zuspruch, deine Unterstützung, deine Stärke, deine Liebe.

Mein unendlicher Dank gebührt allen, die das Buch in seinen verschiedensten Formen gelesen und mich zum Weiterschreiben ermutigt haben. Danke Mama, Papa, Hrachya Matinyan, Robin Kalienke, Lisanne Zawada, Stanislav Kazakov, Franziska Kirschner, Hendrik Bolz, Jannik Heeland, Lea Freund, Bijan Salari, Helen Deffner, Oscar Hoppe, Charlotte Wernicke und Eidin Seyed Jalali.

Dankeschön an meine gesamte Familie, ob blutsverwandt oder durch andere Bande verbunden. Ich fühle mich getragen von Euch.

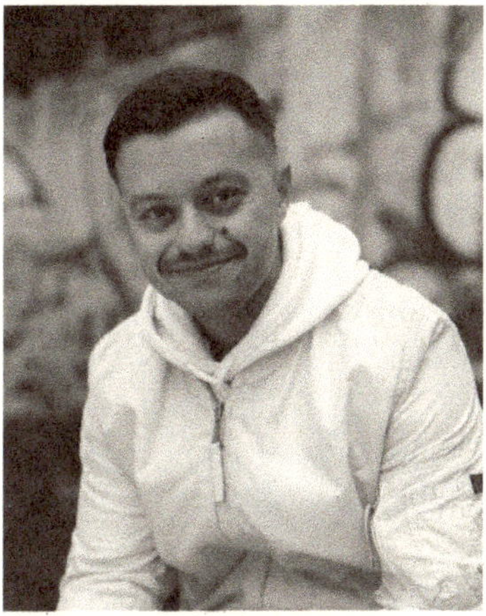

MARCO DAMGHANI, geboren 1992 in Hamburg, studierte Regie an der HfS Ernst Busch in Berlin sowie am National Institute of Dramatic Arts in Sydney. Seine Stücke *Die Leiden des jungen Azzlack* und *Anouk & Adofa* wurden mehrfach prämiert. Er ist Gründungsmitglied des Vereins Stabiler Rücken, der sich für eine diverse Theater- und Filmlandschaft einsetzt, sowie Autor und Regisseur der Hörspielreihe *König der Könige*. *Die Insel Sertralin* ist sein erster Roman.

Anlaufstellen für psychische Gesundheit

Bei der TelefonSeelsorge® bekommen Betroffene und Angehörige unter den Rufnummern 0800 11 10 111 und 0800 11 10 222 Soforthilfe. Die Hotline ist täglich 24 Stunden erreichbar, anonym und kostenlos. Die TelefonSeelsorge® bietet auch Mail-, Chat- und Vor-Ort-Beratungen an.

Die Stiftung Deutsche Depressionshilfe hat ein Info-Telefon Depression unter der Nummer 0800 33 44 533 eingerichtet, das zu den Sprechzeiten erreichbar ist (einsehbar unter www.deutsche-depressionshilfe.de). Die Hotline ist kostenlos und informiert Betroffene und Angehörige über Anlaufstellen bei psychischen Problemen.

Die folgenden Seiten unterstützen bei der Suche nach einem Therapieplatz oder der Terminvereinbarung für ein psychotherapeutisches Erstgespräch:

www.psychotherapiesuche.de/praxis-finden
www.dptv.de/psychotherapie/psychotherapeutensuche
www.116117-termine.de